LES SUPERALIMENTS

Une moisson d'énergie qui peut changer votre vie

Sam Graci
Concepteur de greens+

Daniel-J. Crisafi
N.D., M.H., Ph.D.

Chenelière/McGraw-Hill
MONTRÉAL • TORONTO

Les superaliments
Une moisson d'énergie qui peut changer votre vie
Sam Graci, Daniel-J. Crisafi

Traduction de : *The Power of Superfoods*, de Sam Graci
© 1997 Sam Graci, publié par Prentice Hall Canada Inc.

© 1998 Les Éditions de la Chenelière inc.

Coordination : Marielle Champagne
Traduction : Jeanne Charbonneau
Révision linguistique : Ghislaine Archambeault
Correction d'épreuves : Roger Magini
Infographie : Rive-Sud Typo Service Inc.
Conception de la couverture : Josée Bégin

Conception graphique : Mary Opper, Sarah Battersby

Formulé par Sam Graci, GREENS+ est une marque déposée de Orange Peel Enterprises Inc. Distribué au Canada par greens+ Canada, Toronto (Ontario), M6J 1E6.

Données de catalogage avant publication (Canada)

Graci, Sam, 1946-

  Les superaliments : une moisson d'énergie qui peut changer votre vie

  Traduction de : *The Power of Superfoods*

  Comprend des références bibliographiques et un index.

  ISBN 2-89461-238-9

  1. Alimentation. 2. Aliments. 3. Cuisine santé.
4. Aliments naturels. I. Crisafi, Daniel. II. Titre.

RA784.G7314 1998   613.2   C98-940291-6

Chenelière/McGraw-Hill
7001, boul. Saint-Laurent
Montréal (Québec)
Canada H2S 3E3
Téléphone : (514) 273-1066
Télécopieur : (514) 276-0324
chene@dlcmcgrawhill.ca

ISBN 2-89461-238-9

Dépôt légal : 1er trimestre 1998
Bibliothèque nationale du Québec
Bibliothèque nationale du Canada

Imprimé sur papier recyclé

Imprimé et relié au Canada par Imprimerie Quebecor L'Éclaireur

1 2 3 4 5   02 01 00 99 98

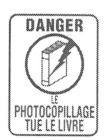

DANGER

LE
PHOTOCOPILLAGE
TUE LE LIVRE

Note de l'auteur

Cet ouvrage est le premier qu'il m'ait été donné d'écrire. J'espère que vous le lirez attentivement et que vous considérerez l'idée de changer vos habitudes alimentaires pour adopter un régime plus sain et plus efficace. Vous ne le regretterez jamais.

J'ai consacré plus d'un quart de siècle, soit plus de la moitié de ma vie, à des recherches en nutrition. Mon rêve est de soulager les souffrances de l'humanité et de permettre aux gens de jouir de la meilleure santé possible et, ce faisant, d'améliorer la qualité de la vie dans le monde.

Par conséquent, je n'ai jamais réclamé de paiement pour donner des séries de conférences. J'ai préféré partager mes connaissances gratuitement et en toute simplicité.

Conformément à mes principes, ce livre a été imprimé sur du papier recyclé, avec des encres végétales biodégradables et il est entendu que pour chaque centaine d'exemplaires vendus, les Guides ou les Scouts du Canada ou des États-Unis planteront un arbre.

Exception faite d'une petite avance qui a servi à couvrir les frais encourus pour la rédaction de cet ouvrage, je ne recevrai aucune somme d'argent de la vente de ce livre. En fait, 100 % de tous les profits seront versés à des organismes sans but lucratif chargés de nourrir les jeunes enfants ou les personnes âgées sous-alimentés en Amérique du Nord.

Si vous connaissez un tel organisme, veuillez envoyer tous les renseignements pertinents à l'adresse suivante :

Au Canada
Please Feed Our People
689 Queen Street West, n° 94
Toronto, Ontario M6J 1E6

Aux États-Unis
Please Feed Our People
c/o Sam Graci
Orange Peel Enterprises, Inc.
2183 Ponce de Leon Circle
Vero Beach, FL 32960

Mise en garde

Les idées et les conseils contenus dans ce livre sont basés sur l'expérience et la formation des auteurs, ainsi que sur des renseignements scientifiques disponibles au moment de sa publication. Ils ne visent à remplacer ni les services d'un professionnel de la santé, ni une évaluation médicale minutieuse accompagnée d'un traitement administré par un professionnel compétent.

Avant d'entreprendre n'importe lequel des programmes ou de suivre n'importe laquelle des suggestions qui sont proposées dans cet ouvrage, consultez un professionnel de la santé qualifié et suivez ses recommandations. Les auteurs et l'éditeur ne vous recommandent en aucune manière de changer, d'éliminer ou d'ajouter à votre alimentation des médicaments, des hormones ou des éléments nutritifs sans l'avis de votre médecin personnel. Ils rejettent explicitement toute responsabilité découlant directement ou indirectement de l'utilisation de ce livre.

Remerciements

Je dois beaucoup aux nombreuses personnes qui ont encouragé ma croissance personnelle et m'ont aidé à réaliser cet ouvrage.

Je suis pour toujours reconnaissant à Elvira Patricia Graci, mon épouse depuis 27 ans, dont la grâce, l'amabilité et la considération à l'égard de tous m'encouragent jour après jour à devenir un être humain plus authentique. L'amour qu'elle porte à Dieu et la façon dont cet amour se reflète dans l'amour qu'elle donne à tous ses frères et sœurs m'émerveillent.

Grace Graci, ma mère aujourd'hui décédée, a démontré dans la vie comme dans la mort que la conscience aimante et tranquille de la divinité constante et éternelle est le droit inné de chacun de nous. Elle demeure dans ma vie une étoile polaire brillante.

Mon père, « papa Joe » Graci, est tombé gravement malade à 85 ans. Il a mis en pratique tous mes conseils nutritionnels, a renversé l'évolution de son état de santé, et aujourd'hui, au jeune âge de 92 ans, il encourage inlassablement les personnes âgées à adopter un mode de vie sain et un programme de nutrition supérieure. Nombre de ces personnes sont heureuses de l'avoir écouté. Bon travail, papa Joe.

Ronnie Deauville, mon beau-père décédé, a été quadriplégique pendant 37 ans de sa superbe vie. Il se trouvait au sommet de sa carrière hollywoodienne de chanteur principal pour Ray Anthony, le Glen Gray Band et le Tex Beneke-Glen Miller Band quand un accident d'automobile lui a fait perdre l'usage de ses membres. Ce brillant homme a fouillé l'ensemble des études sur la santé à la recherche de moyens permettant à son corps infirme de donner son rendement optimal. Il m'a présenté au Dr Erwin Stone, au Dr Linus Pauling, au Dr Abram Hoffer, au Dr Evan Shute et au Dr Norman Walker. Tous possèdent un grand sens de l'humanisme et m'ont aidé dans ma quête de connaissances sur la nutrition. J'ai une dette envers chacun d'entre eux. Merci à Patty Deauville, ma belle-mère, qui fut la première à m'encourager à écrire ce livre. Pour sa foi en moi et sa patience, elle a toute ma reconnaissance.

Je suis aussi extrêmement reconnaissant aux nombreuses personnes qui, au Canada, aux États-Unis et en Europe, ont assisté à mes conférences et exprimé leur souhait de voir paraître un livre comme celui-ci, notamment Robert Harris, Hilda Densmore (mon ardente partisane) et V. J. À vous tous, je témoigne ma plus sincère gratitude.

Carolyn DeMarco fait figure de pionnière en médecine de l'avenir. Dans un monde profondément divisé, la clarté, la concision et la générosité de son discours s'entendent comme la voix du bon sens. Les résultats qu'elle a obtenus en médecine préventive et en médecine orthomoléculaire sont particulièrement impressionnants. C'est un réel privilège de compter Carolyn parmi mes amis. Son engagement face à la santé optimale et à la guérison accélérée de l'humanité la place dans la classe de l'excellence. Elle est l'auteure d'un livre couronné de succès, *Take Charge of Your Body.*

En signant l'avant-propos de ce livre, le Dr Carolyn DeMarco me fait un véritable honneur. Dans sa vie comme dans l'exercice de sa profession et de ses activités d'auteure, Carolyn incarne la compassion et la grâce ; bref, elle est un être humain remarquable.

Le Dr Daniel-J. Crisafi est à la fois une personne pratique et une source d'inspiration. Simple mais fondamentalement révolutionnaire, son concept de santé supérieure s'avère brillant. Dans le domaine de la santé et de la guérison, Daniel figure parmi les chefs de file les plus importants. Il guide le lecteur dans une toute nouvelle synthèse des traitements de la médecine traditionnelle et de la médecine douce. Son apport à cet ouvrage se traduit par des explications intéressantes et pratiques sur la résolution de problèmes de douleur chronique, de traumatismes graves, de maladies mortelles, de gestion du stress et sur la façon d'éviter les toxines environnementales, afin de renforcer nos pouvoirs innés de guérison.

Je dois énormément au Dr Daniel-J. Crisafi. Je suis ravi de l'avoir comme ami ; en qualité de professionnel de la santé parmi les plus dévoués, les plus honnêtes et les plus sincères, il a tout mon respect. Bravo, Daniel !

Jude Deauville, Stewart Brown et Joe Graci, mon frère aîné, m'ont manifesté un appui indéfectible et ont travaillé sans relâche à apporter une bonne santé supérieure à tous. Ils sont doués d'une énergie réelle et chacun est un partisan actif de mes recherches sur la nutrition. Je remercie également David Miller, Elise Maxheleau, Richard Goldwater, Kevin Donoghue, Susan Peterson, Peggy Dace, Glynnis Mileikowsky, Sharon MacFarland et Bill Faloon pour leur dévouement envers le bien-être et la santé supérieure de l'humanité.

Enfin, merci à vous, lecteur, d'employer les stratégies alimentaires proposées dans ce livre pour parvenir à une santé optimale.

Sam Graci

Préface

Sam Graci et Daniel-J. Crisafi sont des êtres exceptionnels qui ont étudié les règles de la guérison naturelle et passé leur vie à nous montrer comment réaliser notre idéal de santé et de bien-être. Tous deux partagent un profond souci de notre planète et se préoccupent de l'effet de nos choix sur notre avenir et celui de nos enfants. Et tous deux croient que chacun de nous peut produire un effet concret sur la planète.

Le choix des aliments que nous mangeons influe grandement sur la planète. D'après John Robbins, la terre, l'eau et l'énergie actuellement requises pour l'élevage du bétail pourraient nourrir 60 millions de personnes si la population américaine diminuait seulement de 10 % sa consommation de viande. Le mangeur de viande moyen utilise, par son habitude alimentaire, 20 fois plus de terre qu'un végétarien.

De plus, une importante partie de nos aliments se cultive à même des sols épuisés, à l'aide de pesticides, d'insecticides et d'engrais chimiques durs. Concentrés dans le gras de la viande et des produits laitiers, certains résidus de pesticides peuvent imiter les effets de l'œstrogène et causer un déséquilibre hormonal, voire un cancer. Même nos sols biologiques sont pauvres en oligoéléments essentiels à la santé optimale.

Peu de gens consomment les cinq à sept portions de fruits et de légumes que recommandent les guides alimentaires. Peu de gens prennent le temps de se préparer des repas sains avec amour. S'ajoute à cela l'avènement de la cuisine au four à micro-ondes, qui a détérioré encore davantage la qualité de nos aliments. Voilà pourquoi cet ouvrage est si important pour mener une vie saine.

Ce livre traite de l'essentiel d'une alimentation saine, y compris de nombreux types de superaliments, de la consommation de breuvages verts (que je recommande à tous mes patients), de l'équilibre entre aliments acides et alcalins, de l'importance de boire beaucoup d'eau pure, du sens à accorder aux controverses sur les régimes amaigrissants et de la nécessité de dire adieu à ces régimes. Deux chapitres distincts expliquent en détail la supernutrition pour les hommes et pour les femmes.

Cela dit, ce livre ne prétend pas imposer ses vertus et n'affirme pas qu'un régime végétarien strict soit indiqué pour tout le monde. Il propose une foule de trucs et de raccourcis pour une alimentation saine, dont l'importance est grande dans ce monde où chaque minute compte.

Ce livre accorde au rapport entre le corps et l'esprit toute la place qui lui revient. Sam Graci a écrit un chapitre utile sur l'exercice, proposant la marche comme activité idéale. Un autre chapitre important traite de la respiration aux fins de relaxation et de gestion du stress. Un autre encore comprend un questionnaire permettant au lecteur d'évaluer sa forme spirituelle et de l'améliorer.

Bref, c'est un livre qui vous éclaire et vous guide pour que vous puissiez nourrir votre corps efficacement afin d'atteindre les plus hauts rendements de nutrition corporelle et d'évolution spirituelle.

Carolyn DeMarco, M.D.
Auteure de *Take Charge of Your Body*

Table des matières

Chapitre 11: Une santé optimale par l'exercice   168

Chapitre 12: Respirez pour vous détendre et gérer votre stress   178

Chapitre 13: Superaliments et supernutrition pour les femmes   184

Introduction

Le pouvoir de changer

CONSIDÉRATIONS SUR LA SANTÉ

À quel âge renoncerez-vous à lutter ?

À quoi sert une source d'inspiration si elle ne mène pas à l'action ?
Anthony Robbins, auteur et conférencier

Si nous faisions tout ce qu'il nous est possible de faire,
nous serions agréablement surpris des résultats.
Peter Papadogianis, N.D., M.Sc.

«Joyeux anniversaire ! Bonne fête, papa Joe !» Les voix de tous les membres de notre famille résonnaient à l'unisson alors que nous célébrions le 92ᵉ anniversaire de mon père. Plein de vigueur et d'énergie, autonome et en bonne santé, papa Joe est un modèle pour chacun de nous.

Soudain, un de mes neveux s'écria : «Puisses-tu vivre heureux et en santé jusqu'à 120 ans, grand-papa !»

Le toast avait été porté sur un ton badin mais n'était-ce vraiment qu'une boutade ? Est-il possible d'être en santé à 90, 100 ou 120 ans ? Que pouvons-nous attendre de notre corps sous le rapport de la qualité de vie et de la longévité ?

Dans sa jeunesse, papa Joe avait une meilleure santé que bien des gens. Pendant toute sa vie active, il a exercé un métier manuel et a commencé à gagner son pain en 1917, avec un cheval et une carriole. Il est ensuite devenu propriétaire d'un magasin de produits alimentaires. Il a toujours travaillé d'arrache-pied et c'est ce qui l'a gardé solide et vigoureux.

Vers l'âge de 65 ans, il a pris sa retraite et, peu à peu, il s'est constitué toute une pharmacie d'antiacides, d'analgésiques vendus sans prescription, de remèdes contre la constipation, de liniments contre les douleurs arthritiques —

bref, tout un arsenal de médicaments qui devaient servir à le défendre contre les maladies et les douleurs qui l'assaillaient. Il croyait sincèrement que ces produits avaient un pouvoir bénéfique et que vieillir était un mal inévitable. Il se sentait terriblement vulnérable. Malgré mes années d'expérience dans la recherche en nutrition, je n'avais aucune influence sur lui.

Puis, à 85 ans, il est tombé gravement malade. Je donnais alors une série de conférences en Californie. Mon frère aîné, prénommé lui aussi Joe, le fit entrer d'urgence à l'hôpital. Le diagnostic n'était pas encourageant: rupture d'un vaisseau interne et, malgré le meilleur des traitements, l'hémorragie n'arrêtait pas. Autour de lui, tout le monde avait perdu espoir.

Cette nuit-là, il m'entendit en rêve lui recommander d'apporter des changements dans sa vie. Je lui avais déjà fait ces suggestions de régime et d'exercices à maintes reprises, mais cette fois il décida d'en tenir compte. Le lendemain, il quittait l'hôpital de son propre chef et commençait à modifier sérieusement son mode de vie et son régime alimentaire. Ces changements furent si efficaces et si déterminants qu'il se rétablit complètement. Aujourd'hui, à 92 ans, il est en meilleure santé qu'il ne l'était à 65 ans.

Ma belle-sœur constitue un autre exemple du pouvoir bénéfique d'un changement radical. Lani était une athlète remarquable. À 15 ans, elle avait déjà remporté son premier championnat de plongeon en Floride. Elle aimait le risque et n'hésitait pas à plonger du haut des ponts ou à nager dans des courants dangereux. À 17 ans, elle a plongé du haut d'un mur dans l'océan à Jacksonville, en Floride. Peu familière des lieux, elle a frappé durement le fond et s'est cassé le cou. Peu après cet accident qui l'a laissée quadriplégique, les médecins ne lui donnaient que cinq ans à vivre.

Non seulement les quadriplégiques ont les jambes et les bras inertes, mais ils perdent leur force musculaire et leurs sensations nerveuses. Ils souffrent souvent d'infections des voies urinaires, des poumons et du système nerveux central ainsi que d'ulcères gastro-intestinaux, d'ostéoporose, de plaies de lit, d'occlusion intestinale, de douleurs atroces, de raideur de la colonne vertébrale et d'autres maladies qui peuvent mettre brusquement fin à leurs jours. En 1958, à l'époque où cet accident est survenu, il n'existait pas de traitements pour les blessures à l'épine dorsale. Les spasmes musculaires de Lani étaient si violents que des aides devaient la maintenir sur son lit pendant qu'on la pansait. Finalement, un spécialiste en neurologie lui a sectionné des nerfs moteurs pour empêcher ce genre de spasmes. Confinée à une chaise roulante, elle a obtenu un diplôme de la University of Florida et a suivi des cours d'études supérieures en psychologie clinique à la University of Alabama. Plus tard, à l'emploi du Department of Health and Rehabilitative Services de la Floride, elle a préparé un projet de loi visant à rendre les édifices publics, les trottoirs et les toilettes accessibles aux personnes en fauteuils roulants aux États-Unis. En 1976, le président Gerald Ford lui a remis le trophée de l'employée handicapée de l'année.

Lani continuait cependant à souffrir de toutes sortes de maladies et, au moins une ou deux fois par an, elle se retrouvait à l'hôpital. En 1989, après avoir enduré ce martyre pendant 31 ans, elle m'a demandé de l'aider à établir un régime alimentaire équilibré qui renforcerait son système immunitaire, mettrait un terme à ses douleurs chroniques, diminuerait ses infections à la vessie, lui rendrait son énergie et lui assurerait un transit intestinal naturellement régulier. À 48 ans, elle voulait transformer sa vie et recouvrer la santé. Elle avait une attitude très positive, ce qui constitue toujours un atout précieux lorsqu'il s'agit d'effectuer des changements constructifs et à long terme. Sa détermination était remarquable, mais je me demandais tout de même, sans le laisser paraître, s'il n'était pas un peu tard.

J'ai commencé à travailler avec Lani en 1990. Aujourd'hui, elle a élargi la gamme des mouvements qu'elle peut accomplir avec ses bras ; l'ostéoporose a cessé de progresser ; elle prend beaucoup moins de médicaments et a beaucoup plus d'énergie.

Quels changements ont ainsi transformé radicalement la vie de Lani et celle de papa Joe ? C'est ce dont il sera question dans cet ouvrage — des changements de mode de vie qui vous rendront la santé ou qui l'amélioreront quels que soient votre âge ou votre condition physique.

Longévité moyenne

- Il y a 100 000 ans (au néo-paléolithique) — environ 18 ans
- 1797 — environ 25 ans
- 1898 — environ 48 ans (la longévité a presque doublé)
- 1998 — environ 80 ans (elle a de nouveau presque doublé)
- 2018 — les chercheurs qui s'intéressent à la lutte contre le vieillissement prédisent une durée de vie variant entre 90 et 120 ans pour ceux qui appliquent des programmes spécifiques ayant fait leurs preuves.

Les effets du vieillissement sont-ils inévitables ?

Nous sommes tous conscients des effets du temps qui passe. Chaque année nous constatons la détérioration d'un des systèmes de notre organisme, mais s'agit-il vraiment d'un destin auquel nul ne peut échapper ? Quelle devrait être l'espérance de vie de notre corps ?

Après un quart de siècle de recherches dans le domaine de la nutrition, j'en suis venu à la conclusion qu'il est possible de ralentir cette dégradation progressive due au vieillissement et que le corps humain peut fonctionner comme s'il était encore jeune jusqu'à 90 ans et même, peut-être, jusqu'à 120 ans.

Aujourd'hui, les chercheurs spécialisés dans la lutte contre le vieillissement s'accordent pour dire que de nombreux symptômes associés à l'âge — la peau ridée, les pertes de mémoire, les troubles auditifs, le manque de vigueur et d'énergie, le cancer, l'arthrite, le gain de poids, l'ostéoporose, les maladies dégénératives, le manque d'enthousiasme, la chute des cheveux, la diminution de la masse musculaire maigre et de la force — sont dus le plus souvent à une alimentation inadéquate.

Le vieillissement commence généralement vers l'âge de 25 ans. À cette époque, beaucoup des fonctions naturelles du corps commencent à décliner en cascades. De nombreux produits chimiques nocifs se forment dans l'organisme et détruisent graduellement les parois des cellules. On a donné le nom de radicaux libres à un groupe de ces produits chimiques. La diminution évidente de la souplesse de la peau et de son élasticité, associée au vieillissement, est l'œuvre de radicaux libres qui se multiplient de façon incontrôlée.

Les artères sont endommagées par le cholestérol oxydé. Le cholestérol et les matières grasses traversent le tissu endothélial, en direction de la surface extérieure de l'artère, et atteignent sa couche musculaire. Les cellules du muscle commencent alors à se multiplier et à recouvrir les particules de cholestérol. Il en résulte une accumulation appelée plaque, qui continue de se former jusqu'à ce que l'artère soit obstruée ou même complètement fermée.

Un autre exemple de la détérioration de l'organisme est la formation de cellules cancéreuses. Lorsque ces cellules se sont implantées et réussissent à se multiplier sans opposition, elles finissent par détruire le tissu ou la peau qui les abrite.

Par ailleurs, notre besoin de certains éléments nutritifs, comme le calcium, la vitamine D et la vitamine B_{12}, augmente avec le temps parce que notre organisme est de moins en moins capable de les absorber ou de les fabriquer ou, comme dans le cas du calcium, parce qu'ils sont plus nécessaires que jamais.

Toutefois, si nos besoins en éléments nutritifs s'accroissent, ils diminuent en ce qui concerne les calories. Selon le Dr Richard Weindrich de la University of Wisconsin, les animaux qui consomment de 35 % à 50 % moins de calories au milieu de leur vie vivent en santé plus longtemps que les autres et souffrent moins de la plupart des maladies chroniques associées au vieillissement.

Le vieillissement est un processus continu et non un événement soudain. Les carences alimentaires qui entraînent des maux allant des maladies du

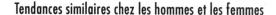

Tendances similaires chez les hommes et les femmes

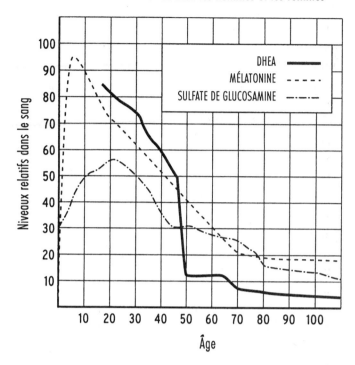

Âge

Les taux d'hormones vitales et d'éléments nutritifs baissent considérablement après 25 ans.
Source : Reproduit avec la permission de *Health Realities*, Queen and Company Health Communications, Inc.

cœur à l'ostéoporose dès l'âge de 60 ou de 70 ans commencent à l'âge mûr. En d'autres termes, ce ne sont pas seulement les années qui causent la détérioration du corps, mais le régime alimentaire et le mode de vie que nous choisissons. Mieux vaut donc faire les bons choix pour notre santé, le plus tôt possible !

Redonnez-vous de la vitalité

« Il faudra bien mourir un jour ou l'autre, non ? » Les gens se donnent souvent cette excuse pour ne pas prendre soin de leur santé physique. Ils se disent que, comme tout le monde meurt tôt ou tard, il est inutile de faire des efforts pour se garder en bonne santé. Ils n'ont aucune idée de l'immense pouvoir qui leur permettrait d'influer sur leur santé et sur le processus de vieillissement lui-même ou ne veulent pas y croire.

Comment peut-on arrêter ou du moins ralentir le processus de vieillissement prématuré ? L'une des meilleures solutions consiste à consommer ce que j'appelle des superaliments, c'est-à-dire des aliments riches en éléments nutritifs.

Chacune des 100 000 milliards de cellules de notre corps veut fonctionner au meilleur de sa capacité. Toutes possèdent leur propre mécanisme automatique de réparation et de rajeunissement. Les superaliments peuvent transformer de fond en comble la chimie de votre corps et fournir à vos 100 000 milliards de cellules les couches de protection dont elles ont besoin pour se défendre contre les attaques des produits chimiques, lesquels jouent un rôle crucial dans l'accélération du vieillissement.

Cet ouvrage vous permettra de découvrir un pouvoir que vous possédez mais dont vous n'avez aucune idée. Il vous aidera à mieux comprendre certains aspects du vieillissement et à lutter contre le sentiment que l'âge nous rend de plus en plus vulnérable à la maladie. La maladie n'est pas inéluctable. Si vous croyez le contraire, vous avez besoin de modifier votre perception du vieillissement et de vous fixer un objectif réaliste. Vous n'êtes pas obligé de vous résigner aux conséquences d'un vieillissement précoce. En suivant les recommandations contenues dans ce livre, vous permettrez à vos cellules de fonctionner à un niveau optimal pendant de nombreuses années supplémentaires, sans avoir à subir le déclin regrettable dont les premiers signes se manifestent dès l'âge de 25 ans chez la plupart des gens.

Vous avez le choix ! Papa Joe et Lani ne sont que deux exemples de personnes parmi d'autres qui ont fait l'expérience de ce pouvoir de changement. Ils ont pris la décision d'utiliser les superaliments de la meilleure façon possible pour accélérer leur guérison, ainsi que pour soutenir et améliorer leur santé. Et ils ont réussi à atteindre ces objectifs.

Pourquoi attendre jusqu'à 85 ans ? Pourquoi ne pas décider dès aujourd'hui de renverser la vapeur et de consommer des superaliments qui modifieront radicalement la chimie de votre corps ? En procédant à des changements significatifs dès maintenant, vous pouvez adopter des stratégies alimentaires qui vous permettront de défendre chacune des 100 000 milliards de cellules de votre organisme contre les maladies dégénératives et le vieillissement prématuré. D'après le National Institute on Aging, de Washington (D.C.), s'il était possible de retarder les premiers symptômes de la maladie d'Alzheimer de cinq ans, le Canada et les États-Unis pourraient épargner 40 milliards de dollars par année en frais médicaux.

Que vous aimiez la viande ou que vous soyez végétarien, que vous suiviez un régime macrobiotique, faible en lactose ou purement végétalien, que vous soyez un consommateur impénitent de calories vides ou que vous préfériez les régimes destinés aux athlètes ou ceux que vous composez vous-même, je voudrais vous faire découvrir la façon de s'alimenter spécifiquement destinée aux êtres humains, en harmonie avec notre héritage génétique millénaire. Bienvenue parmi nous et bon appétit !

1

Manger pour être en meilleure santé

CONSIDÉRATIONS SUR LA SANTÉ

Chacun des aliments que vous mangez aujourd'hui influe directement sur la façon dont vous vous sentirez demain.

L'alimentation de l'être humain a considérablement changé au cours des dernières années, mais son système digestif est resté le même.
Dᵣ Abram Hoffer, *Guide to Eating Well for Pure Health*

La nourriture est le produit de consommation le plus intime qui soit.
Ralph Nader, défenseur des consommateurs

Quelle alimentation convient le mieux à notre constitution génétique? Pour bien comprendre les besoins de notre corps, revenons à nos origines.

Au cours de leur évolution, les êtres humains ont longtemps été des chasseurs et des cueilleurs. En effectuant des fouilles archéologiques et en examinant les vestiges des sociétés primitives basées sur la chasse et la cueillette, les scientifiques ont estimé qu'environ les deux tiers des aliments consommés par nos ancêtres étaient des végétaux non transformés – fruits, noix, graines, légumineuses et légumes riches en fibres – et le reste, de la viande maigre ou du poisson. Dans un article du *New England Journal of Medicine* de 1985, on émet l'hypothèse que l'alimentation typique des êtres humains de la période néopaléolithique contenait de deux à cinq fois plus de vitamines et de minéraux que les aliments d'aujourd'hui.

Avec l'invention de l'agriculture, les gens ont commencé à se nourrir différemment. Les céréales – en particulier le blé, le maïs et le riz – sont devenues l'un des produits de base de leur régime alimentaire. Dès lors, les animaux domestiques – surtout le bétail – constituèrent leur principale source de protéines et le lait de vache devint un élément habituel de l'alimentation. En outre, les agriculteurs consommaient une moins grande variété de végétaux que les chasseurs et les cueilleurs. Par ailleurs, la plupart des légumes cultivés contenaient proportionnellement plus d'amidon que de protéines, contrairement à leurs équivalents à l'état sauvage, plus appropriés à notre système digestif.

Où en sommes-nous maintenant?

Quel rapport y a-t-il entre ce que nous mangeons et le développement de l'espèce humaine? Pour simplifier les choses, disons que nos gènes sont restés les mêmes qu'il y a 10 000 ans, mais que notre alimentation a changé. Elle comprend beaucoup plus de matières grasses et de sucres, plus de glucides raffinés et moins de fibres qu'autrefois.

Ces changements ont-ils été profitables à l'humanité?

Faisons le bilan des résultats. Un sondage du United States Department of Agriculture, effectué auprès de 11 658 Américains, indique qu'au cours d'une journée ordinaire:

- 41 % d'entre eux n'ont mangé aucun fruit;
- 72 % n'ont pas consommé de fruits riches en vitamine C;
- 80 % n'ont pas mangé de fruits et de légumes riches en vitamine A;
- 82 % n'ont consommé aucune cruciféracée, par exemple du brocoli, des choux de Bruxelles, du chou, du chou-fleur, etc.;
- 84 % n'ont pas mangé d'aliments faits de céréales complètes à teneur élevée en fibres.

Quelles sont les conséquences de ces différences entre notre alimentation et celle de nos ancêtres?

- Depuis 1950, l'incidence totale du cancer a augmenté de 44 %; celle du cancer du sein chez la femme et du cancer du côlon chez l'homme s'est accrue de 60 % et celle du cancer de la prostate, de près de 100 %.
- En 1987, il y a eu 230 000 pontages coronariens aux États-Unis, et ce nombre est passé à 392 000 en 1990. Le nombre de personnes atteintes de maladies cardio-vasculaires augmente constamment.
- En 1993, 47 000 personnes de moins de 44 ans ont eu une crise cardiaque aux États-Unis.
- 33 % de tous les Nord-Américains ont des kilos en trop, alors que la proportion n'était que de 25 % il y a à peine une décennie.

Le régime alimentaire nord-américain a des effets meurtriers

Le passage d'une alimentation comprenant des protéines maigres, beaucoup de légumes, de l'eau, quelques fruits et des quantités modérées de céréales complètes au régime nord-américain moderne a causé l'apparition de différents états et maladies, entre autres la candidose (infection dangereuse due à une levure), le manque d'énergie, l'indigestion et la présence de quantités plus élevées de tissus adipeux dans le corps. L'augmentation de la consommation de protéines grasses s'est accompagnée d'un accroissement important de la consommation de glucides et d'une diminution de celle des légumes. Sans réfléchir aux conséquences, nous avons même inventé des substituts pour l'eau – les boissons gazeuses, le café et l'alcool.

En Amérique du Nord, deux personnes sur trois mourront d'un cancer ou d'une maladie cardio-vasculaire. Un bon nombre de chercheurs estiment qu'environ 50 % de tous les cancers et 75 % de toutes les maladies cardio-vasculaires ont un rapport avec l'alimentation. Certains aliments augmentent

L'alimentation paléolithique et l'alimentation moderne

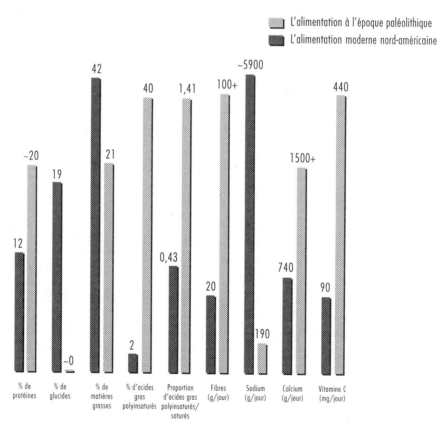

Source : S. Boyd Eaton, Marjorie Shostak et Melvin Konner, *The Paleolithic Prescription*, New York, Harper & Row, 1988.

la possibilité de contracter un cancer ou une maladie du cœur tandis que d'autres peuvent diminuer cette possibilité de moitié. Une trop grande consommation de matières grasses, de sucre, de calories, de viande rouge et un trop faible apport en enzymes, en exercice, en eau et en fibres, voilà les principaux responsables. D'après le *Harvard Report on Cancer Prevention* (novembre 1996), le choix d'un mode de vie est déterminant en ce qui concerne la possibilité de contracter les deux tiers de tous les cancers.

Certains problèmes rarement observés dans la génération précédente sont maintenant très fréquents. Les enfants d'aujourd'hui souffrent de troubles de comportement, d'otites, de difficultés d'élocution et d'audition, de caries dentaires et d'obésité. De plus, ils se montrent violents envers eux-mêmes et envers les autres. On considère maintenant que ces réalités déplorables font partie d'une croissance normale en Amérique du Nord et c'est ainsi que bon nombre d'enfants commencent leur existence !

À mesure que notre corps vieillit, il doit lutter contre d'autres formes d'agression. En effet, les maladies cardiaques, le syndrome de la fatigue chronique, le cancer, l'ostéoporose, l'arthrite, la chute des cheveux, le dessèchement de la peau, le surplus de poids et l'inflammation de l'estomac et des intestins ont pris des allures d'épidémie chez les adultes. C'est ainsi que nombre de personnes finissent leur existence !

Pourtant, comme la médecine occidentale traditionnelle a pour but de « guérir » des maladies plutôt que de les « prévenir », les seuls problèmes qu'elle attribue à l'alimentation sont ceux causés par la malnutrition et l'obésité, c'est-à-dire des variables cliniques qui se mesurent en chiffres. Elle ne tient aucun compte des qualités intrinsèques des bons aliments.

Manger pour être en meilleure santé

En réalité, vous avez le choix. Vous pouvez renoncer à l'alimentation nord-américaine moderne et choisir des aliments qui contiennent des éléments nutritifs naturels puissants, capables de neutraliser les radicaux libres, et protéger ainsi votre corps contre un vieillissement prématuré. Vous pouvez revenir à une alimentation simple, riche en éléments nutritifs, et qui favorise une bonne santé, en accord avec notre constitution génétique.

Pour avoir la meilleure santé possible grâce aux aliments, vous devez d'abord comprendre jusqu'à quel point l'état de votre corps est influencé par ce que vous mettez dans votre bouche. Il est alarmant d'apprendre qu'un Nord-Américain typique consomme en moyenne 2,18 kilos (4,8 livres) de nourriture par jour. Cela signifie que si vous vivez jusqu'à 80 ans, votre estomac aura à digérer 70 tonnes d'aliments. Imaginez 70 camionnettes remplies de nourriture

arrivant devant votre maison et déversant leur contenu en une pile gigantesque !
Il s'agit d'une énorme montagne d'aliments à consommer et à transformer.

En informatique, on dit que ce qui ne vaut rien à l'entrée ne vaudra pas
plus à la sortie, c'est-à-dire que la qualité de l'information obtenue dépend des
données initiales. De même, le fait de nourrir notre corps de façon inadéquate
se répercute sur notre rendement, notre énergie et finalement notre apparence.
Nous nous rendons de plus en plus compte que nous ne sommes pas seulement ce que nous mangeons, mais aussi ce que nous absorbons.

Si je mettais un groupe de mes collègues chercheurs au défi de transformer
dans leur laboratoire une corbeille de fruits et de légumes, cultivés biologiquement, en lymphocytes qui combattent la maladie, en mémoire, en émotions, en
os, en muscles et en peau, ils ne ressortiraient jamais du laboratoire. Votre
corps, cet organisme merveilleux toujours à la recherche de la perfection, a la
capacité de digérer et d'absorber des éléments nutritifs, de les expédier en des
lieux précis du corps et, finalement, d'éliminer les restes avant qu'ils ne
deviennent toxiques. Il accomplit toutes ces tâches avec une précision bien
supérieure à celle de n'importe quel programme d'ordinateur ou à celles des
conceptions de l'imagination la plus fertile !

Le corps humain est conçu pour transformer les éléments nutritifs qui se
trouvent dans les aliments en peau, en cheveux, en yeux, en cerveau, en os, en
muscles, en pulsions nerveuses, en organes et en glandes. Notre santé dépend
de la digestion, de l'absorption et de l'interaction des substances nutritives
présentes dans la nature. Les gens qui, sans y penser, avalent un double hamburger au fromage, un grand verre de boisson gazeuse glacée et des frites
grasses généreusement saupoudrées de sel ne comprennent pas en quoi ils
perturbent le mystérieux équilibre essentiel au fonctionnement de leur système. Même les personnes qui suivent un régime dit « équilibré » ne se rendent
pas toujours compte de l'extrême précision du dosage nécessaire pour permettre au corps humain de fonctionner de façon optimale. Une carence d'éléments nutritifs, si petite soit-elle, peut déclencher un vieillissement prématuré
de votre métabolisme interne et de votre apparence.

Pour fonctionner, notre corps a besoin de différentes quantités de protéines,
de vitamines, de minéraux et de micronutriments. Ces éléments sont présents
dans certains aliments, et l'organisme a été conçu pour trouver, isoler et transporter chacun d'eux, qu'il s'agisse de la vitamine C ou d'un acide aminé, vers
l'endroit précis où il est nécessaire.

Pour désigner les éléments nutritifs requis en petites quantités, on parle de
micronutriments. L'iode en est un exemple. Pour démontrer l'efficacité et la précision des opérations de notre organisme, examinons comment le corps utilise

cet élément nutritif. La plupart des nutritionnistes recommandent de consommer 150 microgrammes d'iode par jour. Un microgramme équivaut à un millionième de gramme, c'est-à-dire moins que le poids de l'encre utilisée pour imprimer un mot de cette phrase. Un microgramme pourrait se loger dans le quart d'une tête d'épingle. Chaque jour, notre organisme trouve et isole laborieusement les quelques molécules d'iode contenues dans le sel marin, les fruits de mer, les bettes, l'ail, les fèves de soja, les fèves de Lima, le petit goémon, etc. Une fois ces molécules isolées, le système de transport de l'organisme les envoie directement vers une glande située à la base de la gorge, la thyroïde, dans laquelle elles pénètrent une à une. La thyroïde utilise ces molécules pour produire de puissantes hormones appelées thyroxine et triiodothyronine qu'elle libère ensuite dans le sang. Ces hormones servent à régualiser le rythme de croissance chez les enfants et, chez les adultes, les fonctions du métabolisme associées à l'humeur et aux réserves d'énergie. Pour que cette opération quasi magique se produise dans notre corps, il faut que l'élément nutritif en question, l'iode, soit présent. Lorsqu'il fait défaut, peu importe notre volonté ou les tâches à accomplir, nous manquons d'énergie et d'optimisme.

De même, certains éléments nutritifs naturels et puissants, présents dans les fruits et les légumes frais, dans les légumes marins, les céréales, le lait fermenté (par exemple, le yogourt) et les protéines, réduisent l'accumulation de plaque dans nos artères. D'autres éléments nutritifs naturels contenus dans les aliments et l'eau nous protègent contre les polluants environnementaux, comme les gaz d'échappement des automobiles, un excès de soleil, les polluants d'usine et la fumée de cigarette. D'autres encore, provenant des même sources, s'attaquent aux cellules cancéreuses disséminées à travers le corps et les détruisent ou empêchent leur prolifération à une ou plusieurs étapes de leur développement. Ces cellules se nourrissent avidement aux dépens du reste du corps, de sorte que 35 % à 40 % de tous les cancéreux succombent en état de cachexie, c'est-à-dire d'amaigrissement extrême. En règle générale, ils meurent littéralement de faim.

Certains aliments renferment des ingrédients qui modifient des hormones associées au syndrome prémenstruel, à la ménopause, aux sautes d'humeur et à la perte d'énergie. Il vous suffit de les consommer pour libérer leur énorme potentiel. Les aliments qui se trouvent dans votre réfrigérateur, vos armoires ou votre corbeille de fruits frais influent directement sur les processus chimiques qui se déroulent dans votre organisme. Ils constituent le remède le plus puissant et le plus efficace que vous puissiez prendre.

Nos rapports avec les aliments sont très intimes. Plusieurs fois par jour, nous prenons le temps de manger pour soutenir et nourrir notre mental aussi bien que notre physique. Quel geste pourrait être plus intime que celui de faire pénétrer quelque chose en soi pour l'intégrer à son corps? Pensons un instant aux aliments que nous choisissons pour qu'ils deviennent une partie de nous. Demandez-vous: «Est-ce que je veux que cet aliment s'intègre aux 100 000 milliards de cellules de mon organisme? Est-ce cet aliment que je choisis comme composante de chacune des cellules de mon corps?»

Un pas en arrière pour mieux aller de l'avant

Nos ancêtres mouraient plus jeunes que nous, le plus souvent de causes que nous avons maintenant en grande partie éliminées, comme les maladies infectieuses, l'hostilité du milieu, les complications lors d'un accouchement ou les accidents. Nous succombons aujourd'hui à des maladies autrefois rares, favorisées par un environnement moderne où les dangers pour notre santé abondent.

Les recherches actuelles semblent de plus en plus indiquer qu'en revenant aux habitudes diététiques de nos ancêtres, nous pourrions augmenter considérablement nos chances de nous maintenir dans un état de santé optimal et d'accélérer toutes les formes de guérison. Ce retour en arrière dans le temps nous permettrait de réorganiser notre régime alimentaire défectueux avec de bonnes chances de parvenir à des améliorations. Il est possible de transformer bon nombre d'aliments en remèdes miraculeux pour combattre le cancer, les maladies cardiaques, la fatigue chronique et les maladies dégénératives. Il s'agit de privilégier un régime faible en calories et qui fournit des quantités suffisantes de protéines, de fibres, de gras essentiels, de glucides dont l'indice glycémique est bas, ainsi que de macro et de micronutriments – des ingrédients extrêmement importants pour conserver un état nutritionnel satisfaisant. (L'indice de glycémie indique le rythme d'absorption d'un glucide dans le sang; plus cet indice est bas pour un aliment, plus le rythme d'absorption de celui-ci est lent et plus le niveau de sucre dans le sang, ou niveau d'énergie, reste constant. Plus l'indice d'un aliment est élevé, plus cet aliment élève rapidement le niveau de sucre dans le sang, ce qui accroît la sécrétion d'insuline.)

Quelques directives de base

- Pour maintenir votre énergie physique et votre vivacité intellectuelle à un niveau satisfaisant tout au long de la journée, vous devez prendre trois repas et deux à trois goûters par jour, à moins de quatre heures d'intervalle entre chacun.
- Vous devez manger des protéines à chacun de vos trois repas.
- Pour renforcer votre immunité contre les maladies, consommez une grande variété de fruits et de légumes aux couleurs vives.

- Consommez des sources de protéines maigres. Si vous mangez de la viande, choisissez des animaux de ferme, élevés sans antibiotiques ni hormones de croissance.
- Mangez des aliments faibles en gras.
- Choisissez des aliments contenant peu de sel.
- Mangez des aliments contenant peu de sucre.
- Adoptez une alimentation riche en fibres.
- Mangez des aliments de culture biologique et non transformés.
- Évitez les aliments surtransformés, les viandes préparées et les additifs alimentaires.
- Limitez votre consommation d'alcool et de tabac ou évitez d'en consommer.
- Buvez de l'eau pure.
- Faites de l'exercice quotidiennement.

RÉSUMÉ EN SIX POINTS

- S'alimenter est une activité à caractère très intime. Puisque vous devez manger, aussi bien le faire avec discernement.
- Les aliments constituent le remède le plus puissant que vous puissiez prendre. Les aliments ordinaires qui se trouvent dans votre réfrigérateur, vos armoires ou votre corbeille de fruits frais peuvent protéger vos cellules contre le vieillissement.
- Notre structure génétique a été conçue pour une alimentation faible en gras renfermant des protéines maigres, de grandes quantités de légumes frais et un peu de fruits.
- Il est possible de manger une grande quantité d'aliments tout en n'obtenant que très peu des éléments nutritifs essentiels au maintien d'une bonne santé, sauf lorsque ces aliments ont toutes les qualités nutritives requises.
- Nos ancêtres se nourrissaient principalement de protéines maigres, d'eau, de grandes quantités de légumes, de quelques fruits et de quelques céréales complètes. Cette alimentation simple, sans produits transformés, convient bien à notre constitution génétique.
- En Amérique du Nord, notre alimentation a des effets meurtriers et ne convient pas à notre constitution génétique.

UN PLAN D'ACTION EN SIX POINTS

- N'attendez pas que la maladie vous oblige à changer vos habitudes alimentaires. Passez à l'action et prenez votre santé en main dès aujourd'hui.
- Lorsque vous mangez, savourez chaque bouchée. Essayez de ressentir cette expérience intime qui consiste à incorporer un aliment aux 100 000 milliards de cellules de votre organisme.

- Donnez-vous comme objectif de consommer plus d'aliments sains chaque fois que vous mangez. Si vous ne commencez pas maintenant, quand le ferez-vous ?
- Vous devez comprendre que si votre organisme fonctionne mal, c'est parce qu'il n'est pas bien nourri.
- Essayez de bien mastiquer tous vos aliments. Votre estomac transforme beaucoup de nourriture, mais il n'a malheureusement pas de dents. Rappelez-vous que vous êtes ce que vous absorbez, et non seulement ce que vous mangez.
- Diminuez – et, tôt ou tard, cessez – votre consommation de viandes rouges et de produits laitiers (sauf le lait fermenté).

2

Une introduction aux superaliments

Les superaliments constituent une main-d'œuvre légale
gratuite qui travaille pour votre santé.

*Lorsque l'esprit humain s'est élargi pour faire place à une nouvelle idée,
il ne revient jamais à ses dimensions initiales.*
Oliver Wendell Holmes

Quand on prend soin d'une chose, elle dure plus longtemps.
Proverbe zen

Il y a 10 000 ans, nos ancêtres n'avaient ni maisons, ni services de santé, ni moyens de protection contre l'environnement. Chaque jour, ils faisaient face à toutes sortes de dangers physiques, y compris celui de figurer au menu d'un prédateur quelconque. Tous les dangers n'étaient pas perceptibles à l'œil nu. Les virus, les bactéries, les parasites, les levures, la moisissure, la saleté et différentes autres substances dangereuses représentaient autant de risques de maladies et d'infirmités. Pour se protéger biochimiquement, leur organisme a dû apprendre à se défendre et à se guérir lui-même.

Beaucoup de gens mouraient jeunes à cette époque mais d'autres étaient florissants de santé grâce à tout ce que la nature leur fournissait – une incroyable variété d'aliments complets et colorés. Chacun de ces aliments possédait son propre complexe biologique formé de vitamines, de minéraux, de sels biochimiques, d'eau biologique, de fibres, d'antioxydants et de produits phytochimiques. Une fois dans l'organisme, ces «ramasseurs de déchets toxiques» se promenaient librement, protégeant les cellules, les organes et la circulation sanguine.

Examinons deux de ces groupes protecteurs – les antioxydants et les produits phytochimiques.

Les antioxydants

Notre organisme utilise de l'oxygène pour libérer l'énergie contenue dans des protéines, des glucides et des matières grasses. Ce processus, appelé oxydation, a aussi pour conséquence d'entraîner la formation de molécules auxquelles il manque un électron. Même si ces radicaux libres constituent une partie absolument indispensable de tout métabolisme normal et en santé, ils sont instables et volent des électrons aux autres molécules, endommageant ainsi les protéines et les membranes des cellules, tout en provoquant une accumulation de déchets cellulaires. Bref, ils peuvent causer des maladies et accélérer le vieillissement. En outre, il semble que les radicaux libres non contrôlés soient à l'origine des ravages associés aux maladies coronariennes, au cancer, à l'arthrite, aux attaques d'apoplexie, aux cataractes, à la maladie d'Alzheimer et à d'autres problèmes de santé.

Pour se protéger contre les radicaux libres, l'organisme produit, en guise de police cellulaire, des antioxydants qui leur cèdent volontiers un électron pour leur permettre de devenir stables. Cet équilibre entre les radicaux libres, nécessaires à notre organisme, et les antioxydants à fonction protectrice, a assuré notre survie pendant des milliers d'années. Dans notre monde actuel en pleine évolution technologique, on assiste à une forte augmentation des stress producteurs de radicaux libres comme les polluants de l'environnement, les radiations, les pesticides, les herbicides, les agents de conservation des aliments, le surmenage, la maladie, l'excès de soleil, le surplus de fer dans l'alimentation, la malnutrition, la fumée de cigarette, les infections chroniques, les matières grasses oxydées, les médicaments, l'alcool, les drogues, les gaz d'échappement des automobiles, la fumée de barbecue, les exhalaisons de peinture, les émanations inodores des lieux d'enfouissement de déchets toxiques, celles des tapis en fibres synthétiques et le dioxyde de soufre que le vent transporte des usines éloignées sans que personne ne s'en aperçoive. En outre, la poussière, la saleté, les parasites, les bactéries, les virus, les levures, l'air vicié de nos maisons ou de nos bureaux, les fongicides et les herbicides dans les aliments, le mercure de nos plombages, les BPC, l'aluminium de nos instruments de cuisine, les résidus d'antibiotiques et de différentes préparations vétérinaires présents dans la viande animale (volaille, dinde, viande rouge et produits laitiers) menacent notre santé quotidiennement.

À l'heure actuelle, on utilise plus de 100 000 produits chimiques industriels (appelés xénobiotiques), et environ 1000 nouveaux produits apparaissent à travers le monde chaque année. On les teste tous en laboratoire pour vérifier s'ils peuvent provoquer des cancers ou des défauts congénitaux, mais personne ne se préoccupe de leurs effets sur nos systèmes endocriniens et reproducteurs, dans lesquels ils pourraient imiter le comportement de certaines hormones et provoquer toute une gamme de problèmes de santé, chez les animaux sauvages comme chez les humains.

Si vous combinez ces effets au stress émotif quotidien, il n'est pas surprenant que beaucoup de gens aient l'impression d'avoir à affronter une véritable «tempête de radicaux libres». Les conséquences entraînées par la présence d'une trop grande quantité de radicaux libres dans un système déficient en enzymes peuvent s'avérer dévastatrices. Les cellules sont alors gravement endommagées et ne peuvent plus fonctionner ou se reproduire normalement, ce qui entraîne l'apparition de presque tous les symptômes de dégénérescence associés à la maladie et au vieillissement prématuré.

Des nouvelles encourageantes : les antioxydants et les produits phytochimiques

Dans le tableau sombre que nous venons de brosser, il y a un rayon de lumière. Non seulement notre organisme produit des antioxydants, mais la nature nous en fournit d'autres, par centaines, dans les aliments que nous mangeons. Les produits phytochimiques (du grec *phyto* qui signifie «plante») sont des composés naturels que les plantes fabriquent pour assurer leur propre protection et leur survie. Ils prennent la forme d'enzymes, de pigments et d'hormones qui déterminent la couleur, l'odeur ainsi que le goût des plantes. Certains de ces composés, comme le bêta-carotène, sont bien connus, mais 90 % d'entre eux n'ont pas encore été identifiés. Le bêta-carotène est le caroténoïde qui donne aux carottes leur couleur orangée, mais il peut y avoir jusqu'à 600 caroténoïdes différents dans les aliments. Les antioxydants et les produits phytochimiques (certains disent plutôt «éléments phytonutritifs») les mieux connus sont la vitamine C, la vitamine E (alpha, bêta et gamma-tocophéryl), le bêta-carotène, le sélénium, le chrome, le zinc, l'extrait de pépins de raisins, le ginkgo bilobé, la myrtille, le thé vert et l'acide alpha-lipoïque.

On a découvert, il y a plusieurs années, que pour prévenir certaines maladies, il suffit d'avoir recours à différentes vitamines telles que la vitamine C contre le scorbut, la thiamine (vitamine B$_1$) contre le béribéri et le calcium contre le rachitisme.

Récemment, des scientifiques spécialisés en nutrition ont concentré leurs efforts sur des recherches prometteuses concernant l'efficacité des produits phytochimiques dans la prévention de certaines calamités des temps modernes

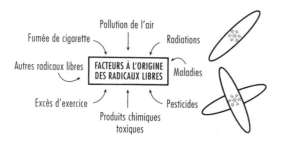

Pollution de l'air

Fumée de cigarette

Radiations

Autres radicaux libres → **FACTEURS À L'ORIGINE DES RADICAUX LIBRES** ← Maladies

Excès d'exercice

Pesticides

Produits chimiques toxiques

Les radicaux libres, très corrosifs, possèdent un électron « célibataire » qui déclenche des réactions en chaîne destructrices qui peuvent endommager les cellules.

Dans les molécules stables, les électrons se tiennent par paires.

Les détériorations physiques et mentales généralement associées au vieillissement ne sont pas inhérentes à la maturité. Elles sont plutôt dues à des surplus de radicaux libres.

Les antioxydants alimentaires aident à :

- maximiser la durée de la vie ;
- prévenir la détérioration des cellules ;
- ralentir le processus de vieillissement ;
- améliorer la cicatrisation des blessures ;
- prévenir l'arthrite ;
- protéger des maladies cardio-vasculaires ;

- prévenir le cancer ;
- éliminer les allergies ;
- prévenir la détérioration mentale ;
- diminuer les réactions endogènes des radicaux libres.

Sans antioxydants, il nous serait impossible de survivre plus de quelques heures à cause de l'effet destructeur des radicaux libres. Les antioxydants sont des molécules dotées de plusieurs électrons qui peuvent être cédés facilement. Sans se détruire eux-mêmes, ils peuvent « donner » des électrons aux radicaux libres, de façon à neutraliser leurs effets potentiels et à les rendre inoffensifs.

Antioxydant

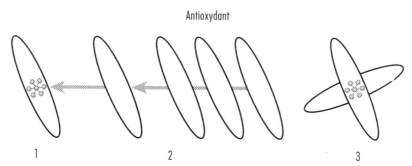

1   2   3

1. Le radical libre fortement corrosif possède un électron.
2. L'antioxydant cède un électron au radical libre.
3. Le radical libre est maintenant stable.

comme le cancer, les maladies cardio-vasculaires, le diabète, l'arthrite, le vieillissement prématuré et les déficiences immunitaires.

À la fin des années 1970, des recherches effectuées au Japon indiquaient que l'ail peut abaisser le taux de cholestérol, le thé vert, prévenir la formation initiale de cellules cancéreuses et la chlorelle, une microalgue verte d'eau douce, empêcher leur propagation. Les substances à l'œuvre étaient le soufre dans l'ail, la catéchine dans le thé vert et la chlorophylle dans la chlorelle.

Où trouver les produits phytochimiques et les antioxydants

Les produits phytochimiques et les antioxydants protègent les plantes contre les radicaux libres, les parasites, les bactéries, les virus, les insectes et l'intensité du soleil. Lorsque nous mangeons des plantes, les produits phytochimiques et les antioxydants qu'elles contiennent protègent également notre corps contre la détérioration, l'infection et la maladie. En d'autres termes, les milliers de produits phytochimiques capables de vous aider à vivre en meilleure santé et plus longtemps se trouvent à portée de votre main dans les produits du marché ou dans les casiers de légumineuses.

Ces substances travaillent mieux lorsqu'elles sont combinées de façon naturelle – comme dans les aliments. Vous devez manger divers aliments végétaux pour obtenir un vaste éventail de protection. Les produits phytochimiques contenus dans les plantes supportent bien la cuisson. Par contre, les antioxydants sont plus sensibles à la chaleur. Faites cuire les légumes à la vapeur ou faites-les revenir dans la poêle le moins longtemps possible pour qu'ils restent tendres et croquants. Tâchez aussi de consommer des légumes crus quotidiennement.

12 groupes d'aliments renfermant des produits phytochimiques et des antioxydants bons pour la santé

1. LES FRUITS ET LES LÉGUMES ROUGES ET ORANGE Les azéroles, les carottes, les poivrons rouges et jaunes, les cantaloups, les courges, les melons d'eau, les citrouilles, les fraises, les framboises, les groseilles rouges, les pêches et les mangues contiennent beaucoup de caroténoïdes. Des études démontrent que les caroténoïdes diminuent les risques de maladies cardio-vasculaires et de cancer, stimulent l'activité mentale, préviennent les cataractes et la dégénérescence maculaire et renforcent les fonctions immunitaires. *Conseil*: Consommez en saison des produits de culture biologique cultivés localement.

2. LES LÉGUMES CRUCIFÈRES VERTS Le brocoli, la roquette, le pak-choy, les choux de Bruxelles, le chou, le chou-fleur, le navet, le chou rosette, les rapinis, le

chou-rave et le chou frisé enrayent la croissance des tumeurs, retardent le cancer du côlon, renforcent le système immunitaire et préviennent la formation de polypes dans le côlon. Ils accélèrent également l'élimination de l'œstrogène dans l'organisme, ce qui aide à réduire les risques de cancer du sein. Ils augmentent la production dans le corps de glutathion-peroxydase, probablement le système enzymatique le plus important de l'organisme pour ralentir le vieillissement des cellules. Le cancer peut commencer avec une molécule cancérigène – lorsque la nourriture que vous mangez ou l'air que vous respirez envahit une cellule. Toutefois, quand l'indole du chou-fleur ou le sulforaphane du brocoli atteignent cette cellule, ils activent un groupe d'enzymes qui en chassent brusquement la molécule cancérigène avant qu'elle puisse causer des dégâts.

Conseil : Coupez les crucifères crues en très petits cubes et ajoutez-les aux salades ou comme garniture aux ragoûts – préparés à l'étouffée ou en cocotte –, aux soupes ou aux entrées cuites, juste avant de servir.

3. LES TOMATES Toutes les variétés de tomates contiennent une grande quantité de lycopène, qui prévient la dégénérescence maculaire et empêche certaines réactions en chaîne dévastatrices des radicaux libres produits par l'oxygène. Les tomates sont aussi des agents anticancéreux ; leur consommation semble liée en particulier à la diminution du nombre de cancers du pancréas et du col de l'utérus.

Conseil : Mangez différentes sortes de tomates colorées.

4. LES FÈVES, LES NOIX, LES GRAINES, LES POIS ET LES LÉGUMINEUSES Toutes les variétés de ces aliments sont bonnes, en particulier lorsqu'on les fait tremper et germer avant de les cuire pour diminuer à la fois leur teneur en acide phytique et les inhibiteurs d'enzymes qui nuisent à la digestion des protéines. Les germes de soja biologiques renferment de la génistéine, qui combat spécifiquement les cellules cancéreuses du sein. Les graines telles que celles du soja contiennent des inhibiteurs de protéase, une substance qui les protège partiellement contre la digestion. De nouvelles recherches permettent de supposer que ces inhibiteurs peuvent arrêter la croissance des tumeurs. En effet, des chercheurs du National Cancer Institute de Bethesda, dans le Maryland, ont découvert dans le soja ce qui semble être la source de propriétés anticancéreuses efficaces : les isoflavones et les phytoestrogènes. Les aliments de chacun de ces groupes ralentissent la croissance des tumeurs, d'une manière ou d'une autre. Ils contiennent des matières grasses essentielles dont votre organisme a besoin quotidiennement (en particulier les graines de lin, de citrouille et de chanvre ainsi que le cassis et la bourrache).

Conseils :

- Mangez des germes de soja chaque jour.
- Les aliments à base de soja devraient être soit fermentés (comme le tofu et le miso), soit trempés, amenés à germination et cuits pour en faciliter la digestion.
- Faites germer des graines de tournesol et de trèfle rouge chez vous.

5. LAIT FERMENTÉ Pour environ 70 % à 80 % de la population mondiale, le lactose, un sucre contenu dans les produits laitiers, est impossible à digérer. Toutefois, comme il est éliminé par la fermentation, les gens qui ne le tolèrent pas n'ont aucun problème avec le lait fermenté. La culture bactérienne active (lactobacille) contenue dans cet aliment peut renforcer le système immunitaire. Le fait de manger du lait fermenté augmente le taux de lymphocytes naturelles dont les effets sont bons pour la santé et accroît la production interne d'interféron, qui détruit les cellules cancéreuses. Dans les intestins, le lait fermenté arrête littéralement les agents cancérigènes, c'est-à-dire pouvant causer le cancer, de sorte que plus on mange de lait fermenté, moins on risque de développer un cancer du sein.

Conseils :

- Consommez chaque jour une à deux tasses de lait fermenté, en « culture vivante » (ou acidophile), ou des cultures probiotiques (bactéries actives saines) cultivées sur du riz brun. Ne mangez que du lait fermenté blanc naturel, non sucré.
- Ne mélangez jamais du lait fermenté avec des fruits ou des édulcorants comme le miel ou le sirop d'érable. Les protéines contenues dans le lait fermenté restent une heure et demie dans l'estomac pour être digérées. Lorsque le sucre d'un fruit ou d'un édulcorant se combine à ces protéines, il traîne dans l'estomac pendant la même période de temps. Le processus de fermentation qui en résulte produit à la fois de l'alcool et encore plus de sucre, lequel sert à nourrir une levure, appelée *Candida albicans*, qui se multiplie rapidement et déclenche une infection à la levure (candidose).
- On recommande aussi de consommer du fromage cottage sans matières grasses.

6. LES CÉRÉALES BIOLOGIQUES COMPLÈTES Le blé entier, l'orge, l'épeautre, le sarrasin, le riz brun, le riz basmati non glacé, le seigle, l'avoine, le quinoa, le millet, l'amarante et le blé kamut sont tous des céréales riches en fibres. Ces céréales préviennent la constipation, favorisent l'élimination des surplus d'œstrogène et de substances cancérigènes du côlon et détruisent les parasites. Elles protègent contre le cancer du côlon, régularisent les taux

de cholestérol et aident à prévenir l'hypertension. Enfin, elles aident à contrôler la production d'insuline, à stabiliser le taux de sucre dans le sang et à assurer un fonctionnement régulier des intestins.

Conseil: Faites une expérience : comme la majorité des gens ne tolèrent pas le blé, éliminez-le de votre alimentation pendant un mois. Essayez plutôt différentes combinaisons de céréales, en particulier les mélanges faits avec du levain naturel, qui aident à corriger l'acidité du pH intestinal.

7. LES PLANTES AROMATIQUES Toutes les herbes aromatiques, y compris le chardon-Marie, l'échinacée, le ginseng de Sibérie, la racine de réglisse, le ginkgo bilobé, le thé vert japonais, l'extrait de pépins de raisin, la myrtille européenne (ou airelle), l'aubépine, le curcuma, le gingembre, la cannelle, la capsaicine (poivre de cayenne) et le clou de girofle, ont des effets anticancéreux remarquables. Ces substances agissent efficacement comme antioxydants pour empêcher les parois des cellules de vieillir et aussi comme anti-inflammatoires dans le cas de l'arthrite et des maladies rhumatismales. Elles conservent à la peau du visage son élasticité et sa fermeté. Elles ont des propriétés antibactériennes, antivirales, antiparasitaires et stimulent la production de « bon » cholestérol. Elles diminuent aussi les risques de maladies coronariennes. Les pépins et la peau des raisins contiennent du resveratrol, qui est peut-être le produit phytochimique le plus puissant dans la lutte contre le cancer.

Conseil: Utilisez quotidiennement un extrait de tous les composants du raisin.

8. LES OIGNONS ET L'AIL Depuis les débuts de la civilisation, on utilise les oignons et l'ail pour guérir un grand nombre de maladies. Ce sont des antibiotiques dont le rayon d'action est très étendu et qui combattent les bactéries, les virus et les parasites intestinaux. Leur consommation fait baisser la tension artérielle et le taux de cholestérol dans le sang en plus de prévenir la formation de caillots. Ils occupent le premier rang parmi les aliments anticancéreux. L'ail, qui appartient à la famille des lys, est peut-être la plante la plus efficace pour renforcer le système immunitaire. Il est plus actif lorsqu'il est cru que cuit. Son odeur volatile contient de l'allicine, une substance qui se forme lorsque l'enzyme alliinase réagit avec l'alliine et qui constitue la source de son odeur âcre. Lorsqu'on chauffe l'ail, cette enzyme est inactivée. On a démontré que trois composés présents dans l'ail, le sulfure de diallyle, les organosulfures et le sélénium, peuvent inactiver des agents cancérigènes puissants. L'ail vieilli est la forme thérapeutique la plus sécuritaire et efficace.

Conseil : Je mange de l'ail cru chaque jour sans avoir d'odeur incommodante. Avant de vous coucher, hachez finement deux gousses d'ail dans une cuiller à soupe et avalez-les avec de l'eau sans les mâcher.

9. LES AGRUMES Les pamplemousses, les oranges, les mandarines, les citrons et les limes peuvent tous inactiver les agents cancérigènes, aident à prévenir les maladies pulmonaires, réduisent le cholestérol, protègent contre les cataractes et renforcent le système immunitaire. Ils semblent particulièrement utiles dans la lutte contre les cancers de l'estomac et du pancréas. Le jus des agrumes a des propriétés antivirales et leur pulpe contient une pectine unique qui peut faire régresser l'athérosclérose (artères encrassées).

Conseils :

- Choisissez des agrumes cultivés de façon biologique. Mangez un peu de leur écorce, après l'avoir bien lavée, et de leur pulpe blanche, qu'on ne trouve pas dans les jus.

- Chaque jour, mangez un agrume et pressez le jus d'un citron dans l'eau que vous buvez. Profitez des remarquables propriétés qui permettent au citron de détruire les microbes et de faire disparaître les mucosités pour éliminer les parasites de votre organisme.

10. LES LÉGUMES MARINS Le petit goémon de Nouvelle-Écosse, la chlorelle, la spiruline (une algue bleu-vert), la mousse-d'Irlande, la laminaire japonaise, le porphyre, le wakamé et la *Dunaliella salina* (algue du Pacifique sud) contiennent beaucoup d'oligoéléments rares. Les plantes marines sont des substances alcalines qui neutralisent les cendres acides des protéines et des céréales. Elles éliminent de l'organisme des produits chimiques toxiques et des métaux lourds comme le mercure. Elles ont des propriétés antibactériennes et antivirales et combattent le virus de l'herpès qui cause l'apparition de boutons de fièvre sur les lèvres et dans la région de la bouche.

Conseil : Pour contrebalancer l'effet inhibiteur du soja sur la thyroïde, il faut toujours consommer les fèves ou n'importe quel autre produit du soja en combinaison avec une plante marine, riche en iode.

11. LES HERBES Les herbes, comme l'herbe de luzerne, d'orge et de blé, fournissent à l'organisme des quantités considérables de chlorophylle et augmentent son alcalinité. La chlorophylle combat la mauvaise haleine et tue les bactéries qui se trouvent dans la bouche et dans le côlon.

Conseil : Cultivez vous-même vos herbes, par exemple l'herbe de blé, et extrayez-en le jus. Il faut les récolter tôt, alors qu'elles ne contiennent pas encore de gluten susceptible de provoquer des allergies. Il est aussi possible de vous en procurer sous forme de poudres sèches que vous pouvez consommer en les incorporant à de l'eau.

12. LES FRUITS ET LES LÉGUMES COLORÉS ET LES CHAMPIGNONS Ces aliments, parmi lesquels j'inclus les olives, renferment une grande variété d'antioxydants et de produits phytochimiques. Les légumes feuillus, qu'ils soient verts, jaunes, rouges ou violets, sont tous des inhibiteurs naturels du cancer. Leurs enzymes favorisent la digestion lorsqu'on en mange quelques-uns crus à chaque repas.

Conseils :

- Chaque jour, versez une cuiller à soupe d'huile d'olive de culture biologique extra-vierge et pressée à froid (sans jamais la faire chauffer) sur votre salade.
- Consommez des légumes verts amers comme l'escarole, les rapinis, les endives, les pissenlits, ou de la choucroute naturelle trois fois par semaine.
- Faites fermenter ou cultivez des légumes à la maison et consommez-en une fois par semaine.
- On peut extraire le jus des légumes et des fruits frais. Il faut combiner les jus de fruits à de l'eau et les boire à petites gorgées. Environ 115 grammes de jus de fruits par jour suffisent car leur teneur en sucre est très élevée. Lorsque vous préparez un jus de légumes, utilisez seulement deux carottes par portion et prenez d'autres légumes comme du cresson de fontaine, des concombres, etc., pour ne pas augmenter la quantité de sucre (en calories). Deux carottes fournissent 25 000 UI (unités internationales) de bêta-carotène. Chaque fruit ou légume frais est une source abondante d'enzymes vivants ainsi que de vitamines et de minéraux organiques faciles à absorber.

Comment intégrer les superaliments à votre vie quotidienne

Les superaliments constituent une main-d'œuvre légale gratuite qui vous permet de vivre en meilleure santé plus longtemps. Il s'agit d'aliments peu coûteux, disponibles à longueur d'année en Amérique du Nord. On les trouve chez les vendeurs de produits agricoles de culture biologique, dans les marchés locaux, dans certaines sections de votre magasin d'alimentation, dans les magasins de produits spécialisés, dans les épiceries de produits importés, dans la section des produits congelés. Les graines, les noix, les pois et les légumineuses se vendent dans les magasins de produits en vrac ; pour ce qui est des herbes aromatiques, des produits de culture biologique, des légumes congelés, des graines, des noix, des pois, des légumineuses, des céréales complètes biologiques, du riz biologique et des produits saisonniers, on en trouve dans les magasins d'aliments naturels de qualité, mais il peut aussi y en avoir dans

LES ANTIOXYDANTS ET LES PRODUITS PHYTOCHIMIQUES DANS LES SUPERALIMENTS

Élément actif	Superaliments	Effets protecteurs
Génistéine et daidzéine	Légumineuses, germes de fèves de soja	Inhibition de l'œstrogène et des récepteurs d'enzymes
Inhibiteur de protéase	Produits du soja fermentés, riz	Destruction des enzymes qui favorisent la propagation de cellules cancéreuses
Flavonoïdes	Tous les fruits, les légumes et les herbes aromatiques	Blocage des récepteurs d'enzymes cancérigènes
Indole-3-carbinols	Légumes crucifères, chou frisé, brocoli, chou-fleur, feuilles de moutarde, chou, choux de Bruxelles	Décomposition de l'œstrogène, arrêt de la progression du cancer, élimination rapide des produits xénobiotiques
Isothicyanates	Moutarde, raifort, azéroles, toutes les herbes aromatiques, poivrons rouges	Réduction de la toxicité et élimination des agents cancérigènes de l'organisme
Sulforaphane	Brocoli	Effet antioxydant extrêmement puissant
Soufre	Ail, oignons, pollen d'abeille	Inhibition du cancer, désintoxication, stimulation de la production de glutathion
Catéchine (tanin)	Myrtilles, thé vert japonais	Effet antioxydant très puissant
Fibres	Céréales complètes, légumes, fruits, noix, graines, légumineuses (germées), graines de chanvre, fibres de pommes, riz brun à grains entiers, son	Absorbent la bile et des substances cancérigènes, renforcement des bactéries utiles présentes dans le côlon, possibilité d'améliorer l'équilibre de l'œstrogène, réduction du cholestérol du sérum
Lignanes	Graines de lin, noix de Grenoble, lécithine de soja pure, chardon-Marie	Inhibition de l'œstrogène, protection contre les cancers du sein et du côlon, inhibition des prostaglandines qui propagent le cancer, réduction des symptômes du syndrome prémenstruel
Glutathion	Bœuf maigre, pommes de terre, avocats	Renforcement du système immunitaire, protection du foie contre les toxines, effet antioxydant
Éleuthéroside E	Ginseng de Sibérie	Effets anti-fatigue et anti-stress
Acides gras (oméga 6)	Légumes feuillus et graines, huiles d'onagre, de tournesol, de bourrache, de cassis	Contrôle de la production des prostaglandines, maximisation des défenses immunitaires, réduction du cholestérol
Acides gras (oméga 3)	Huile de lin, huile de poisson, huile de chanvre	Effet anticancéreux, destruction des tumeurs, réduction du cholestérol
Bactéries lactiques	Culture active de lait fermenté, cultures probiotiques sans produits laitiers, légumes fermentés, FOS (fructo-oligosaccharides)	Renforcement du système immunitaire, réduction du taux d'agents cancérigènes, désintoxication de l'organisme, inactivation des enzymes susceptibles de stimuler les propriétés cancérigènes de certains agents, protection des intestins, activation des phytoestrogènes

Élément actif	Superaliments	Effets protecteurs
Triterpénoïdes	Racine de réglisse	Inhibition de l'œstrogène et des prostaglandines, ralentissement de la division des cellules cancéreuses
Polyacétylène	Persil, curry, curcuma	Inhibition de la production des prostaglandines, destruction du benzopyrène qui cause le cancer
Terpènes	Agrumes, pulpe et écorce	Augmentation des enzymes utiles pour détruire les agents cancérigènes, réduction du cholestérol
Carotène (précurseur de la vitamine A)	Orge et luzerne, carotte, patate douce, courge, igname, tous les légumes rouges, orangés et jaunes	Effet antioxydant, normalisation des cellules précancéreuses (alpha, bêta et beaucoup d'autres carotènes combinés)
Rétinoïdes (analogues à la vitamine A)	Produits rouges, orangés et jaunes, spiruline et chlorelle	Protection du tissu épithélial, effet anticancéreux
Vitamine A	Légumes orangés, jaunes et verts, foie, lait, cantaloup	Effet antioxydant, effet anticancéreux
Vitamine C	Azéroles, fruits, légumes, suppléments, fleurs comestibles	Protection antioxydante des cellules, aide au système immunitaire, inhibition de la production de nitrosamines dans l'estomac
Vitamine D	Poisson, exposition modérée au soleil	Effets inhibiteurs possibles sur les cancers du sein et du côlon
Vitamine E (tocophérol)	Germe de blé, noix, graines, céréales complètes, huiles végétales et suppléments	Effet antioxydant, aide au système immunitaire, inhibition de la croissance des tumeurs
Sélénium	Ail, oignon, céréales complètes, thon, chou, levure nutritive	Effet antioxydant, aide au système immunitaire, inhibition du cancer
Stérols végétaux	Concombre, chou, tomate, courge, céréales complètes, brocoli	Réduction du cholestérol et des agents de différenciation
Lycopène	Pamplemousse rouge, tomate	Effet antioxydant, lutte contre les cellules cancéreuses
Molécule dipolaire	Lécithine de soja pure	Émulsion et élimination du cholestérol
Chlorophylle	Chlorelle, herbe de blé	Effets antibactérien et antiviral
Resveratrol	Pépins et peau des raisins (extraits)	Effets anticancéreux puissants
Glycoflavonoïdes	Gingko bilobé	Inhibition de la peroxydation des lipides dans le cerveau
Silymarin	Chardon-Marie	Aide aux enzymes du foie et à son nettoyage

votre propre verger, dans votre potager, dans votre buisson de baies, dans votre jardin d'herbes aromatiques, ou ceux d'un voisin, dans les pots installés sur votre balcon ou sur l'appui de vos fenêtres et même sur le dessus de votre comptoir de cuisine où vous pouvez facilement observer la germination des graines de trèfle rouge ou de tournesol, qui regorgent d'antioxydants et de produits phytochimiques.

Une alimentation à base de plantes protège votre organisme contre une grande variété de produits chimiques pathogènes qui vous assaillent chaque jour pendant que vous dormez, que vous êtes occupé à faire de l'exercice, à conduire les enfants à l'école, à travailler à l'ordinateur, à cultiver votre champ, à vous promener en compagnie d'un être cher dans un parc, à méditer ou encore à danser à en perdre haleine avec des amis.

Les superaliments agissent comme des ramasseurs chimiques naturels ou récupérateurs de déchets toxiques, parcourant nos vaisseaux sanguins et nos 100 000 milliards de cellules pour aider à neutraliser et à éliminer les milliers de produits chimiques différents que nous respirons ou avalons chaque jour. La nature a équipé nos cellules d'un système de défense qui les protège du vieillissement, et, en consommant des superaliments, nous éliminons les résidus toxiques, les déchets et les produits chimiques avant qu'ils ne produisent des effets néfastes sur notre organisme. Les aliments viennent à notre rescousse et nous aident depuis toujours à enrayer les problèmes causés par l'invasion des radicaux libres produits par l'oxygène et celle des produits chimiques qui cherchent à détruire notre beauté et notre force naturelles.

Si vous mangiez du brocoli (riche en sulforaphane) à dîner et des tomates (riches en lycopène) au souper, si vous consommiez une igname (contenant du bêta-carotène) au dîner, du tofu faible en gras (mais contenant de la génistéine) au souper et de l'avoine (riche en stérols végétaux et en fibres) au déjeuner et si vous preniez une pomme de culture biologique (remplie d'acides malique et tartrique ainsi que de pectine) comme goûter au milieu de l'avant-midi ou un «breuvage vert» (voir le chapitre 4) de superaliments condensés au milieu de l'après-midi, vous renforceriez méthodiquement la capacité de votre organisme à isoler et à capturer les produits chimiques qui s'y introduisent et à s'en débarrasser avant qu'ils ne deviennent nuisibles.

Dans le prochain chapitre, vous apprendrez comment intégrer les superaliments à votre vie quotidienne.

RÉSUMÉ EN CINQ POINTS

- Le système immunitaire de l'être humain s'est développé pour lutter contre les « menaces de substances vivantes » comme les virus, les bactéries, les parasites, la saleté et des substances dangereuses qui peuvent causer l'apparition d'un cancer ou d'une maladie dégénérative.

- La nature fournit au corps humain et à son système immunitaire un ensemble impressionnant de « munitions » pour l'aider à combattre le cancer, les bactéries, les virus et les maladies : ce sont les produits phytochimiques et les antioxydants contenus dans un grand nombre d'aliments de consommation courante.

- Les aliments que je qualifie de superaliments constituent des sources très importantes de ces puissants produits phytochimiques et antioxydants. Ce sont des ramasseurs de déchets toxiques qui patrouillent votre organisme.

- Parmi les superaliments, on compte les pommes, les poires, les oranges, les citrons, la laitue, les tomates, les germes de soja, toutes les plantes comestibles, les ignames, les céréales complètes, l'ail, le raisin, le lait fermenté, les légumineuses, les graines et les noix, les végétaux marins, et TOUS les fruits et légumes.

- Il faut consommer des superaliments quotidiennement pour protéger ses cellules et son système sanguin contre les menaces d'ordre chimique qui se multiplient dans l'environnement, souvent sans qu'on s'en rende compte.

UN PLAN D'ACTION EN CINQ POINTS

- Commencez dès aujourd'hui à manger plus de fruits et de légumes frais de saison et à utiliser des herbes aromatiques comme garniture pour protéger vos cellules contre le vieillissement.

- Consommez deux à trois fruits de culture biologique entiers par jour. Parmi ces fruits, choisissez au moins un agrume et mangez une partie de son écorce et/ou de sa pulpe.

- Lorsque vous les faites cuire, vos légumes doivent être tendres mais encore croquants. Mangez des légumes crus comme du persil, des carottes râpées, des bâtonnets de céleri, des tranches de poivron rouge, des tomates, des salades ainsi que des herbes aromatiques comme assaisonnement à deux de vos repas chaque jour. Des légumes congelés de bonne qualité peuvent remplacer les légumes frais lorsque c'est nécessaire.

- Faites des efforts pour consommer des fruits et des légumes d'une grande variété de couleurs. Pour ajouter de la couleur à vos plats, râpez ou coupez en lanières des carottes, des betteraves, du céleri, du raddichio et des navets, ou encore hachez des fines herbes ou des épices comme du persil, du cresson de fontaine, du romarin, du basilic, du thym ou du gingembre – sans les chauffer – pour décorer votre assiette.

- Utilisez avec modération certaines combinaisons de pains au levain à grains entiers d'épeautre, de quinoa, de seigle, de millet, d'amarante, de graines de chanvre et de blé kamut. Mastiquez-les bien car leur digestion commence dans la bouche.

③

Consommez des superaliments quotidiennement

CONSIDÉRATIONS SUR LA SANTÉ

Les antioxydants et les produits phytochimiques contenus dans
les superaliments protègent efficacement l'intégrité des cellules et accélèrent
leur guérison. Alimentez votre corps avec discernement.

L'organisme humain n'est pas fait pour la maladie.
David Schweitzer, Ph.D., M.D.

Les graves problèmes que nous connaissons aujourd'hui...
ne peuvent pas être résolus au niveau de la pensée où ils ont été créés.
Albert Einstein

Ce chapitre explique comment incorporer les superaliments à votre alimentation quotidienne. En procédant à ce changement, vous ne renoncerez à rien, au contraire, vous ajouterez à vos menus des aliments complets qui donnent la vie et la conservent, c'est-à-dire des fruits, des légumes, des céréales complètes, de l'eau, des légumes marins (algues), des herbes aromatiques, des légumineuses, des noix, des protéines maigres, des fibres, des vitamines, des minéraux, des enzymes alimentaires et des acides gras essentiels. Ces aliments regorgent d'antioxydants et de produits phytochimiques qui enrayent le fonctionnement des cellules cancéreuses et protègent l'organisme contre leur apparition.

Les membres de votre famille, vos amis ou vos collègues de travail se surprendront peut-être de votre volonté de changement. Certains d'entre eux n'hésiteront pas à vous exprimer leurs doutes: «Crois-tu sérieusement que ça va te faire vivre plus longtemps?», «Pourquoi faut-il toujours que tu essaies de te singulariser? Ça n'a aucun sens!» Toutefois, lorsque les résultats de vos nouvelles habitudes alimentaires commenceront à se manifester dans l'éclat de vos yeux, le brillant de vos cheveux, la clarté de vos idées et votre attitude plus optimiste envers vous-même et la vie, ces sceptiques seront les premiers à vous complimenter et même, qui sait, peut-être décideront-ils eux aussi de changer de mode de vie!

Alimentez votre corps

Les cellules de votre organisme se renouvellent constamment. Lorsque chaque cellule est remplacée par une autre exactement pareille, les interactions biochimiques de votre corps fonctionnent de façon optimale. En six mois, la majorité de vos cellules disparaissent et sont remplacées par d'autres. Votre corps, tel qu'il est aujourd'hui, est donc presque entièrement constitué de ce que vous avez mangé dans les six derniers mois. Si vous avez consommé des protéines, des matières grasses et des glucides de bonne qualité, il y a de fortes chances que vos os, vos dents, vos muscles, votre sang et votre système nerveux soient en parfaite forme.

Dans un ouvrage détaillé sur le sujet, *Prescription for Nutritional Healing*, le docteur James F. Balch et son épouse, Phyllis A. Balch, comparent les cellules du corps à des millions de minuscules moteurs en marche 24 heures sur 24, sept jours sur sept. Pour fonctionner sans anicroche, ils ont besoin d'«essence à indice d'octane élevé». Lorsqu'on les alimente avec des «essences à faible indice d'octane» qui ne leur fournissent pas la quantité d'énergie nécessaire et qui produisent beaucoup de débris cellulaires «collants» toxiques ou nuisibles à leur rendement continu, l'organisme fonctionne mal et cesse de se réparer lui-même.

Cet organisme extraordinaire que la nature a conçu avec tant de bienveillance et d'habileté pour votre bien a une surprenante capacité d'auto-guérison. Pensez à ce qui se passe lorsque vous vous coupez en tranchant du pain ou en vous rasant. Votre organisme coordonne automatiquement les activités des systèmes complexes chargés de faire coaguler le sang et d'arrêter l'hémorragie. Des lymphocytes sont dépêchés sur les lieux par l'immunoglobuline pour empêcher l'infection. Une cicatrice se forme sur la coupure et sert de barrière protectrice, permettant à une nouvelle peau de se former à couvert pendant que l'entaille des vaisseaux sanguins se referme. Finalement, la cicatrice guérit elle aussi. Si vous pouviez observer ce processus au microscope, vous n'en croiriez pas vos yeux devant une telle «magie». En médecine, il n'y a aucune explication simple à un exploit aussi complexe. La nature ne travaille pas à tâtons. Elle accomplit ce processus méthodiquement et avec une précision incroyable. Il n'existe ni station de commande ni organe spécifiquement

LE LIEN ENTRE L'ALIMENTATION ET LA MALADIE

Même si les maladies cardiaques restent la principale cause de décès en Amérique du Nord, le taux de mortalité qui y est associé est en régression, grâce à une meilleure éducation du public et à des traitements plus efficaces. Bien que le cancer occupe encore le deuxième rang dans ces statistiques, le pronostic pour certaines formes de cette maladie s'est grandement amélioré depuis 1980. Chacun de nous doit en être reconnaissant aux chercheurs, aux professionnels de la santé, aux médecins et aux scientifiques à qui nous devons la réalisation de ces progrès. Des recherches ont révélé un lien direct entre l'alimentation et le cancer grâce à des études qui comparaient les membres de différents groupes ethniques vivant dans leurs pays respectifs avec ceux qui ont émigré en Amérique du Nord.

Considérez les données suivantes :

- Les Japonaises dont l'alimentation est très faible en matières grasses contractent rarement le cancer du sein. Par contre, on trouve beaucoup plus de cas de ce type de cancer chez celles qui ont immigré en Amérique du Nord et qui ont modifié leur alimentation.

- Les Africains qui mangent des aliments riches en fibres développent rarement un cancer de l'intestin. Cependant, chez ceux qui ont émigré en Amérique du Nord et qui ont changé leurs habitudes alimentaires, le taux d'incidence de cette maladie est beaucoup plus élevé.

chargé de la réparation, mais l'organisme sait intrinsèquement comment guérir le tissu détérioré.

Le processus de guérison est d'une complexité phénoménale. La plupart des gens le considèrent tout simplement comme normal jusqu'au jour où leur système fait défaut. Ils ont alors recours à des réactifs violents, «anti» ceci ou cela : antidépresseurs, antihistaminiques, antidiarrhéiques, antidiurétiques, anti-inflammatoires, antianxiété (anxiolytiques), antibiotiques et antibactériens. Ces médicaments sont tous étrangers au corps et ont des effets secondaires complexes.

Nous avons perdu confiance dans la capacité qu'a notre corps de poser son propre diagnostic et de se réparer spontanément. Par conséquent, nous avons aussi perdu notre équilibre naturel. Pour retrouver cette capacité de guérison, il est essentiel de prendre le temps d'appliquer une stratégie alimentaire basée sur les superaliments.

Le rôle de quelques superaliments courants

Examinons différents groupes d'aliments qui peuvent fournir un apport nutritif «à indice d'octane élevé» à votre organisme et voyons quand les consommer.

Les fruits et les légumes

Nos grand-mères et nos mères étaient en parfaite harmonie avec la nature lorsqu'elles nous encourageaient à manger nos légumes. J'entends encore

aujourd'hui la voix de ma mère me disant : « Mange tous tes légumes verts ! »
Comme nous l'avons vu au chapitre précédent, les fruits et les légumes contiennent une énorme variété d'antioxydants et de produits phytochimiques
ainsi que de l'eau biologique, des sels biochimiques, des fibres, des vitamines,
des minéraux, des glucides de grande qualité qui donnent de l'énergie et une
petite quantité de protéines. Ils fournissent à l'organisme une protection considérable contre le cancer, les maladies cardiaques et les maladies dégénératives,
tout en favorisant le bon fonctionnement de notre système immunitaire. Ils
jouent aussi un rôle important dans la reproduction des cellules saines. Enfin,
ils aident le corps dans son travail de régénération lorsque c'est nécessaire.

Soyez audacieux – invitez de nouveaux légumes à souper ce soir !

- Mangez quotidiennement 10 portions de fruits et de légumes – c'est-à-dire
un minimum de cinq tasses pleines de légumes et de salades de couleurs et
de textures variées chaque jour. Une portion d'un fruit, d'un légume ou
d'une salade équivaut à une demi-tasse.
- Variez les fruits et les légumes que vous mangez selon les couleurs, les
saveurs, les textures, les formes et les modes de culture.
Par couleur : Choisissez des fruits et des légumes de toutes les couleurs :
verts, rouges, jaunes, orangés, blancs, violets, bruns.
Par saveur : Essayez la douceur de la laitue, l'âcreté de l'ail, le goût sucré des
betteraves ou le goût amer du cilantro (produit voisin de la coriandre).
Par forme et par texture : Ajoutez à votre menu des germes de tournesol
tendres, des courges moelleuses, des racines d'aspect irrégulier et différents
types de feuilles.
Par mode de culture : Mangez un jour des légumes qui poussent vers le haut
(brocoli, rapinis, chou-fleur) ; le lendemain, des légumes qui poussent vers
le bas (des racines du type des carottes, ignames, panais et navets) ; le jour
suivant, des légumes qui pendent (haricots, fèves, courgettes, aubergines,
courges jaunes d'été) ; enfin des légumes qui se développent de côté
(courges, citrouilles).
- Mangez quotidiennement des légumes crus pour assimiler leurs enzymes.
À deux des trois repas, consommez de la salade, des bâtonnets de céleri ou
des légumes râpés. Ajoutez une petite portion de protéines à votre salade
quotidienne – par exemple des fèves pinto ou fava, du fromage cottage sans
matière grasse, du thon albacore blanc conservé dans l'eau, des morceaux
de poulet, du tofu cuit ou encore des graines, des noix ou du tempeh entiers
et fraîchement moulus.

OPTEZ POUR LES PRODUITS BIOLOGIQUES

Un des changements les plus encourageants et les plus positifs que j'aie observés dans notre société est le développement rapide du marché des fruits, des légumes, des herbes aromatiques, des céréales et des produits laitiers et animaux biologiques. Ces produits sont de plus en plus faciles à trouver en raison de la demande croissante d'aliments naturels de la part des consommateurs. Ils ne renferment ni pesticides, ni fongicides, ni agents de mûrissement, ni fumigants, ni autres produits chimiques dangereux pour la santé et fabriqués par l'homme. La présence de résidus de ces produits chimiques toxiques dans la chaîne alimentaire constitue un risque important pour le bien-être de tous et de chacun. Par conséquent, tâchez d'acheter des produits cultivés biologiquement. Encouragez les magasins où l'on en vend et réclamez-les auprès de ceux qui n'en ont pas encore.

Les fermiers qui pratiquent l'agriculture biologique enrichissent et reconstituent leur sol naturellement à l'aide de compost et de fumier. Ils n'utilisent aucun agent chimique pour prolonger la vie des produits après la récolte et ne les enduisent pas de cire pour leur donner une apparence brillante. Comme les produits biologiques ne comportent pas de résidus de cire, d'insecticides ou de fongicides, vous n'avez pas besoin de les peler ni de les frotter avant de les consommer. Il suffit de les laver soigneusement. Étant donné qu'on peut manger leur peau ou leur écorce, les produits biologiques fournissent plus de fibres et d'éléments nutritifs que les autres. D'après le *Journal of Applied Nutrition*, les pommes, les poires, les pommes de terre et le blé cultivés biologiquement contiennent 90 % plus de minéraux que les aliments traités de façon traditionnelle.

Les aliments biologiques coûtent parfois plus cher que les autres, mais vaut-il la peine de lésiner quand notre santé est en jeu ? D'ailleurs, si suffisamment de consommateurs réclament ce type de produits, leurs prix baisseront.

Si vous achetez des fruits et des légumes de culture commerciale, nettoyez-les méticuleusement avant de les manger. On trouve des solutions de trempage dans les magasins d'aliments naturels et les supermarchés. Elles sont fabriquées à partir d'extraits d'agrumes et de noix de coco obtenus naturellement et sont conçues pour enlever les insecticides en surface, nettoyer efficacement les fruits et légumes difficiles à laver et tuer les bactéries. On a démontré en laboratoire qu'ils éliminent les *E. coli*, la salmonella, la shigella et d'autres bactéries.

Réservez une brosse pour nettoyer tous les fruits et les légumes. Rincez-la à fond et souvent. Chaque soir, vaporisez un peu de peroxyde d'hydrogène sur les soies, laissez reposer 20 secondes puis rincez. Vous débarrasserez ainsi votre instrument de tout microbe.

- Mangez deux à cinq fois par semaine de petites quantités de légumes marins : le petit goémon de Nouvelle-Écosse, le hiziki, le porphyre (nori), le wakamé, la chlorelle, la mousse-d'Irlande ou la spiruline. Hachez-les ou parsemez-en les salades, les ragoûts ou des légumes légèrement cuits à la vapeur. On en trouve dans les magasins d'alimentation naturelle et dans les marchés de produits asiatiques. Roulez vos propres sushis à la maison dans des carrés d'algues porphyre. Faites de la soupe avec du bouillon d'algues ou du miso. Consommez du petit goémon de Nouvelle-Écosse tous les jours car il contient une quantité modérée d'iode. Par contre, le varech, qui en renferme beaucoup trop, ne doit être utilisé que sous la surveillance d'un professionnel de la santé, car il peut déstabiliser l'équilibre de votre organisme si vous en prenez tous les jours.

- Le tofu solide, le soja et les produits du soja contiennent un élément qui réduit l'activité de la thyroïde. Pour contrebalancer leur effet, combinez ces aliments avec un végétal marin riche en iode. Consommez du petit goémon, du wakamé ou de l'agar-agar régulièrement si vous avez une alimentation végétarienne. Choisissez le tamari qui renferme plus de produits phytochimiques protecteurs que la sauce au soja. Le Bragg Aminos, un condiment à base de soja, est rempli de sodium naturel. Si vous préférez un goût moins salé, diluez soit du tamari, soit du Bragg Aminos sans blé dans un tiers d'eau. Vous pouvez acheter ces deux produits dans les magasins d'alimentation naturelle.

- Remplacez les matières grasses par des fibres. Imitez les Japonais : choisissez des glucides complexes comme produits de base. Consommez de 40 à 50 grammes de fibres insolubles par jour (c'est 250 % de plus que la consommation d'un Nord-Américain typique) dans les fruits, les légumes, les fèves germées cuites et les graines germées.

- Prenez trois portions de fruits par jour – chaque fois qu'il s'agit d'un fruit biologique, mangez-le en entier avec la peau. Consommez un agrume par jour ainsi que des baies fraîches et du melon en saison. Mastiquez suffisamment tous vos fruits. Les jus de fruits renferment beaucoup de calories mais n'ont pas de fibres, contrairement aux fruits entiers. Lorsque vous en buvez, contentez-vous de 115 grammes environ et prenez de petites gorgées ou mélangez-les à de l'eau.

- Ne combinez jamais – au grand jamais – des fruits avec d'autres aliments. Le jus de céleri (qui contient 99,9 % d'eau) est la seule exception et peut être mélangé à des jus de fruits. N'ajoutez jamais de miel ou de fruits à du lait fermenté, pour ne pas favoriser une prolifération de levure *candida* dans le petit intestin. Mangez vos fruits en entier, un à la fois. Normalement, ils devraient se digérer facilement et vous procurer de l'énergie. Ils devraient aussi quitter votre estomac après environ une demi-heure, mais si vous les combinez à des protéines, ils peuvent y séjourner entre une heure et demie et trois heures. Ils fermentent alors et se transforment en sucres et en alcools qui nourrissent une levure appelée *Candida albicans*. La prolifération de *candida* est un problème chez la majorité des Nord-Américains. Mangez donc votre fruit 30 minutes avant les autres aliments ou entre les repas mais au moins deux heures après avoir avalé quoi que ce soit.

- Cuisez légèrement les légumes pour les garder croquants et en préserver les éléments nutritifs sensibles à la chaleur comme les vitamines et les enzymes.

- Consommez des plantes à propriétés curatives tous les jours ; ajoutez des fines herbes comme le cumin, le basilic, les graines de pavot, l'origan, le persil, l'aneth, le romarin et la marjolaine à vos salades, ou pour garnir vos plats. Remplacez le thé et le café par des tisanes, par exemple à la camomille. Essayez-les nature sans miel ni lait, ni lait de riz. Changez de saveurs pour varier.

ALERTE AUX GAZ !

Si, lorsque vous augmentez votre consommation de fruits et de légumes, en particulier de cruciféracées (brocoli, choux de Bruxelles, chou et chou-fleur), vous souffrez de flatulence, de ballonnement ou de gargouillements d'estomac, c'est probablement parce que l'enzyme appelé alpha-galactosidase n'est pas suffisamment présent dans votre système digestif. Les pharmacies, les magasins d'alimentation naturelle et les supermarchés vendent des produits comme Beano, qui contiennent ce type d'enzyme. Prenez quelques capsules ou cinq gouttes, si le produit est liquide, avec la première bouchée d'un des légumes énumérés ci-dessus. Beano est aussi extrêmement efficace pour les gens qui souffrent de gaz, d'indigestion ou de ballonnement après avoir mangé des céréales complètes, du tofu, des fèves, des pois, des graines ou des noix. Ne renoncez pas à ces superaliments parce qu'ils vous donnent des gaz ou des ennuis de digestion. Réglez plutôt votre problème rapidement et simplement avec l'alpha-galactosidase.

Les fibres

Les fibres sont les résidus non digestibles des plantes que nous mangeons. Elles sont composées de cellulose, de gomme, de pectine, de mucilage, de lignine, d'hémicellulose et de polysaccharides. Il faut en consommer tous les jours pour maintenir son système digestif en santé et assurer aux intestins une bonne hygiène interne et un transit efficace. Les populations qui consomment une faible quantité de fibres présentent des taux d'incidence du cancer du côlon plus élevés.

• Choisissez quotidiennement des sources de fibres variées : des fruits, des légumes et des céréales complètes (voir le chapitre 9 pour plus de détails).

• Les fibres insolubles, comme la cellulose dans les céréales, sont de bons agents de gonflement qui favorisent l'élimination du cholestérol. Les fibres solubles, comme la pectine dans les pommes ou le céleri, aident à nettoyer les intestins et à maintenir la régularité du système digestif.

Les céréales complètes

La popularité des céréales n'est pas sans fondement. Avec les fèves, ce sont les seuls aliments qui renferment tous les principaux groupes d'éléments nutritifs nécessaires à l'organisme : des glucides, des protéines, des matières grasses, des vitamines, des minéraux et des fibres. Les substances animales contiennent des protéines mais pas de glucides ; le sucre est un glucide pur sans protéines ; enfin, les fruits et les légumes sont riches en vitamines et en minéraux mais trop pauvres en protéines et en matières grasses.

- Utilisez des céréales complètes comme assaisonnement ou comme plat d'accompagnement, et non comme principale source de glucides complexes (voir le chapitre 9 pour d'autres renseignements).
- Choisissez des céréales complètes auxquelles on a laissé le germe et le son. Au cours des différents traitements qu'elle subit, la farine blanche raffinée perd jusqu'à 97 % des vitamines du complexe B, du zinc, du chrome, du magnésium, du potassium et des fibres, ainsi que 25 % des protéines que contenait le produit non traité.
- La salive contient un enzyme digestif, appelé ptyaline, qui sert à amorcer la décomposition de l'amidon. Il faut longuement mastiquer les produits de céréales complètes pour bien les digérer.
- Les céréales telles que l'amarante, l'orge et le triticale sont riches en lysine, une composante essentielle des protéines qui est absente de la plupart des céréales. Le quinoa et l'épeautre fournissent les huit acides aminés essentiels et peuvent servir de substituts à la viande et aux produits laitiers.
- Essayez des laits de céréales et de légumineuses, généralement fabriqués à partir de riz, de soja ou de noix. On en trouve dans les magasins d'alimentation naturelle et dans les supermarchés. Choisissez les variétés faibles en matières grasses et non sucrées. Ne donnez jamais de lait de soja aux enfants, de peur de perturber le processus d'absorption des minéraux dans leurs intestins.
- Faites bouillir des céréales comme le bulghur (blé concassé) ou les flocons d'avoine et mangez-en à déjeuner.
- Confectionnez des pains, des brioches, des gaufres et des crêpes aux céréales complètes.
- Préparez les céréales complètes à la manière du pilaf ou cuisez-les à la vapeur comme le couscous.
- Évitez le blé soufflé, le riz soufflé ou les galettes de riz car la chaleur de cuisson détruit les cloisons cellulaires de ces céréales de sorte que leur consommation augmente l'indice de glycémie dans le sang. Il s'ensuit une brusque hausse de sécrétion d'insuline due à une absorption trop rapide de sucres par les intestins et au déséquilibre hormonal qui en résulte dans l'organisme.
- Combinez des céréales à du gruau de sarrasin, du blanc d'œuf battu, du tofu solide ou du lait de riz, des herbes aromatiques et des légumes et faites-en un hamburger végétarien. C'est un plat délicieux auquel vous pouvez ajouter une petite quantité de graines et de noix.
- Les personnes qui souffrent d'allergies au blé ou qui ne tolèrent pas le blé ou le maïs peuvent essayer une autre céréale ou une combinaison d'épeautre, de seigle, d'amarante, de blé kamut et de quinoa avec du levain.

- Essayez des pains sans levain qui ne contiennent ni farine, ni levure, ni sucres, ni huiles mais qui ont encore toutes les fibres et le germe d'une céréale complète. Ils sont fabriqués avec des céréales germées, grossièrement hachées, placées dans un moule à pain et soit séchées au soleil, soit cuites à très basse température. Il s'agit généralement d'une combinaison d'épeautre, de millet, de lin, d'avoine, de blé kamut, d'amarante ou de quinoa. Au temps du Christ, les Esséniens fabriquaient des pains de ce type dans le désert.

Les matières grasses

Les matières grasses, ou lipides, constituent la source d'énergie la plus concentrée de l'organisme et comblent environ 60 % des besoins énergétiques du corps au repos. Elles contiennent presque deux fois plus de calories par gramme que les glucides ou les protéines. Leur rôle dans l'organisme est vital, mais, si on les consomme en trop grande quantité, elles causent des problèmes de santé.

Le corps emmagasine les matières grasses dans les muscles et le foie sous forme de glycogène que les enzymes décomposent ensuite en glucose, une substance qui sera transformée en énergie. Il peut aussi accumuler une quantité illimitée de matières grasses et l'entreposer sous la peau, à n'importe quel endroit.

La plupart des gens consomment une trop grande quantité d'un mauvais type de matières grasses. L'organisme synthétise tous les acides gras (les acides organiques qui entrent dans la composition des graisses et des huiles) dont il a besoin à partir de protéines, de glucides et de lipides, sauf deux types essentiels qu'il faut aller chercher dans la nourriture, les acides linoléique et linolénique. Il faut absorber ces deux acides en respectant une proportion de 5 ou 6 pour 1, entre l'acide linoléique (oméga 6) et l'acide linolénique (oméga 3). En fait, la plupart des gens les consomment dans une proportion déséquilibrée de 24 pour 1 (voir le chapitre 10 pour plus de détails).

Les cas de dépression ont augmenté de façon continue tandis que notre consommation d'acide gras linolénique a considérablement diminué. En étudiant les effets de l'huile de poisson sur le cholestérol, des chercheurs du National Institute of Health de Washington, aux États-Unis, ont remarqué que les sujets ayant les niveaux les plus faibles de cet acide présentaient les niveaux les plus élevés de dépression. L'acide linolénique régularise la distribution des hormones, la température du corps et la stabilité du cerveau.

- L'acide linolénique (acide gras oméga 3) se trouve principalement dans le poisson ou dans les huiles de graines de lin, de chanvre ou de citrouille. Il conserve à la peau et aux autres tissus une apparence jeune et saine en les empêchant de se dessécher. Il faut manger du saumon, du hareng, du maquereau et des sardines trois fois par semaine. Si vous n'aimez pas le poisson, prenez des capsules d'huile de poisson AEP-ADH chaque jour. Si vous ne mangez aucun aliment d'origine animale, prenez une ou deux cuillers à soupe d'huile de graines de lin biologique quotidiennement. La plupart des gens ont une grave carence en acide linolénique. Il ne faut jamais chauffer ce type d'huiles ni les utiliser pour la friture.

- L'acide linoléique (acide gras oméga 6) est nécessaire au transport et à la décomposition du cholestérol. On en trouve en abondance dans les graisses végétales comme les huiles de tournesol, de maïs, d'olive et de soja. En général, nous consommons trop d'acide linoléique et pas assez d'acide lino-lénique, et ce déséquilibre est très dangereux. Les Nord-Américains ont consommé 160 millions de litres (35 millions de gallons) d'huile d'olive en 1996 (une huile bonne pour la santé, source d'acides gras oméga 6), mais seulement 6,8 millions de litres (1 million 1/2 de gallons) d'huiles de lin ou de poisson (sources d'acides gras oméga 3 tout aussi nécessaires).

- Le beurre non salé peut être utilisé en petites quantités. Il s'agit d'une matière grasse saturée (un type de graisse peu recommandable pour la santé, associé à une incidence accrue de maladies cardiaques et à un taux élevé de cholestérol) qu'il faut consommer avec modération pour le goût. (Comme l'organisme n'a pas besoin de graisses saturées, il faut n'en con-sommer qu'une quantité minimale.)

- Évitez la margarine, la graisse végétale, les huiles végétales liquides des magasins d'alimentation et les huiles de palme ou de noyau de palme. Toutes contiennent de grandes quantités de matières grasses saturées et d'acides gras de forme « trans- ». Les graisses saturées proviennent de sources animales et leur consommation en grandes quantités augmente le risque de maladies cardiaques et d'arthrite.

- Mettez quotidiennement une cuiller à soupe d'huile d'olive verte biolo-gique, extra-vierge et pressée à froid – une bonne source d'acide linoléique – sur votre salade. Utilisez une à deux cuillers à soupe (selon votre taille) d'huile de lin biologique pressée à froid ou, mieux encore, essayez une com-binaison d'huiles de lin, de bourrache, de tournesol, de sésame et de citrouille – une source importante d'acides gras oméga 3 – pressées sans lumière ni oxygène. Vérifiez la date de pression sur toutes les bouteilles d'huile. Il faut les utiliser dans les trois mois qui suivent cette date. Achetez de petites bouteilles opaques qui empêchent la lumière de décomposer l'huile et remplacez-les souvent par des bouteilles d'huiles fraîches. Ces bouteilles ont été nettoyées et scellées avec un gaz inerte comme l'azote ou l'argon de façon à empêcher l'oxygène d'oxyder les huiles ou de les faire rancir. Pour vous assurer que vos huiles restent fraîches, pressez dans chaque bouteille nouvellement ouverte une gélule de vitamine E et une autre d'acide alpha-lipoïque. Vous trouverez ces huiles dans les magasins d'alimentation naturelle et dans les épiceries. Une fois la bouteille ouverte, réfrigérez-la pour conserver la fraîcheur du produit.

- Évitez les aliments frits car les huiles peuvent devenir rances en cuisant.
- Si vous voulez utiliser de l'huile d'olive pour faire sauter ou frire des aliments, mettez aussi de l'ail et des oignons : leurs antioxydants empêcheront l'huile de s'oxyder et de former des radicaux libres d'oxygène. Je fais bouillir les légumes légèrement dans de l'eau pure jusqu'à consistance tendre mais croquante. Je les retire ensuite du feu avant d'y ajouter de l'huile d'olive biologique pour qu'elle ne puisse pas rancir et qu'elle conserve tout son arôme et sa saveur.
- Évitez d'absorber trop d'acide arachidonique (matière grasse), en limitant votre consommation de viandes rouges grasses, de jaunes d'œuf et d'abats.
- Évitez les aliments contenant de nouveaux substituts synthétiques de matières grasses.

Les protéines

Après l'eau, les protéines sont les substances les plus abondantes dans le corps humain. On en trouve dans les œufs, la viande, le poisson, les légumineuses (fèves), les noix, les graines, les produits laitiers, les céréales, la levure nutritive, le pollen d'abeilles et les végétaux marins (chlorelle, spiruline).

Les sources de protéines végétales (fèves, noix, graines, légumineuses, levure nutritive, chlorelle, spiruline et céréales) sont moins concentrées que les sources de protéines animales (viande, volaille, poisson, lait et produits laitiers). Par contre, leur concentration en fibres et en amidon (glucides) est plus élevée. Il faut en consommer davantage par volume que des aliments de sources animales pour obtenir la même quantité de protéines. Il n'est pas nécessaire de consommer une protéine complète à chaque repas. Par exemple, l'organisme emmagasinera les acides aminés des graines de sésame et les combinera à ceux des graines de soja de façon à constituer la dose complète d'acides aminés dont il a besoin pour la synthèse des protéines.

- Vous ne pouvez pas absorber plus de 30 grammes de protéines par repas. Si vous en consommez trop au même repas, elles se transforment en matières grasses ! Assurez-vous de distribuer les quantités de protéines requises entre vos trois repas et vos deux goûters pour conserver le juste équilibre entre les protéines, les matières grasses, les fibres et les glucides.

- Pour garder votre taux de sucre dans le sang (énergie) à un niveau stable, ne passez jamais plus de quatre heures sans manger.

- Tâchez de diminuer votre consommation de viande car il s'agit d'une des principales sources de matières grasses saturées. En outre, c'est dans le gras animal saturé que s'accumulent les toxines présentes dans l'environnement. Lorsque vous achetez de la viande, choisissez des coupes maigres. Essayez de remplacer la viande rouge par de la dinde, du poulet, du poisson et du thon blanc albacore solide conservé dans l'eau. Quand vous aurez atteint cet objectif, essayez des sources de protéines végétales plutôt qu'animales à un ou deux repas par jour (voir le chapitre 9 pour connaître vos besoins quotidiens en protéines).

- Enlevez tout excès de gras visible des viandes que vous consommez. Retirez la peau du poulet avant de le faire griller.

- Cuisez bien la viande pour éliminer tous les virus pathogènes ou les bactéries.

- Achetez de la viande d'animaux de ferme élevés biologiquement et sans antibiotiques ni hormones de croissance.

- Ne choisissez que du fromage cottage sans matières grasses, du quark ou du lait fermenté contenant des «cultures vivantes». Vous n'avez besoin d'aucun autre produit laitier. Si vous ne consommez jamais ce genre de produit, remplacez le lait fermenté par son équivalent au soja sans gras. Lorsque vous buvez du lait, choisissez un produit contenant le moins de lactose possible et sans matières grasses. Assurez-vous que les vaches n'ont reçu aucun rBGH. Cette hormone de croissance obtenue par manipulation génétique sert à accroître leur production de lait. Demandez à votre épicier de se renseigner auprès de son fournisseur pour savoir si le lait qu'il vend contient du rBGH. La loi n'oblige malheureusement pas le producteur à inscrire cette substance dans la liste des ingrédients.

- Laissez germer puis faites cuire les fèves ou les légumineuses. La germination des noix et des graines accroît considérablement leur valeur nutritive et les rend plus digestibles (voir le chapitre 7).

- Mangez des noix, des graines et des beurres de noix (beurres d'amande, de citrouille ou de noix de cajou. N'utilisez que du beurre d'arachide biologique exempt de moisissure (aflatoxine) potentiellement cancérigène), en quantités modérées. Leur teneur en gras est élevée. La plupart des gens ne mastiquent pas suffisamment les noix et les graines pour pouvoir les digérer et absorber leurs éléments nutritifs. Vous devriez donc les moudre dans un moulin à café pour les réduire en miettes puis les ajouter crues ou non réchauffées à du gruau d'avoine, ou encore en parsemer les salades ou les légumes.

- Le tofu n'a pas de fibres et peut contenir jusqu'à 40 % de matières grasses. Choisissez un tofu solide, faible en gras, ou encore des sous-produits fermentés du soja comme le miso, de la protéine végétale texturée (et sans glutamate monosodique), du yogourt de soja et du tempeh. Au Japon, les gens ne mangent que de petites quantités de tofu préparé à la maison. N'en faites pas votre principale source de protéines. Le tofu solide ou extra-solide est le meilleur parce qu'il a fermenté plus longtemps, que son contenu en matières grasses est très réduit et qu'il a une concentration de protéines plus élevée que celle du tofu ordinaire.

- Mangez des blancs d'œufs provenant de poulets de ferme, élevés sans médicaments ni hormones. Les jaunes renferment trop d'acide arachidonique, lequel produit des prostaglandines de la deuxième série, des substances destructrices. Si vous tenez à en manger, faites un compromis : sur 3 œufs, ne consommez que 1 jaune et 3 blancs. Évitez les œufs frits ou brouillés : au contact de l'air et de la chaleur, les œufs s'oxydent. Il vaut mieux les pocher, les servir à la coque ou durs. Les œufs sont une excellente source d'acides aminés contenant du soufre, dont l'organisme a besoin pour se protéger contre les infections virales et bactériennes. Ceux qu'on vend dans le commerce peuvent contenir des résidus toxiques de médicaments et d'hormones. Les œufs contiennent du cholestérol (matières grasses), mais aussi de la lécithine en quantité suffisante pour émulsionner celui-ci. Si vous mangez les jaunes, contentez-vous de deux par semaine. Les gens qui ont un taux élevé de cholestérol ou qui souffrent d'arthrite ne devraient consommer que les blancs d'œufs, riches en protéines.

- Essayez les protéines de petit-lait sans lactose avec ions échangés, ou les protéines de lactosérum obtenues par microfiltration tangentielle, ou encore les poudres de protéines de soja hydrolysées en boisson frappée. N'oubliez pas de mastiquer avant de les avaler. Ce sont des aliments comme les autres et il faut de la ptyaline, l'enzyme sécrété dans la bouche, pour bien les digérer.

- Les levures nutritionnelles de qualité et la levure de bière de première culture (et non un sous-produit du brassage de la bière) sont composées à 55 % (et même jusqu'à 60 %) de protéines biologiques complètes. Assurez-vous que ces levures n'ont pas été blanchies ni traitées chimiquement. La chlorelle et la spiruline (deux plantes marines) sont des sources de protéines biologiques complètes à 60 %.

- Achetez du poisson de production locale en saison ou du poisson frais congelé. Ne choisissez jamais un poisson qui sent mauvais car il a commencé à produire du triméthylamine, une substance dangereuse responsable de sa mauvaise odeur.

- Consommez des protéines qui se trouvent au bas de la chaîne alimentaire. Les animaux situés au haut de cette chaîne accumulent les toxines présentes dans l'environnement parce qu'ils vivent plus longtemps et qu'ils absorbent plus d'antibiotiques, d'hormones de croissance et de produits de vaporisation antifongiques.
- Référez-vous au chapitre 10 et voyez comment il est possible de combiner une sucrerie ou un dessert à des protéines de façon à réduire au minimum la « nostalgie » du sucre.

Les superaliments et rien de moins

Outre les légumes et les fruits, la famille des superaliments inclut des protéines maigres, de « bonnes » matières grasses, des fibres et des glucides complexes qui forment les bases d'un programme d'alimentation bon pour la santé. Manger des superaliments signifie choisir presque toujours la meilleure source alimentaire dans n'importe quelle catégorie. Si vous ne le faites pas, vous ne pouvez pas espérer vous sentir vraiment bien et encore moins atteindre votre état de santé optimal tout en donnant le meilleur de vous-même. Nourrissez-vous avec discernement et vous serez en santé.

RÉSUMÉ EN CINQ POINTS

- Prenez la résolution d'ajouter d'autres superaliments à votre alimentation quotidienne.
- Pensez au merveilleux système qu'est votre corps.
- Votre organisme peut réparer les détériorations qu'il subit et se rétablir de lui-même si vous le nourrissez avec des superaliments de première qualité. (Pensez aux combustibles à indice d'octane élevé !)
- Une grande partie de vos cellules sont remplacées tous les six mois. Vous êtes aujourd'hui ce que vous avez mangé pendant les six derniers mois. Il suffirait des six prochains pour vous renouveler de façon dynamique. Faites preuve de détermination !
- Il existe un lien direct entre l'alimentation et les maladies. Ne faites pas grimper leur taux d'incidence dans les statistiques.

PLAN D'ACTION EN SIX POINTS

- Laissez dire les sceptiques qui essaient de vous décourager d'adopter une alimentation plus saine. Montrez-leur plutôt les résultats.
- Prenez le temps, plusieurs fois par jour, de manifester de la reconnaissance à votre corps pour qu'il sache que vous appréciez son travail.

- Mangez plus de fruits, de légumes, de fibres de qualité, quelques céréales complètes et des protéines maigres. Pour faire changement, essayez des substituts du blé au levain. Avez-vous besoin de Beano?

- Évitez les graisses saturées présentes dans les viandes rouges, le beurre, les produits de boulangerie, la margarine, les aliments frits et les produits laitiers gras. Utilisez du lait fermenté, sans matières grasses, contenant des « cultures actives », plutôt que de la mayonnaise. De temps en temps, consommez de petites quantités de beurre non salé, mais jamais de margarine. Remplacez de temps à autre le beurre par de l'huile d'olive de qualité, mais ne dépassez jamais la ration quotidienne permise, c'est-à-dire une cuiller à soupe d'huile d'olive biologique extra-vierge et une à deux cuillers à soupe d'huile de lin ou d'une combinaison de graines de lin, de tournesol, de bourrache, de sésame et de citrouille, si vous avez une alimentation végétarienne. Lorsque vous consommez du poisson, choisissez du saumon, du hareng, du maquereau ou des sardines (qui sont riches en acides gras essentiels) deux à trois fois par semaine et, dans ce cas, ne prenez pas d'huile de lin mais seulement une cuiller à soupe d'huile d'olive de bonne qualité par jour dans votre salade.

- N'hésitez pas à changer complètement l'idée que vous vous faites d'une alimentation appropriée et augmentez le nombre de superaliments dans votre régime quotidien.

- Les recommandations ci-dessus sont concrètes, raisonnables et ne représentent probablement rien de bien nouveau pour vous. Toutefois, il est important de les répéter puisqu'il s'agit des fondements mêmes de la stratégie alimentaire qui vise à améliorer la santé grâce aux superaliments. Surtout, laissez-moi vous assurer que, d'après mes connaissances et mon expérience, opter pour les superaliments peut accélérer votre guérison et renforcer votre santé.

Les breuvages verts :
une assurance-vie alimentaire

CONSIDÉRATIONS SUR LA SANTÉ

Chaque cellule de votre corps sait exactement quoi faire
avec chacun des antioxydants et des produits phytochimiques
qu'elle trouve dans les aliments complets.

Le corps recherche toujours sa propre perfection.
Harvey Diamond, Fit for Life

Être en bonne santé est un droit que chacun de nous acquiert en naissant.
Linus Pauling, Ph.D.

Pour expliquer d'où viennent les breuvages verts, je dois vous ramener en 1972, alors que j'étais directeur des services d'aide aux étudiants dans une école secondaire de formation professionnelle de Niagara Falls, en Ontario. Les élèves de cette école obtenaient des résultats très inférieurs à la moyenne générale de la province. Ils venaient de familles dysfonctionnelles et bon nombre d'entre eux n'avaient pas eu la chance, au cours de leurs 14 à 18 années de vie, d'être élevés par des parents aimants. Ils étaient émotifs, sensuels, curieux, plus portés vers les activités physiques qu'intellectuelles, bruyants, ignorants des réalités du monde et généralement en assez mauvaise santé. Je devais souvent faire transporter de jeunes adolescents d'urgence à l'hôpital à cause d'une surdose d'héroïne ou de LSD, ou encore d'un nez cassé lors d'une bagarre. J'ai dû passer bien des soirées à tâcher de ramener la paix et l'harmonie au sein de familles déchirées par de violents conflits.

J'ai beaucoup appris de ces expériences. Je me suis mis à observer l'alimentation des adolescents de l'école et à prendre des notes. Le régime alimentaire habituel de ces jeunes pourrait se résumer comme suit :

Déjeuner : deux tasses de café, avec un colorant comme le Coffee-mate et deux ou trois cuillers à thé de sucre, accompagnées parfois d'un beigne.

Dîner : frites, sauce et boisson gazeuse.

Souper : repas de macaroni en boîte.

J'ai commencé à penser que la mauvaise alimentation pouvait être l'une des principales raisons pour lesquelles une si forte proportion de ces élèves souffrait de troubles déficitaires de l'attention, de troubles généraux d'apprentissage ainsi que de sérieux problèmes de comportement et d'hyperactivité. Ils avaient tous été classés comme ayant des troubles d'acquisition et beaucoup d'entre eux prenaient un médicament très puissant, le méthylphénidate (Ritalin).

En 1978, je me suis occupé d'une jeune fille chez qui on avait diagnostiqué le syndrome de Down, un défaut congénital, généralement causé par la présence d'un chromosome n° 21 en trop et caractérisé par un quotient intellectuel d'environ 50 à 60 en moyenne, une taille inférieure à la moyenne, une petite tête aplatie à l'arrière et de piètres capacités motrices. Mon travail consistait à aider cette adolescente à acquérir des aptitudes sociales qui lui permettraient de mieux s'intégrer à son milieu scolaire.

Un jeune médecin de Toronto, très dévoué, spécialisé en sciences orthomoléculaires, le docteur Zoltan Rona, a accepté, avec le consentement des parents de la jeune fille, de procéder sur elle à tout un éventail d'analyses sanguines en phase gazeuse. Les résultats ont révélé un déséquilibre important en matière de minéraux (insuffisance de magnésium, de calcium, de zinc et de potassium), une carence en vitamines et des taux de production d'hormones anormaux. Un an plus tard, après avoir suivi un régime alimentaire adapté à ses besoins, fait des exercices au club de conditionnement physique local pour les jeunes et participé à des sessions d'estime de soi, cette jeune personne était méconnaissable. Elle avait plus d'énergie et de vivacité intellectuelle qu'avant, pouvait se concentrer plus longtemps et sa santé était meilleure. Comme elle se sentait mieux, elle mettait plus d'énergie et de bonne humeur dans ses relations avec ses camarades de sorte que ceux-ci réagissaient beaucoup plus favorablement et même avec enthousiasme à sa présence. Son quotient intellectuel et ses résultats scolaires ont augmenté d'environ 20 %. Mes conclusions demeurent sans cesse optimistes. Il ne fait pas l'ombre d'un doute qu'un programme alimentaire approprié, accompagné d'exercices en quantité suffisante, peut améliorer le rendement quotidien et la santé de n'importe qui.

Après cette expérience, je me suis tourné vers deux personnes qui sont devenues mes maîtres à penser: le docteur Abram Hoffer, un psychiatre de Saskatchewan qui, soupçonnant qu'un grand nombre de ses patients avaient aussi des problèmes de malnutrition, a entrepris une brillante carrière dans le diagnostic et la correction des carences alimentaires; et Linus Pauling, le «découvreur» de la vitamine C, qui m'a aidé à comprendre le rôle de l'alimentation dans la santé des êtres humains.

J'étais si enthousiasmé d'avoir découvert à quel point les aliments peuvent améliorer ou détériorer la santé que je me suis entièrement consacré à des recherches sur la nutrition. J'ai commencé à établir des formules de vitamines et de minéraux pour les spécialistes en sciences orthomoléculaires. Puis, en 1984, j'ai entrepris des études intensives sur la composition des aliments complets de culture biologique. J'étais fasciné par la composition des substances biologiques complexes présentes dans les aliments, comme les différents types de matières grasses, de fibres, de vitamines, de minéraux, d'eaux, de glucides, de protéines, d'antioxydants et de produits phytochimiques. Je me suis rendu en Asie, en Europe, en Afrique du Nord, dans les Caraïbes et un peu partout en Amérique du Nord pour étudier les aliments de base, les habitudes alimentaires locales, ainsi que l'utilisation des plantes indigènes, des aliments cultivés sans pesticides dans des sols adéquatement engraissés et des plantes marines qui croissent dans les océans les moins pollués du globe.

J'ai aussi été influencé par les travaux du docteur Lee Wattenberg, un chercheur de l'Université du Minnesota. Dans les années 1960, il a commencé à étudier les enzymes qui préviennent le cancer chez les animaux. Il a d'abord émis l'hypothèse que les animaux produisent naturellement des taux élevés de ces enzymes. Cependant, lorsqu'il a modifié l'alimentation de ses cobayes en remplaçant les bouchées de nourriture pour animaux vendues dans le commerce par des bouchées végétales, il a constaté que leur quantité d'enzymes protecteurs augmentait. Finalement, il s'est rendu compte que cette production accrue d'enzymes était due à la farine de luzerne. En 1978, son groupe de recherches a découvert que les indoles – des composés présents dans le brocoli et les cruciféracées – aidaient à empêcher la formation de tumeurs au sein et à l'estomac chez les animaux de laboratoire. Le docteur Wattenberg a conclu: «Il s'agissait d'un prototype de composés. En ajoutant ses composantes à la nourriture d'un animal, on le protège essentiellement contre le développement d'un cancer.» On peut considérer cette découverte médicale comme la première étape préventive, et sans risques pour la santé, dans la lutte contre le cancer.

UNE BONNE SANTÉ À L'ANCIENNE

Beaucoup de gens voudraient qu'il existe une pilule, remplie de produits phytochimiques, conçue spécifiquement pour lutter contre le cancer. Même si l'idée est séduisante, ce genre de solution due à l'intervention humaine réussit rarement à modifier pour le mieux les plans divins ! Après tout, c'est nous qui avons inventé le prêt-à-manger et les aliments obtenus par manipulation génétique. Selon le docteur Wattenberg, « chaque fruit et chaque légume contiennent des centaines de composantes — toute protection est donc probablement due à une combinaison plutôt qu'à un seul produit chimique ». Essayer de mettre un produit chimique en capsule va à l'encontre du but recherché puisqu'il s'agit d'une solution éphémère. N'attendez pas que quelqu'un essaie de faire entrer tout un jardin rempli de produits phytochimiques dans une pilule. Consommez-les comme dans le bon vieux temps : un repas à la fois. Les suppléments de vitamines et de minéraux ont leur place dans un tel programme alimentaire, mais ils ne pourront jamais remplacer l'incroyable quantité d'éléments nutritifs qu'on trouve dans les superaliments produits par la nature.

Petit à petit, d'autres chercheurs ont eux aussi isolé des produits phytochimiques. En 1994, le docteur Paul Talalay et ses collègues de la John Hopkins School of Medicine de Baltimore ont isolé le sulforaphane contenu dans le brocoli. En 1992, Gladys Block et d'autres professeurs de l'Université de Californie, à Berkeley, ont constaté, après avoir examiné environ 200 études sur le sujet, qu'une alimentation riche en fruits et légumes diminue presque toujours les risques de cancers du poumon, du côlon, du pancréas, de l'estomac, de la vessie, du col de l'utérus, des ovaires et de l'endomètre. Selon eux, les personnes qui mangent beaucoup de fruits et de légumes présentent 50 % moins de risques d'avoir un cancer que celles qui en consomment peu. La nouvelle était renversante : une alimentation équilibrée, basée sur des produits frais et naturellement colorés, peut prévenir le cancer – c'est aussi simple que cela !

Les super-superaliments

Après six ans d'études, et avec l'aide d'autres chercheurs, j'ai isolé certains superaliments qui contiennent encore plus d'éléments nutritifs que ceux dont il a été question jusqu'ici. Comme nous l'avons vu précédemment, les superaliments favorisent la meilleure santé possible, car ils alimentent l'organisme en parfait accord avec notre constitution génétique.

Ces superaliments sont :

- les herbes vertes : la luzerne, l'herbe d'orge et de blé cultivés biologiquement ;
- les fibres solubles et insolubles : la fibre de pomme riche en pectine, le germe de riz brun et le son ;
- les légumineuses : les germes de soja hydroponiques et biologiques ;

- les légumes marins : la chlorelle (une micro-algue verte d'eau douce), la spiruline d'Hawaï (appelée fréquemment « algue bleu-vert »), le petit goémon de Nouvelle-Écosse (une plante marine violette) ;
- les cultures probiotiques non laitières : cultivées sur du riz brun plutôt que sur des produits laitiers pour éviter les problèmes d'intolérance et comprenant le *L. acidophilus*, le *L. rhamnosus* de type A, le *L. bifidus*, le *L. plantarum*, le *S. thermophilis*, le *Bifidobacterium bifidum* et le *longum* ;
- les fructo-oligosaccharides : des sucres de masse moléculaire importante qui servent à nourrir les « bonnes » bactéries intestinales sans se décomposer en sucre ;
- les produits des abeilles : le pollen d'abeilles provenant de régions à l'état naturel ;
- les plantes et leurs extraits : le chardon-Marie, le ginseng de Sibérie, la racine de réglisse, le ginkgo bilobé, le thé vert japonais, l'extrait de raisin (peau, pépin et tige), la myrtille européenne ;
- la phosphatidyl-choline : un produit qui améliore l'état du cœur et le rendement physique, tout en éliminant le cholestérol qui encrasse les artères et le foie. Les granules de lécithine de soja de qualité en constituent la principale source (22 %).

Consommé séparément, chacun de ces aliments constitue un superaliment puissant, mais leur combinaison synergétique augmente leur efficacité et fournit à l'organisme un vaste éventail d'éléments nutritifs, d'antioxydants et de produits phytochimiques, tout en équilibrant son pH. Cette découverte a permis d'élaborer une nouvelle classification des superaliments.

Des recherches ultérieures

En 1989, j'ai combiné les ingrédients énumérés ci-dessus pour en faire une poudre concentrée puissante contenant des vitamines, des minéraux, des acides aminés, des enzymes, de la chlorophylle, des antioxydants et des produits phytochimiques naturels. Mon principal défi consistait à trouver comment rendre ces superaliments extraordinaires accessibles à tous. Après des années d'analyses préliminaires, mes collègues et moi avons découvert comment sécher ces aliments rapidement à de très basses températures, de façon à pouvoir les moudre facilement à froid en une fine poudre (un procédé appelé cryogénie). Pour conserver la fraîcheur des ingrédients, il fallait les mélanger de façon appropriée sans en faire une production en masse. Il fallait également confectionner de nouveaux produits chaque mois et retirer l'oxygène de chaque contenant pour ne pas diminuer leur efficacité. Les superaliments devenaient ainsi facilement accessibles à un prix abordable et, tout en étant pratiques, ils avaient bon goût sans additifs. Cette poudre est stable grâce à sa très faible teneur en humidité et à son vaste ensemble d'antioxydants naturels.

Quelle découverte! Ces produits riches en éléments nutritifs, qui se développent de façon biologique un peu partout dans le monde, dans les océans comme sur la terre ferme, sont désormais accessibles non plus à un petit groupe de privilégiés mais à tous!

La nouvelle s'est répandue, et, en 1990, on m'a encouragé à sortir mon breuvage vert du laboratoire et à le présenter au grand public sous le nom de GREENS+. En 1996, GREENS+ a reçu la médaille d'or réservée au choix du public de la National Nutritional Foods Association pour le produit de l'année, aux États-Unis, dans la catégorie des boissons, breuvages et eaux nutritives. Il a également été reconnu comme le breuvage de l'année par le magazine canadien *Alive* et il a reçu le prix le plus prestigieux de ce pays comme supplément alimentaire de l'année en 1996 et 1997. En mai de la même année, à Atlanta, en Georgie, GREENS+ a gagné le trophée de l'International Hall of Fame comme produit alimentaire de l'année. Toutefois, pour moi, la récompense la plus importante reste le nombre incalculable de personnes qui me font savoir quotidiennement combien leur santé s'est améliorée et quel rôle GREENS+ a joué dans leur programme personnel de mieux-être.

Pourquoi prendre un breuvage vert?

Prendre un breuvage vert de qualité comme GREENS+ est un moyen économique et pratique de vous assurer que vous consommez chaque jour tout un éventail de superaliments exceptionnels, introuvables dans les marchés de produits agricoles biologiques, au magasin d'alimentation ou dans des boîtes de céréales complètes. Les breuvages verts ne remplacent pas les aliments essentiels, mais ils vous permettent de tirer profit de groupes d'aliments, de plantes et de légumes marins fascinants et extrêmement bons pour la santé. Il faut en consommer chaque jour dans le cadre d'un régime alimentaire comprenant le plus de superaliments possibles.

Considérez les breuvages verts comme des super-superaliments ou comme une assurance-vie alimentaire. Ils sont disponibles sous forme de poudre ou de capsules. Je vous conseille d'utiliser la poudre et de ne recourir aux capsules que si vous avez de la difficulté avec la poudre. De toute façon, que ce soit sous une forme ou sous une autre, vous obtiendrez des résultats prodigieux.

Des directives sur les breuvages verts

Lorsque vous vous réveillez, buvez de 250 à 1000 millilitres (de 8 à 32 onces) d'eau à la température de la pièce ou légèrement réchauffée, additionnée de une à deux cuillers à soupe de jus de citron ou de lime fraîchement pressés. Vous nettoierez ainsi votre conduit gastro-intestinal encrassé par les processus anaboliques qui ont eux-mêmes nettoyé vos cellules pendant que vous dormiez. Attendez ensuite entre 15 et 30 minutes, puis ajoutez une poudre de breuvage vert de qualité comme GREENS+ à un verre de 125 à 250 millilitres (de 4 à 8 onces) d'eau pure, de jus de légumes frais ou de jus de fruits non sucré, comme du jus d'orange, de pomme, de cerise, de raisin ou un mélange de fruits tropicaux. Agitez dans un gobelet pendant 5 à 10 secondes, puis buvez à petites gorgées. Quinze minutes plus tard, vous pourrez manger.

La meilleure façon de procéder consiste à prendre les breuvages verts à jeun, de 15 à 30 minutes avant l'un ou l'autre de vos repas. Dans un estomac

---

LES BREUVAGES VERTS DE QUALITÉ :

- s'absorbent rapidement et facilement ;
- agissent comme des remontants naturels sans caféine ni sucre ;
- ont une faible teneur en glucides et sont des aliments à index glycémique bas ;
- ne contiennent pas de sucre ;
- ne contiennent pas de cholestérol ;
- représentent environ 35 calories par portion ;
- ont une très faible teneur en sodium et en phosphore naturels ;
- stimulent les facultés mentales et favorisent un bien-être général ;
- sont riches en antioxydants naturels ;
- sont riches en produits phytochimiques naturels ;
- ne contiennent ni glutamate monosodique, ni gluten, ni agents de conservation, ni saveurs artificielles, ni colorants artificiels ;
- ne renferment aucun produit laitier ;
- ont un bon goût naturel ;
- fournissent un niveau d'énergie élevé mais stable et des éléments nutritifs supérieurs sans gonfler l'estomac.

La digestion et l'absorption des breuvages verts requièrent très peu d'énergie. Par conséquent :

- ils constituent un gain d'énergie net pour l'organisme ;
- ils n'ont pas besoin des enzymes vitaux et de l'énergie de l'organisme, laquelle peut donc être utilisée pour penser, bouger, nettoyer ou maintenir une santé optimale.

vide, ils s'absorbent rapidement et ne se mêlent à aucun aliment qui pourrait retarder leur digestion ou jouer, à votre insu, un rôle allergène. Les breuvages verts sont considérés comme hypoallergisants, c'est-à-dire qu'ils sont peu susceptibles de provoquer des allergies.

Si vous consommez des suppléments, avalez-les avec votre breuvage vert pour qu'ils se mélangent à la matrice naturelle des aliments. Ne prenez pas de suppléments en comprimés, mais seulement sous forme de capsules ou de gélules.

Certaines journées sont plus pénibles ou plus trépidantes que d'autres. Quand vous êtes victime du stress, du syndrome prémenstruel, d'un rhume ou d'une grippe, que vous êtes en voyage, que vous devez fournir des efforts athlétiques, faire des heures supplémentaires au bureau, passer des examens, effectuer de longs trajets, assister à une réunion tardive, etc., prenez un second verre de breuvage vert entre 15 h et 16 h 30.

Lorsque vous achetez un breuvage vert, assurez-vous que trois mesures préventives ont été scrupuleusement appliquées pour en maximiser la qualité. Premièrement, le produit doit être préparé à froid, sans chaleur, pour préserver les enzymes vivants. Deuxièmement, la réduction du breuvage en fine poudre doit se faire par mouture à froid, grâce à la cryogénie. Ainsi, la température reste basse pendant le processus, ce qui conserve toute la vitalité et la valeur nutritive des aliments, car plusieurs d'entre eux sont très sensibles à la chaleur et seraient détruits sans cette précaution. Troisièmement, chaque contenant doit être rempli d'azote et doit contenir une substance destinée à absorber l'oxygène et une autre destinée à absorber l'humidité pour que le produit reste le plus frais possible. Le remplissage à l'azote permet d'expulser l'oxygène corrosif de la bouteille et d'y substituer de l'azote. L'azote est un gaz inerte, sans odeur, qui constitue environ 78,9 % de l'air que nous respirons. Il est plus lourd que l'oxygène qu'il remplace dans la bouteille et qui pourrait détruire rapidement la valeur nutritive des aliments. Dans un milieu sans oxygène, le breuvage vert reste frais, efficace et ne s'oxyde pas. Ces trois mesures protègent l'efficacité, la qualité et l'intégrité de votre breuvage vert.

Les 20 superaliments exceptionnels contenus dans les breuvages verts

1. LES AZÉROLES Cette baie d'un rouge éclatant constitue une importante source de vitamine C naturelle et très assimilable.

2. L'HERBE DE LUZERNE, D'ORGE ET DE BLÉ Les jeunes herbes de culture biologique ne contiennent ni le gluten ni les agents allergènes qu'on trouve dans le blé ou l'orge mûrs. Chacune d'elles a une forte teneur en chlorophylle. En outre, plusieurs travaux indiquent que ce sont des nettoyeurs

du côlon, des désodorisants et des agents de désintoxication des produits chimiques présents dans l'organisme.

3. LA PECTINE DES POMMES La pectine est une fibre essentielle des pommes qui aide à maintenir l'équilibre intestinal. Elle sert à prévenir l'absorption de métaux lourds toxiques dans les intestins et les transporte en toute sécurité hors de l'organisme. (Parmi les métaux lourds dangereux, mentionnons le mercure, le cadmium, l'aluminium, le fer et le plomb qui pénètrent régulièrement dans nos réserves d'aliments et d'eau.)

4. LA PHOSPHATIDYL-CHOLINE Cette molécule dipolaire peut s'attacher aux matières grasses et à l'eau en même temps. Elle émulsifie l'excès de cholestérol qui encrasse les artères ou le foie et l'attire à travers le sang jusqu'au foie où il est transformé et éliminé. La lécithine de soja est la source de phosphatidyl-choline la plus riche en éléments nutritifs et en contient environ 22 %.

5. LE POLLEN D'ABEILLES Cette substance renferme une grande quantité de vitamines, de produits phytochimiques, de minéraux et d'enzymes. C'est une source importante de superoxyde-dismutase (SOD), un antioxydant qui prévient le vieillissement. Les abeilles recueillent ce type de pollen dans les fleurs. Il faut donc choisir un pollen provenant d'un endroit peu fréquenté, à l'abri de la pollution des villes.

6. LA MYRTILLE Cette plante contient de puissants produits phytochimiques, des pigments appelés anthocyanidines, qui renforcent les parois des capillaires et facilitent l'adaptation de l'œil de l'obscurité à la lumière et vice versa. La myrtille aide à garder une excellente vision.

7. LE GERME DE RIZ BRUN ET LE SON Il s'agit de deux sources de fibres solubles et insolubles et aussi de vitamine E naturelle.

8. LA CHLORELLE La chlorelle *pyrenoidosa* est une micro-algue verte d'eau douce. Elle se lie aux métaux lourds ainsi qu'aux toxines chimiques et les élimine de l'organisme. La chlorelle accroît les niveaux d'albumine dans le sérum sanguin, ce qui est indispensable pour être en parfaite santé. Des taux élevés d'albumine sont des indicateurs biologiques de longévité et de bonne santé.

9. LES CULTURES PROBIOTIQUES SANS PRODUITS LAITIERS Le lait fermenté contient de « bonnes » bactéries dont la présence est nécessaire dans l'intestin humain. Les cultures probiotiques (c'est-à-dire en faveur de la vie) sans produits laitiers consistent en diverses « bonnes » bactéries cultivées sur des légumes et destinées à ceux qui ont de la difficulté à digérer ces produits.

10. LA GELÉE ROYALE Riche en protéines, en vitamines et en enzymes, la gelée royale a pour effet bien connu de venir en aide aux fonctions immunitaires. Lorsqu'elle est de première qualité, elle peut contenir de 5 % à 5,5 %

de AHD-10, un superélément nutritif qui renferme des vitamines A, C, D et E ainsi que neuf vitamines du complexe B. La gelée royale contient aussi 22 acides aminés et des quantités remarquables de minéraux tels que le calcium, le cuivre, le fer, le potassium, le magnésium, le silicium et le soufre.

11. LE GINKGO BILOBÉ Le ginkgo fait partie d'une vieille famille d'arbres japonais qui vivent en moyenne plus de 2500 ans. Il accroît le mécanisme cholinergique (impulsions nerveuses) relié à la mémoire et renforce le système immunitaire.

12. LA PEAU ET LES PÉPINS DE RAISIN Le raisin contient un groupe antioxydant puissant, les polyphénols, qui protège le cerveau et le tissu conjonctif du vieillissement. Dans la peau du raisin, il y a du resveratrol, un produit phytochimique efficace dans la lutte contre le cancer ; on a démontré qu'il arrêtait le développement de tumeurs précancéreuses et cancéreuses.

13. LE THÉ VERT JAPONAIS Le thé vert contient des antioxydants et des produits phytochimiques, les polyphénols, ainsi qu'un sous-groupe de substances appelées catéchines. Il s'agit de composés à effets antiviral, antibactérien et anticancéreux très puissants.

14. LA SPIRULINA PACIFICA D'HAWAÏ Généralement connue sous le nom de micro-algue bleu-vert, la spiruline est en réalité une cyanobactérie. C'est une importante source de fer, de vitamine B_{12}, de bêta-carotène, de vitamines et de minéraux facilement assimilables. Elle contient 60 % de protéines. Les spirulines d'Hawaï ou celles qui viennent de Californie sont cultivées de façon scientifique, et on vérifie constamment que ces algues gardent leur efficacité tout en restant sans danger du point de vue nutritif.

15. LA RACINE DE RÉGLISSE La racine de réglisse stimule fortement les activités antivirales et prévient les pertes d'immunité en cas de stress. Elle améliore aussi l'immunocompétence de l'organisme. Lorsqu'on l'associe à certains légumes ayant une teneur faible en sodium mais élevée en potassium, il semble que la réglisse puisse réduire l'hypertension.

16. LE CHARDON-MARIE Antioxydant et agent de désintoxication efficace, le chardon-Marie (*Silybum marianum*) stimule les fonctions du foie.

17. LE PETIT GOÉMON Cette algue rouge-violet, ou légume marin, est une source d'oligoéléments minéraux rares et, en particulier, d'iode organique. L'iode est nécessaire au fonctionnement de la thyroïde – il a donc un effet déterminant sur le poids, l'humeur et le niveau d'énergie des êtres humains. Si vous consommez des produits de soja (par exemple du tofu) comme principale source de protéines, ajoutez du petit goémon à votre alimentation tous les jours.

18. LE GINSENG DE SIBÉRIE Cette plante, qui sert à désintoxiquer le corps, a des propriétés anti-fatigue, anti-stress et adaptogènes. Les adaptogènes aident à équilibrer les stress physique, mental ou biochimique dans l'organisme.

19. LES POUSSES DE SOJA Les pousses ou germes de soja, maintenant cultivés hydroponiquement et biologiquement, contiennent deux produits phytochimiques qui sont des anticancéreux puissants, la génistéine et la daidzéine. La germination élimine l'acide phytique qui rend l'absorption des minéraux si difficile pour l'organisme.

20. LA POUDRE DE JUS DE BETTERAVE Le jus extrait des betteraves cultivées biologiquement facilite la digestion tout en stimulant le fonctionnement des reins et du système lymphatique. Les betteraves renferment de grandes quantités de potassium, de phosphore, de magnésium, de calcium, de fibres, de produits phytochimiques, d'antioxydants et un pigment rouge vif.

Avez-vous besoin d'un breuvage vert ?

Pour déterminer si vous avez besoin de prendre un breuvage vert quotidiennement, répondez oui ou non aux questions ci-dessous.

Si vous obtenez sept OUI ou plus : Vous consommez probablement de 6 à 10 portions de légumes par jour et deux à trois portions de fruits. Félicitations ! Assurez-vous que votre alimentation soit variée et qu'elle présente un vaste éventail de couleurs chaque jour.

Six OUI ou moins : Vous pourriez avoir une carence en produits phytochimiques. Votre alimentation ne contient probablement pas suffisamment d'antioxydants. Vous avez peut-être besoin d'une assurance-vie alimentaire.

	OUI	NON
Je mange une grosse salade colorée chaque jour.	❏	❏
Je mange quelque chose de cru à chaque repas chaque jour.	❏	❏
Je mange des bâtonnets de céleri ou de carotte, une pomme ou une orange à deux goûters par jour.	❏	❏
Je mange au moins quatre sortes de légumes colorés chaque jour.	❏	❏
Je consomme chaque jour deux ou trois portions de fruits complets de culture biologique.	❏	❏

	OUI	NON
Avec un sandwich, je mange toujours des bâtonnets de légumes.	❏	❏
Je mange un légume marin quelconque, en salade ou comme plat principal, deux à trois fois par semaine.	❏	❏
À deux repas par jour, je garnis mes plats de quelques herbes aromatiques.	❏	❏
Je bois un verre de jus de légumes frais deux à trois fois par semaine.	❏	❏

Nombre total de OUI : _____

Si vous obtenez six OUI ou moins, essayez quelques-unes des suggestions qui suivent pour «dynamiser» votre régime alimentaire.

Huit façons d'améliorer votre alimentation

1. Chaque jour, prenez un breuvage vert de qualité comme GREENS+ mêlé à de l'eau, du jus de légumes ou un jus de fruits non sucré. Une portion (une cuiller à soupe de poudre ou 12 capsules) équivaut à environ cinq à six portions de salade ou de légumes de culture biologique.
2. Relevez le goût de vos plats avec de l'ail, de la ciboulette et des oignons de différentes couleurs. Leurs composés de soufre aideront votre organisme à détruire les agents cancérigènes. Ces aliments contiennent aussi du sélénium, qui est un important antioxydant.
3. Grignotez des crudités plutôt que de vider des sacs de croustilles ou de craquelins. Composez vos goûters avec des bâtonnets de céleri, de carotte, d'igname orangée, de poivron rouge ou de navet, ou encore, avec des pois mange-tout croquants ; apportez-en même au travail.
4. Faites une pause pour prendre un fruit deux fois par jour. Mangez des baies et du melon en saison.
5. Garnissez vos assiettes de persil, de gingembre, de cresson de fontaine, de basilic, de sauge, d'aneth, de romarin, de thym, d'origan ou coupez en lanières des carottes, des oignons, du chou rouge, des tomates, du céleri, des betteraves, du daikon ou des courgettes crues pour y mettre de la couleur.
6. Faites preuve d'audace et invitez de nouveaux légumes colorés chez vous pour le souper.

7. Dites adieu à la laitue iceberg. Choisissez plutôt de succulentes verdures comme les épinards, les roquettes, les endives, la laitue en feuilles, des feuilles de chêne, la romaine, le mesclun, le mezuna, les feuilles de moutarde, la laitue Boston, le chou frisé, les bettes à carde, les feuilles de pissenlit, le cresson de fontaine et le persil pour composer vos salades. Ajoutez de la couleur en les décorant de fleurs comestibles comme la capucine.

8. Consommez des légumes frais et de petites portions de fruits comme hors-d'œuvre peu calorifiques.

Les superaliments, l'hyperkinésie et les troubles d'apprentissage

Comme les superaliments sont indispensables au développement complet des enfants, les breuvages verts constituent un moyen pratique de vous assurer que les vôtres reçoivent un apport alimentaire de qualité supérieure. Les adultes et les enfants qui ont des problèmes de concentration ou d'hyperactivité auraient avantage à suivre un régime alimentaire basé sur les superaliments et des suppléments qui les calment et leur permettent de se concentrer sans médicaments. La plupart de ceux qui sont classés comme ayant des troubles déficitaires de l'attention, de l'hyperactivité avec déficit de l'attention ou des problèmes d'apprentissage souffrent d'un manque de contrôle du système nerveux central causé par un déséquilibre neurochimique (voir le chapitre 6). D'après certaines théories, il existe de nombreuses causes à ces deux premiers types de problèmes: une prédisposition dont l'origine remonte à la conception ou à la naissance, une allergie du cerveau à la toxicité de certains aliments, de l'aluminium ou de métaux lourds, ou encore un déséquilibre nutritif, par exemple l'hypoglycémie ou une carence en matières grasses ou en acides aminés essentiels.

De nombreux praticiens croient qu'on diagnostique seulement une partie (moins de la moitié) des cas de troubles déficitaires de l'attention chez les enfants. Ce problème, plus fréquent chez les garçons que chez les filles, se manifeste par trois types de comportement: impulsivité, distractivité et hyperactivité. Même si l'hyperactivité avec déficit de l'attention et les troubles déficitaires de l'attention présentent beaucoup de similarités, le second problème ne s'accompagne pas nécessairement d'hyperactivité.

Le traitement traditionnel inclut des règles de modification du comportement et une médication. Comme médicaments, on utilise des stimulants: ils favorisent la circulation de la dopamine dans le cerveau, ce qui permet d'accroître le contrôle des impulsions et la capacité de concentration. Ce type de médicaments obtenus sur ordonnance comprend le Ritalin et le Cylert. On prescrit aussi des antidépresseurs pour traiter la dépression et réduire l'hyperactivité et l'agressivité. Lorsqu'il s'agit de problèmes mentaux et émotifs graves, les médecins ont recours à toute une gamme de médicaments, dont le lithium. D'après une étude parue dans la revue *Pediatrics* de décembre 1996, l'utilisation du Ritalin a augmenté de 250 % entre 1990 et 1995. De nos jours en Amérique du Nord, environ 1,8 million d'enfants – soit 2,8 % de tous ceux qui sont d'âge scolaire – prennent du Ritalin.

Beaucoup de parents dont les enfants ont des troubles déficitaires de l'attention ne se rendent pas compte qu'il existe des moyens moins radicaux de les soigner. En premier lieu, on a le choix de modifier leur alimentation. Les aliments peuvent être « psycho-actifs », en particulier chez les enfants, car le fonctionnement de leur cerveau requiert presque 50 % du total des calories qu'ils ingèrent, contre environ 20 % chez les adultes.

Un programme alimentaire approprié basé sur les superaliments et favorisant l'alcalinité est essentiel pour les enfants puisque leur croissance s'accompagne d'une expansion cellulaire massive (voir le chapitre 5 sur les aliments et les régimes qui produisent des états alcalin ou acide). En partant, les enfants ont des besoins métaboliques considérables et s'ils n'obtiennent pas les éléments nutritifs de base nécessaires au développement de leurs cellules, il leur est impossible de satisfaire aux demandes des fonctions externes comme la concentration, le comportement et l'humeur. Ils devraient éviter les aliments qui peuvent causer des allergies comme le lait, le chocolat, le blé, le maïs, les arachides, le porc, les viandes froides, les saucisses, les aliments frits, les boissons gazeuses, le sucre et les édulcorants artificiels comme Nutra-Suc. Pour qu'ils aient chaque jour une alimentation de qualité supérieure, il faut y inclure les éléments suivants :

- une alimentation qui favorise l'alcalinité (voir le chapitre 5) ;
- suffisamment d'eau (éviter les excès de jus de fruits) (voir le chapitre 6) ;
- un régime dont l'indice de glycémie est faible ou modéré (voir le chapitre 11) ;
- un régime alimentaire basé sur les superaliments contenant des quantités suffisantes de protéines, de légumes colorés, de matières grasses et de glucides complexes à faible indice de glycémie ;
- un breuvage vert au moins une fois, mais de préférence deux fois par jour ;
- des acides aminés : AGAB (acide gamma-aminobutyrique), glutamine et glycine ;
- des vitamines du complexe B ;
- du magnésium, du potassium et du chrome ;
- des tisanes à base de camomille, de passiflore, de mélisse et de valériane, qui ont un effet apaisant ;

- des capsules d'huile de graines de lin biologique ou d'huile de saumon pour combler les besoins en acides gras essentiels.

Assurez-vous toujours que vos enfants soient évalués par un professionnel de la santé qualifié et que son diagnostic soit juste. Montrez-lui cette section et nourrissez vos enfants avec discernement.

Pour obtenir d'autres renseignements, communiquez avec Children and Adults With Attention Deficit Disorders en composant au Canada le (604) 222-4043 et aux États-Unis le (954) 587-3700, ou appelez sans frais le 800-233-4050.

Personnellement, je m'adresse toujours au Center for New Discoveries in Learning, à Windsor, en Californie. Téléphonez au (707) 837-8180 et demandez le livre publié par cet organisme, *What's Food Got To Do With It*. Deux personnes extrêmement dévouées, le docteur Sandra Hills et Mme Pat Wyman, sont au cœur de toutes les activités du centre. Elles ont participé à la création de régimes alimentaires, de cassettes, de brochures et de vidéos très appréciés, qui ont été conçus pour vous aider à favoriser le développement de vos enfants de façon naturelle.

RÉSUMÉ EN TROIS POINTS

- On a découvert des super-superaliments qui constituent une assurance-vie alimentaire.
- Si vous ne consommez pas 10 portions de légumes et deux ou trois portions de fruits par jour, vous aurez besoin de l'aide nutritive d'un breuvage vert.
- Les troubles d'apprentissage, les troubles déficitaires de l'attention et l'hyperactivité avec déficit de l'attention sont principalement causés par une carence nutritive.

PLAN D'ACTION EN QUATRE POINTS

- Pour vous assurer une protection maximale, adoptez une alimentation contenant des fruits et des légumes frais aux couleurs variées.
- Prenez un breuvage vert chaque jour pour avoir une alimentation de qualité et le meilleur rendement cellulaire possible.
- Si vous avez obtenu six points ou moins dans le questionnaire de ce chapitre, dynamisez votre régime en adoptant les huit suggestions qui suivent ce questionnaire.
- Pour assurer à vos enfants une bonne santé physique et mentale ainsi que la capacité d'apprentissage dont ils ont besoin, adoptez un programme alimentaire basé sur les superaliments et sur certains suppléments.

L'équilibre acido-basique

1re partie : L'acide fait fonctionner les piles mais pas votre organisme

CONSIDÉRATIONS SUR LA SANTÉ

Le pH est un indice de l'acidité ou de l'alcalinité de votre organisme et de l'état général de votre santé.

Au XXe siècle, l'alimentation, le mode de vie et l'environnement des êtres humains favorisent généralement la production d'une quantité d'acide supérieure au taux recommandable pour la santé.
Sam Queen, *Health Realities Newsletter*

Les régimes alimentaires qui accordent trop d'importance à un type d'aliment et ne tiennent pas compte de l'équilibre nécessaire entre les acides et les bases dans l'organisme donnent rarement de bons résultats, et comment le pourraient-ils ?
Dr Christiane May-Ropers, *Never Again Acidic*

En 1985, alors que j'étudiais l'alimentation et les techniques agricoles asiatiques en Chine, au Japon, en Corée et à Hong-Kong, une rencontre a complètement modifié mes idées concernant l'influence des aliments sur l'équilibre physiologique, ou homéostasie, de notre organisme.

Je revenais d'une course à pied très agréable dans la campagne chinoise, juste à l'extérieur de la ville portuaire de Shanghai, et je marchais dans une rue en me détendant lorsqu'un homme assez âgé, maître en tai-chi, m'adressa fort poliment la parole et engagea la conversation. Il m'expliqua que l'effort physique énorme que je venais d'accomplir avait produit dans mon organisme une quantité considérable d'acides que j'expulsais en grande partie sous forme de dioxyde de carbone à chaque expiration.

« Il est indispensable que vous mangiez des légumes marins, des légumes frais et des fruits mûrs en quantités suffisantes pour amortir l'effet de tous les acides que vous avez produits. » Il me dit aussi que mon essoufflement était le résultat du gros effort fourni par mon organisme pour expulser le dioxyde de carbone et non pas, comme beaucoup de gens le pensent, pour aspirer de l'oxygène.

« Avez-vous un goût quelconque dans la bouche ? me demanda-t-il.

— Oui, un drôle de goût, gluant et sur.

— C'est un signe de déséquilibre ; il y a trop d'acide. »

Il me suggéra d'effectuer quelques exercices de respiration lente et régulière après une course pour rétablir un rythme normal d'inspiration de l'oxygène et d'expiration du dioxyde de carbone, de façon à réduire l'acidité de mon organisme et à l'alcaliniser. « La méditation, me dit-il, est un bon moyen de contrebalancer l'effet de la course : comme exercice complémentaire, elle calme et rend le corps alcalin. »

Une semaine plus tard, dans un petit café en bordure d'une route, je mangeais un plat composé de tofu, de riz, d'herbes aromatiques et de légumes, le tout couronné d'un épais morceau d'algue brune. Je fis de mon mieux pour manger celle-ci, mais finalement, incapable de la mastiquer, je la mis de côté avec mes baguettes. Un professeur d'université, amusé par la scène, se présenta aimablement à moi. Il me demanda si je lui permettais de m'expliquer pourquoi il me fallait manger le légume marin avec le reste du repas.

Je fus fasciné par son explication concernant la classification yin et yang (acide-alcalin) des aliments. Il me dit que la science nutritionnelle occidentale ne comprenait pas ce sujet, mais qu'il était essentiel de maintenir un équilibre dans l'organisme. Par exemple, les légumes marins de mon plat contenaient des minéraux extrêmement assimilables qui augmentaient la réserve alcaline du corps et étaient nécessaires pour équilibrer (« amortir » ou neutraliser) les cendres acidifiantes produites par la digestion du riz. De même, le tofu et les légumes consommés avec certaines verdures sauvages avaient un effet alcalifiant qui devait finalement permettre aux enzymes digestifs de neutraliser les cendres acides laissées par le riz.

Une introduction au système acido-basique

Normalement, le corps humain est rempli de liquides à l'intérieur (liquides intracellulaires) comme à l'extérieur (liquides extracellulaires) des cellules. On en trouve donc dans les muscles, le cerveau, les os, le sang, la colonne vertébrale, la salive et l'urine. Un être humain adulte renferme en moyenne environ 45 litres (10 gallons) de liquide.

Tous les liquides ont un certain degré d'acidité ou d'alcalinité qu'on mesure par leur pH. L'échelle pH varie entre 0 et 14. On considère qu'un pH est neutre au point central, c'est-à-dire à 7. Au-dessus de 7, le pH est alcalin et, au-dessous, il est acide. Plus le chiffre est élevé, plus la solution est alcaline ; plus il est bas, plus la solution est acide.

Un acide fort comme l'acide chlorhydrique peut vous brûler la main. Le bicarbonate de soude, ou bicarbonate de sodium, est un alcalin puissant capable de neutraliser les effets brûlants et corrosifs de l'acide chlorhydrique. Les solutions alcalines fortes comme l'ammoniac sont aussi susceptibles de causer des dommages, mais un acide comme le vinaigre peut neutraliser leur effet caustique.

La plupart des liquides de l'organisme sont, ou devraient être, alcalins et devraient présenter un pH de 7 ou plus, sauf ceux de l'estomac ; appelés sucs gastriques, ils ont un pH acide de 1,0 à 3,5 qui leur permet de décomposer les aliments et de les digérer.

En général, on ne se sert pas de nombres entiers pour mesurer le pH des liquides du corps mais plutôt de nombres décimaux, c'est-à-dire de dixièmes, comme dans 6,5 ou de centièmes, comme dans 7,43. Dans l'échelle pH, il existe une grande différence entre deux nombres entiers consécutifs, comme 6,0 et 7,0 ou 7,0 et 8,0. En fait, 6,0 indique un milieu 10 fois plus acide que 7,0 et 100 fois plus acide que 8,0. Par conséquent, de petites variations dans le pH peuvent avoir un effet considérable sur la façon dont fonctionne votre organisme.

Pour que les fonctions métaboliques s'effectuent le mieux possible, il faut maintenir un équilibre des niveaux acide et alcalin. Le pH du sang artériel, par exemple, doit très peu varier. Il se maintient normalement en équilibre entre 7,35 et 7,45, l'idéal étant 7,4. Ainsi, une baisse du pH au-dessous de 7,35, ne serait-ce qu'à 7,34, indique des problèmes et risque d'entraîner une acidémie dangereuse pour la santé. De même, une hausse du pH au-dessus de 7,45, ne serait-ce qu'à 7,5, constitue une sérieuse menace. Lorsque le pH du sang artériel passe au-dessous de 7,3, le corps entre en convulsions tétaniques et la personne finit par mourir.

Qu'est-ce que le pH?

Échelle acido-basique

ACIDE		NEUTRE		ALCALIN	
acides de l'estomac	vinaigre blanc	eau (équilibre)	sang artériel	eau de l'océan	bicarbonate de soude
0,0 1,0	3,5		7,4	8,0	10,0 14,0

7,0

Fonctionnement d'une cellule équilibrée

Le pH, une abréviation de potentiel (puissance) d'hydrogène (H est le symbole chimique de l'hydrogène), fait référence à l'activité des ions d'hydrogène dans un litre de solution. Les solutions acides renferment une grande quantité d'ions d'hydrogène (H^+) dotés d'une charge électrique positive. Les atomes d'hydrogène se composent d'un proton dans leur noyau et d'un électron qui tourne autour. Dans la chimie de l'hydrogène, on observe constamment l'un des trois scénarios suivants: l'atome perd son électron et forme un ion H^+, il en reçoit un autre et forme un ion H^-, ou il partage un électron par liaison covalente comme dans H_2. Les ions d'hydrogène (H^+), qui ont un appétit insatiable, essaient constamment de remplacer leur électron manquant.

Les bases, ou solutions alcalines, contiennent une grosse proportion d'ions d'hydroxyle (OH^-). Contrairement aux ions H^+, toujours «affamés», les ions OH^- possèdent un électron supplémentaire qu'ils cherchent constamment à céder. Par conséquent, lorsqu'un ion H^+ se trouve en présence d'un ion OH^-, ils se lient et se neutralisent mutuellement en formant une molécule de H_2O (eau) et un sel. Parce qu'elle contient des quantités égales d'ions H^+ et d'ions OH^-, l'eau est neutre avec un pH de 7,0.

Atome d'hydrogène et ion d'hydrogène

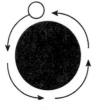

atome d'hydrogène

ion d'hydrogène (pas d'électron)

Dans les solutions acides, il y a une plus forte proportion d'ions H^+ que d'ions OH^-. Plus le nombre d'ions H^+ est élevé, plus la solution est acide. En général, toutes les solutions contiennent un certain nombre de cations d'hydrogène (H^+) et d'anions d'hydroxyle (OH^-). La quantité de H^+ détermine l'acidité de la solution et la quantité de OH^-, son alcalinité. Si une eau à 25 °C compte autant d'ions H^+ que d'ions OH^-, elle a un pH de 7 et elle est neutre. Même les différents tissus de notre corps ont des niveaux de pH extracellulaires différents qui sont constamment contrôlés et réglés par notre organisme. Le pH de votre urine est maintenu à un niveau constant par des solutions tampons, l'expiration ainsi que l'élimination des acides et des bases par les reins. Les reins sécrètent des ions d'hydrogène (H^+) en petite ou en grande quantité (pour rendre la solution plus alcaline ou plus acide).

- Sang veineux : 7,30 à 7,5 (7,35 est la mesure idéale pour le premier plasma du matin)
- Sang artériel : 7,35 à 7,45 (idéalement 7,4)
- Muscles : 6,9 à 7,0
- Tissu conjonctif : 7,09 à 7,29
- Urine : 4,5 à 8,0 (6,8 est la mesure idéale pour la première urine du matin)
- Salive : 6,0 à 7,0 (idéalement 6,5 le matin, à jeun)
- Sucs gastriques : 1,0 à 3,5
- Selles : 3,0 à 8,3
- Sucs pancréatiques : 8,0 à 8,3

L'eau n'est pas nécessairement neutre. Elle peut être soit acide, soit alcaline, selon la quantité d'oxygène qu'elle contient. Je m'explique : l'eau pure, H_2O, n'a pas de pH car elle n'est pas encore ionisée. Pour qu'on parle d'ionisation, il faut qu'il y ait une trace de métal, comme du cuivre (Cu_2^+). L'eau ionisée a alors la composition suivante : H^+, $OH^- + H_2O$. Le pH se définit comme le logarithme négatif de la concentration des ions d'hydrogène par rapport aux ions OH^-. Quand les deux types d'ions sont présents en quantités égales, le pH a une valeur de 7,0. Si on met un poisson dans cette eau, il consommera une partie de l'oxygène des ions OH^- et rendra l'eau plus acide, avec un pH, par exemple, de 6,5. Par contre, si on fait barboter de l'air dans cette eau et que de l'oxygène y revient, on obtient de nouveau un pH de 7,0 ou même de 7,2, et ainsi de suite. Quand l'eau des robinets est acide, c'est mauvais signe : elle contient une proportion d'ions métalliques plus élevée que souhaitable. Parmi les métaux qui alcalinisent l'eau, on compte le magnésium. Une eau à forte teneur en magnésium est aussi appelée « eau dure ». Les maladies chroniques sont plus rares dans les régions où l'on trouve ce type d'eau. Par contre, un excès de cuivre rend l'eau très acide, de sorte que son pH peut descendre jusqu'à 6,0. Les maladies chroniques sont plus courantes dans les régions où l'eau est douce et acide.

Prenons l'exemple du fer. Ce métal lourd, qu'on trouve à l'état naturel dans les aliments complets biologiques, favorise l'alcalinité lorsqu'il est présent dans les quantités requises pour produire des globules rouges en santé. Par contre, un excès de fer provoque différents états acides, comme l'arthrite, et s'oxyde facilement pour former de nombreux radicaux libres corrosifs à base d'oxygène. Ne prenez jamais de suppléments de fer, sauf sur la recommandation et sous la surveillance d'un professionnel de la santé compétent.

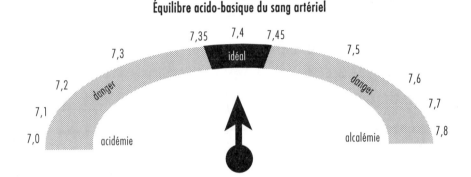

Équilibre acido-basique du sang artériel

La course et les acides

Lorsque vous courez, des acides lactique et pyruvique ainsi que de l'ammoniac s'accumulent dans vos jambes. Cette accumulation provoque une sensation de brûlure annonçant la fatigue, et les muscles ralentissent leurs mouvements.

À mesure que vous vous fatiguez, la baisse du pH dans vos muscles peut entraîner une diminution de la perméabilité des membranes, de sorte que les éléments nutritifs essentiels pénètrent plus difficilement dans vos cellules. Les résidus toxiques du métabolisme cellulaire ne sont plus entièrement éliminés par les moyens normaux de désintoxication, et le fonctionnement des cellules commence à être perturbé. Au lieu d'être évacuées, les toxines sont emmagasinées et l'organisme devient un terrain propice au développement des infections microbiennes et virales qui provoquent des maladies. Le foie, le tissu conjonctif et les systèmes lymphatiques accumulent des résidus toxiques qui accélèrent le vieillissement moléculaire et tissulaire.

Il en résulte une diminution de la production d'énergie dans les cellules. La formation d'adénosine triphosphate (ATP) — un composé servant à l'entreposage et au transfert de l'énergie dans les cellules des muscles — diminue à cause d'une baisse fonctionnelle progressive de la phosphorylation oxydative. (Le phosphore qui est indispensable à la synthèse de l'ATP devient insuffisant soit parce que débarrasser les reins d'ions hydrogène constitue déjà une tâche trop exigeante, soit parce que, à cause de l'exercice prolongé, il n'y a plus assez d'électrons pour la synthèse du phosphore réduit, un matériau nécessaire dans la production d'ATP.) Il y a donc diminution de production d'ATP et, par conséquent, moins d'énergie.

À cause du surplus d'acide, la dynamique du métabolisme cellulaire est perturbée. Une centaine de billions de cellules fonctionnent moins bien que dans des conditions optimales, ce qui a pour effet d'amorcer un vieillissement prématuré et des maladies dégénératives.

L'excès d'acide dans l'organisme

Que se passe-t-il lorsque votre organisme est trop acide? Selon un bon nombre de chercheurs, les effets d'un excès d'acidité peuvent compromettre notre santé. En voici quelques-uns:

- Les radicaux libres s'oxydent plus facilement, tandis que l'activité des antioxydants est de moins en moins efficace. Le vieillissement s'accélère.
- L'organisme n'absorbe plus vitamines et minéraux contenus dans les aliments ou les suppléments. La perméabilité des parois des cellules diminue.
- Les « bonnes » bactéries du petit intestin meurent et le système immunitaire s'affaiblit à mesure que le gradient (ici, la capacité d'absorption des parois du petit intestin) se modifie.
- Le tissu conjonctif se relâche, ce qui a pour résultat de faire perdre à la peau et aux cheveux leur vitalité et leur épaisseur.
- Les périodes de sommeil deviennent irrégulières.
- Les rhumes, les infections, les maux de tête et les grippes deviennent plus fréquents parce que les cellules sont stressées biologiquement par l'accumulation des toxines qui ne sont pas évacuées efficacement.
- L'énergie physique et mentale diminue, ce qui influe sur l'humeur et la résistance de l'organisme, parce que la production d'ATP diminue.
- Le rendement athlétique décroît à cause d'une production accrue d'ammoniac et d'acide lactique, qui limite la contraction et l'expansion musculaires. Les cellules disposent d'une quantité moindre d'oxygène. Comme le pH du sang est plus bas, l'hémoglobine a moins d'affinité pour l'oxygène, ce qui réduit la quantité de ce gaz auquel elle peut se lier et, par conséquent, celui qui atteint les cellules.

Comment l'organisme amortit les acides

Pendant que vous lisez ceci, votre corps produit des acides. Ne vous en inquiétez pas — c'est une activité normale, un sous-produit du fonctionnement de vos cellules. D'ailleurs, les acides que vous produisez sans arrêt sont relativement faibles et ne causent généralement aucun problème. Le système tampon du bicarbonate (HCO_3) les neutralise par l'expulsion de dioxyde de carbone (CO_2) dans la respiration. Ce processus n'impose au corps aucun travail métabolique supplémentaire. Les ions d'hydrogène (H^+) sont neutralisés et leur nombre diminue. Lorsqu'une solution contient moins d'ions d'hydrogène (H^+), son alcalinité augmente.

Acidité et alcalinité

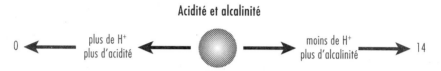

$$0 \quad \longleftarrow \quad \begin{array}{c} \text{plus de } H^+ \\ \text{plus d'acidité} \end{array} \quad \longleftarrow \quad \bullet \quad \longrightarrow \quad \begin{array}{c} \text{moins de } H^+ \\ \text{plus d'alcalinité} \end{array} \quad \longrightarrow \quad 14$$

Pour se protéger de ces acides, l'organisme possède un système tampon qui travaille à six niveaux.

Premier niveau : les poumons. Ceux-ci expulsent de l'acide sous forme de dioxyde de carbone.

Deuxième niveau : les protéines et l'hémoglobine. Un organisme qui n'a pas suffisamment de globules rouges et d'hémoglobine pour le transport de l'oxygène souffre d'anémie et devient acide. De même, lorsque l'alimentation ne contient pas suffisamment de protéines, il n'y en a pas assez dans l'organisme qui se lient aux toxines pour les éliminer, et on risque l'acidémie.

Troisième niveau : une série de tampons alcalins indispensables dans le cycle de Krebs, ou cycle d'acide citrique, lequel produit la source la plus efficace d'énergie (à partir des matières grasses). Parmi ces tampons alcalins, on compte le citrate (des citrons et des limes), le malate (des pommes et du cidre), le lactate (des cultures de produits laitiers), le phosphate (des graines, des œufs de ferme et de la lécithine de soja) et l'acétate (du vinaigre de cidre).

Quatrième niveau : les reins, dans lesquels le bicarbonate est produit soit à partir de la glutamine, un acide animé, soit par l'oxydation complète des tampons alcalins énumérés ci-dessus, qui reviennent dans le sang ou qui sont excrétés avec les ions d'hydrogène.

Cinquième niveau : le système tampon d'urgence, qui comprend, entre autres, l'hormone parathyroïdienne et le phosphate osseux. Lorsque tous les autres mécanismes font défaut et/ou lorsque le niveau de phosphate dans le sang est trop bas pour produire de l'énergie ATP, l'organisme a recours à l'hormone parathyroïdienne, qui tire du phosphate des os. Ce phosphate est accompagné de calcium, ce qui engendre d'autres problèmes, comme l'ostéoporose.

Sixième niveau : des minéraux comme le sodium, le calcium, le magnésium et le potassium, qui abondent dans les fruits, les légumes, les germes, les herbes, les plantes aromatiques et les légumes marins de couleurs variées, de culture biologique. Ces minéraux peuvent neutraliser et amortir des acides corrosifs puissants. Une alimentation basée sur les superaliments permet à l'organisme de refaire ses provisions de minéraux neutralisants, appelés aussi « la réserve alcaline ».

2ᵉ partie : Comment les aliments influent sur votre équilibre acido-basique

CONSIDÉRATIONS SUR LA SANTÉ

La limite de l'homéostasie, ou équilibre de l'organisme, est atteinte lorsque la dynamique moléculaire cesse de s'adapter à l'équilibre acido-basique.

La vie est une lutte non pas contre l'argent, le pouvoir ou un magnétisme animal maléfique, mais contre les ions d'hydrogène.

H. L. Mencken

Les aliments à consommer pour que votre organisme soit alcalin

Le tableau de la page suivante donne la liste des aliments qui acidifient ou qui alcalinisent l'organisme. La plupart des gens devraient équilibrer leur alimentation de façon à consommer, en volume, 75 % d'aliments alcalifiants et 25 % d'aliments acidifiants. Dans l'alimentation des pays industrialisés, ces proportions sont inversées, de sorte que nous mangeons beaucoup plus d'aliments acidifiants que d'aliments alcalifiants. Il est facile de comprendre alors pourquoi des maladies dégénératives comme le cancer, l'ostéoporose, la fibromyalgie, l'arthrite, le syndrome de fatigue chronique, les troubles du système immunitaire ainsi que les irritations et les inflammations des intestins sont si fréquentes de nos jours.

LES ALIMENTS ACIDIFIANTS ET ALCALIFIANTS

Une recette pour la vie

Ce tableau indique la contribution de différentes substances alimentaires à l'acidification ou à l'alcalinisation des fluides de l'organisme et, finalement, de l'urine, de la salive et du sang veineux.

Les reins aident à maintenir la neutralité des fluides du corps par l'excrétion des surplus acides ou alcalins dans l'urine.

En général, il est important d'avoir une alimentation comportant des produits choisis des deux côtés du tableau.

Les réactions allergiques et autres formes de stress ont tendance à produire des acides dans l'organisme. Une forte acidité indique qu'il faudrait choisir un plus grand nombre d'éléments dans le groupe des aliments alcalifiants.

Il peut être utile de vérifier le pH de votre urine à l'aide d'un papier pHydrion pour déterminer si vos choix alimentaires vous assurent l'équilibre voulu. Vérifiez-le trois fois dans la même journée.

Le pH idéal de l'urine se situe entre 6,8 le matin et 7,4 l'après-midi. Toutefois, ces chiffres peuvent varier au cours de la journée en fonction de ce que vous mangez, mais aussi en fonction de réactions allergiques ou d'autres facteurs de stress. En moyenne, votre urine devrait avoir un pH de 7,0.

Tout le monde n'a pas les mêmes besoins, mais, pour la plupart d'entre nous, une alimentation idéale comporte 75 % d'aliments alcalifiants et 25 % d'aliments acidifiants par volume.

Aliments alcalifiants

Légumes
Ail
Asperges
Légumes fermentés
Cresson de fontaine
Betteraves
Brocoli
Choux de Bruxelles
Chou
Carottes
Chou-fleur
Céleri
Bettes
Chlorelle (algue)
Feuilles de chou rosette
Concombre
* Aubergine
Chou frisé
Chou-rave
Laitues (tous les types)
Champignons
Feuillage de moutarde
Petit goémon de Nouvelle-Écosse
Pissenlits
Fleurs comestibles
Oignons
Panais (taux élevé de glycémie)
Pois
* Poivrons
Citrouille
Rutabaga
Légumes marins
Spiruline (algue)
Germes (tous les types)
Courges
Feuille de luzerne verte
Herbe d'orge verte
Herbe de blé vert
Plantes sauvages vertes
* Morelles comestibles
Note : Consommez des aliments de culture biologique quand c'est possible.

Fruits
Pomme
Abricot
Avocat
Banane (taux élevé de glycémie)
Mûres
Bleuets
Cantaloup
Cerises, groseilles
Dattes, figues
Raisin
Pamplemousse, lime
Melon miel
Nectarine
Orange, citron
Pêche, poire
Ananas
Framboises (tous les types de baies)
Fraises
Mandarine
* Tomate

Fruits tropicaux
Melon d'eau

Protéines
Œufs de ferme
Poudre de protéines de petit-lait (lactosérum)
Fromage cottage sans matières grasses
Poitrine de poulet maigre
Lait fermenté de culture biologique
Amandes
Marrons
Tofu (fermenté)
Graines de lin
Graines de citrouille
Tempeh (fermenté)
Graines de courge
Graines de tournesol
Millet
Graines germées, noix

Autres
Vinaigre de cidre

Pollen d'abeille
Granules de lécithine
Cultures probiotiques sans produits laitiers

Boissons
GREENS+
Jus de légumes
Jus de fruits frais (non sucré)
Lait biologique (non pasteurisé)
Eau minérale (non gazéifiée)
Eau de qualité

Thés et tisanes
Thé vert
Tisanes
Tisane de pissenlit
Ginseng
Thé Bancha
Kombucha

Édulcorants naturels
Stevia rebaudiana

Épices et assaisonnements
Cannelle
Curry (cari)
Gingembre
Moutarde
Piments rouges
Sel (de mer, de Bretagne)
Miso
Tamari
Toutes les herbes aromatiques

Légumes orientaux
Maitake
Daikon (radis du Japon)
Shiitake
Laminaire japonaise (kombu)
Reishi
Porphyre (nori)
Umeboshi
Wakamé
Légumes marins

Aliments acidifiants

Matières grasses et huiles
Huile d'avocat
Huile de canola
Huile de maïs
Huile de graines de chanvre
Huile de lin
Huile de pépins de raisins
Saindoux
Huile d'olive
Huile de carthame
Huile de sésame
Huile de tournesol

Fruits
Canneberges

Céréales
Galettes au riz
Gâteaux au blé
Amarante
Orge
Sarrasin
Maïs
Avoine (en flocons)
Quinoa
Riz (brun, basmati)
Seigle
Épeautre
Blé kamut
Blé
Farine de graines de chanvre

Produits laitiers, lait et fromages à pâte dure
Fromages de vache
Fromages de chèvre
Fromages fondus
Fromages de brebis
Lait (évitez le HCB)
Beurre

Noix et beurres
Noix de cajou
Avelines
Noix du Brésil
Arachides
Beurre d'arachide
Pacanes
Tahini
Noix de Grenoble

Protéines animales
Bœuf
Carpe
Palourdes
Canard
Poisson à chair blanche
Agneau
Homard
Moules
Huîtres
Porc
Lapin
Saumon
Crevettes
Pétoncles
Thon
Dinde
Venaison

Pâtes (blanches)
Nouilles
Macaroni
Spaghetti

Autres
Vinaigre distillé
Levure de bière
Germe de blé
* Pommes de terre

Médicaments et produits chimiques
Produits chimiques
Médicaments
Drogues
Pesticides
Herbicides

Sucreries et édulcorants
Mélasse
Sucres et friandises
Miel
Sirop d'érable
Saccharine
Boissons gazeuses
Sucre
Aspartame
Boissons à saveurs de fruits

Boissons alcoolisées
Bière
Liqueurs
Spiritueux
Vin

Fèves et légumineuses
Fèves noires
Pois chiches
Pois verts
Fèves rouges
Lentilles
Fèves de Lima
Pois zombi
Graines de soja
Lait de soja
Fèves blanches
Lait de riz
Lait d'amandes

L'organisme a besoin de plus d'aliments alcalifiants que d'aliments acidifiants. C'est aussi simple que cela.

Ouvrez l'œil

Voulez-vous une preuve que notre alimentation moderne contient trop d'aliments acidifiants? Promenez-vous dans un supermarché et vous constaterez que la section des fruits et des légumes frais occupe un maximum de 5 % à 10 % de l'espace total du magasin.

Lorsque vous allez dans les magasins d'alimentation, restez en périphérie. C'est là que se trouvent les fruits, les herbes aromatiques, les jeunes pousses fraîches, les légumes, le lait fermenté nature (yogourt), le fromage cottage sec et le lait sans matières grasses, les viandes et les poissons maigres, les pains à céréales complètes et les cases de légumineuses, de graines ou de noix. Dans les allées, par contre, il y a de somptueux étalages de produits modifiés, traités, bien emballés et acidifiants. Faites preuve de vigilance!

Végétariens, soyez prudents!

Les protéines animales, les céréales, les produits laitiers et le sucre ne sont pas les seuls agents d'acidification de l'organisme. Nombre de végétariens ont une alimentation beaucoup trop acide. Examinons l'apport alimentaire quotidien hypothétique d'un végétarien.

Déjeuner: Des flocons d'avoine biologique bouillis avec du seigle biologique et complétés par des arachides entières et quelques noix de cajou non salées avec du lait de riz ou de soja. Ce repas est acidifiant. Pour l'équilibrer, il suffirait d'y ajouter du lait fermenté nature de culture biologique et de remplacer les arachides et les noix de cajou par des graines de citrouille et de tournesol.

Dîner: Un hamburger végétarien préparé avec des noix du Brésil et des céréales sur un petit pain de 12 céréales germées garni de tomates, de jeunes pousses et de croustilles de maïs bleu cuites et non salées. Voilà un dîner acidifiant que l'ajout d'autres tranches de légumes crus sur un nid de laitue pourrait facilement équilibrer.

Souper: Du riz brun de culture biologique et des haricots noirs ou adzuki. Pour équilibrer ce repas acidifiant, il suffirait de parsemer les haricots d'une herbe aromatique fraîche hachée et d'ajouter une salade verte avec des lanières de carottes, d'ignames, de navets et de betteraves.

Ce végétarien fait des efforts consciencieux pour manger des aliments biologiques et nutritifs qui contiennent beaucoup d'enzymes. Malheureusement, son choix d'aliments pour cette journée se solde par un gain net en faveur des acides dans son organisme. S'il mangeait constamment de cette manière, il finirait par tomber malade. Consommer trop de viandes ou de produits laitiers n'est pas le seul moyen d'atteindre un niveau d'acidité trop élevé.

Les végétariens, comme les gens qui mangent de la viande, risquent de s'intoxiquer sérieusement (acidémie) si leur alimentation ne contient pas d'aliments alcalifiants.

Quelques surprises

Tous les aliments ne sont pas aussi faciles à classer. Certains d'entre eux ont un goût acide — les fraises, les raisins, les citrons, les limes, le vinaigre de cidre et le lait fermenté, par exemple — mais ils sont considérés comme alcalifiants. De façon extrinsèque, ils sont acides, mais une fois avalés, ils produisent un effet alcalifiant. Les acides organiques qui leur donnent un goût acide stimulent la sécrétion de substances tampons alcalines par le pancréas. Ensuite, lorsqu'ils passent par le foie ou les reins, les esters de ces acides sont complètement métabolisés pour former du bicarbonate, comme principal produit tampon, et de l'eau. Ils ne se transforment pas en dioxyde de carbone et les résidus minéraux qu'ils « laissent » derrière eux constituent une autre raison de croire qu'ils augmentent l'alcalinité du corps.

Vous pouvez tirer profit des propriétés alcalifiantes du jus de citron ou de lime. Trois fois par jour, ajoutez deux cuillers à soupe de jus de citron ou de lime à l'eau que vous buvez. Le citron et la lime restent acides durant la première heure ou les trois premières demi-heures de digestion, mais une fois transformés, ils produisent un effet alcalifiant dans l'organisme. Il vaudrait peut-être mieux vous rincer la bouche avec une gorgée d'eau après avoir bu des jus de ces agrumes, pour enlever l'acide citrique qui s'est déposé sur vos dents. Avalez aussi cette gorgée.

En outre, certains aliments considérés comme acidifiants par les professionnels de la santé sont en réalité alcalifiants, et vice versa.

Des surprises alcalifiantes

• Tous les légumes, les légumes marins, les herbes aromatiques, les jeunes pousses, les breuvages verts, les fruits (sauf les canneberges), les produits fermentés du soja, comme le miso, le tofu solide et le tempeh, le lait fermenté biologique et le fromage cottage sec sans matières grasses, le blanc de poulet maigre, les poudres de petit-lait (lactosérum) ou de protéines de soja hydrolisées, certaines graines, noix et légumineuses, le vinaigre de cidre, le pollen d'abeille, les cultures probiotiques sans produits laitiers, les herbes vertes et les granules de lécithine de soja sont des aliments à effet alcalifiant.

- Le lait cru non pasteurisé de vache ou de chèvre et certains fromages de culture à pâte molle (le fromage cottage et le bleu) fabriqués avec ces types de lait sont alcalifiants à cause de leur teneur élevée en calcium. Le kéfir aussi se classe parmi les alcalifiants, mais comme il contient beaucoup de sucre, il n'est pas recommandé. L'acide lactique du lait fermenté stimule le pancréas parce qu'il libère du bicarbonate (un tampon alcalin) dans le petit intestin, ce qui peut élever le pH de l'urine et de la salive.

- Le sel de mer de Bretagne, et non le chlorure de sodium iodé, est un agent alcalifiant à cause de son contenu en sodium.

- Chose étonnante, le café joue aussi un rôle alcalifiant, mais uniquement lorsqu'il n'est pas décaféiné et qu'on le consomme noir après un repas. La caféine est un alcaloïde qui produit un effet alcalifiant. Les autres composantes du café sont très acidifiantes. Je ne recommande pas ce type de boisson, mais s'il vous arrive d'en boire à l'occasion, prenez-le noir, non décaféiné et seulement après un repas. Du café dans un estomac vide a un effet acidifiant car c'est un stimulant du chlorure de sérum. (Voyez le chapitre 7 pour plus de renseignements sur les mauvais effets d'une consommation régulière de café dans une saine alimentation.)

Des surprises acidifiantes

- Toutes les matières grasses et les huiles, les sucres, les céréales, le lait ordinaire ou écrémé, les fromages à pâte dure, l'alcool, la plupart des viandes, les œufs, les aliments frits, les graisses hydrogénées, la farine raffinée, les produits de boulangerie confectionnés en grandes quantités, les pesticides sur n'importe quel aliment, les aliments préparés contenant du sucre (n'importe quel édulcorant) ou du glutamate monosodique, des métaux lourds ou n'importe quel produit chimique, le stress chronique et l'oxydation des radicaux libres en surplus produisent des effet acidifiants.

- Les canneberges sont les seuls fruits acidifiants. Ils ne stimulent pas le pancréas mais contiennent un antibiotique qui agit uniquement en milieu acide, ce qui est rare pour les fruits.

- Les régimes amaigrissants riches en protéines et si populaires sont acidifiants. Ils permettent une quantité minimale de légumes alcalifiants, et les glucides acidifiants, comme les céréales, y sont interdits. Les breuvages verts, faibles en phosphore, sont nécessaires sinon indispensables avec ce genre de régimes. En effet, ils contiennent en moyenne quatre grammes de glucides et pas un gramme de sucre par portion.

- Les régimes alimentaires macrobiotiques sont riches en céréales complètes, comme le riz, qui produisent des acides. Cependant, ils favorisent un équilibre acido-basique grâce à la consommation de grandes quantités de légumes marins (alcalifiants) comme la laminaire japonaise (kombu), le petit goémon de Nouvelle-Écosse, le wakamé, le hiziki, le porphyre (utilisé dans la confection des sushis) et l'agar-agar, une algue marine qui s'emploie comme gélatine.
- Tous les pesticides et les herbicides sont acidifiants.

Comment atteindre les bonnes proportions

Pour mesurer des volumes à vue de nez, mettez votre main en forme de coupe et imaginez combien de nourriture elle pourrait contenir. En établissant les proportions des aliments que vous allez consommer suivant leur valeur acidifiante ou alcalifiante dans le tableau, supposez qu'ils tiennent dans le creux de votre main. Pour trois «poignées» d'aliments du côté alcalin, prenez-en une du côté acidifiant. Rappelez-vous qu'il y a de bons aliments des deux côtés. Vous devez manger des aliments appartenant aux deux groupes car ils se complètent. L'important est de respecter les proportions.

L'ÉQUILIBRE NATUREL

D'une manière ou d'une autre, le système de guidage interne de notre organisme recherche l'équilibre et c'est incroyable tout ce qu'il fait pour essayer de le conserver. Les gens qui boivent des margaritas (une boisson acidifiante) consomment instinctivement du sel et de la lime (des alcalifiants). Ceux qui mangent de la viande rouge cuite (un acidifiant) aiment le café (alcalifiant après un repas) et le sel (également alcalifiant). Quel remarquable mécanisme que notre corps ! Si votre chien mange de l'herbe, un aliment alcalifiant, c'est pour essayer de neutraliser l'excès d'acidité d'un régime riche en protéines. Mélangez une cuiller à thé de breuvage vert à 125 millilitres (quatre onces) d'eau et donnez-en à votre chien, à votre chat ou à vos oiseaux. Ils n'en laisseront pas une goutte tant ils seront contents d'avaler un aliment alcalifiant.

Mon repas

Pendant que je travaillais au chapitre précédent, ma femme, Elvira, m'a annoncé que le souper était prêt. Permettez-moi de vous décrire ce repas. Vous comprendrez mieux comment préparer les superaliments et comment les combiner pour qu'ils constituent un repas tentant, coloré et délicieux.

Tous nos aliments proviennent de sources biologiques.

Le plat de légumes : une courge d'été jaune, tranchée mince et cuite à la vapeur moins d'une minute était accompagnée de quartiers de petites tomates rouges crues. Du persil haché fin avait été mêlé aux légumes et de l'huile de graines de lin, de bourrache, de tournesol, de sésame et de citrouille (une cuiller à soupe par personne) avait été répandue sur le tout avec un peu de vinaigre de cidre.

Le plat de protéines : des lentilles trempées puis légèrement germées et cuites pendant 30 minutes, de façon qu'elles restent entières et un peu fermes mais faciles à digérer, avaient été placées dans un bouillon de miso (soja fermenté) non cuit mais réchauffé à leur contact. Dans les dix dernières minutes de cuisson, Elvira y avait ajouté une algue marine, le petit goémon de Nouvelle-Écosse, des ignames orangées, des oignons, de l'ail et du romarin. Les légumes étaient encore croquants et fermes plutôt que mous et en purée. Le tout était garni de cilantro (une herbe aromatique utilisée dans les plats traditionnels mexicains) découpé à la main et de graines de sésame généreusement répandues sur les lentilles cuites.

Le plat de céréales complètes : après avoir cuit du riz brun à grains entiers durant 40 minutes, Elvira y a ajouté de bonnes quantités de gingembre cru, de thym, d'origan, de basilic et de sauge au cours des cinq dernières minutes de cuisson. Elle a ensuite haché des échalotes et des poivrons rouges pour couronner le tout.

Une analyse nutritionnelle de ce repas

- Il y a des herbes aromatiques fraîches et des légumes colorés comme sources d'enzymes.
- Il y a des acides gras essentiels oméga 3 et oméga 6.
- Ce repas est riche en produits phytochimiques et en antioxydants car il contient de grandes quantités d'alpha et de bêta-carotène, de chlorophylle, de fibres solubles et insolubles, de flavonoïdes, de génistéine, de daidzéine, de lycopène, de monoterpènes, de composés du phénol, de stérols végétaux, de polyacétylène, de quinones, de sulfures d'allyle, de rétinoïdes, de vitamines, de minéraux et de protéines maigres.
- Le riz brun complet et les lentilles sont des aliments à indice de glycémie moyen à faible et libèrent leur sucre lentement dans le sang de sorte que l'homéostasie y est maintenue, c'est-à-dire que les niveaux de sucre y restent normaux et équilibrés de façon à fournir une énergie constante.
- En volume, ce repas était environ à 75 % alcalin et à 25 % formé de cendres acides.
- Les lentilles contiennent plus de 20 % de protéines et leur teneur en matières grasses est idéale : 15 %. Combinées au riz, elles forment une protéine complète.

- Ce repas est parfait du point de vue des calories, qui proviennent de glucides (riz et légumes), de protéines (lentilles, graines de sésame, miso et riz) et de matières grasses (huile de graines de lin, de bourrache, de tournesol, de sésame et de citrouille) dans les proportions suivantes : glucides, 55 %, protéines, 25 %, matières grasses, 20 %.
(Notez que ce repas coûte environ 4,40 $US.)

Comment vous vous sentirez

Si vous modifiez votre régime alimentaire pour consommer une proportion de 75 % d'aliments alcalifiants et de 25 % d'aliments acidifiants, les fluides de votre organisme devraient atteindre leur équilibre acido-basique normal (homéostasie) en quatre à six semaines. Dès que vous aurez accumulé vos réserves alcalines,

- votre sommeil deviendra plus profond et plus reposant ;
- vos cheveux et vos ongles pousseront plus rapidement et seront plus épais ;
- vous aurez beaucoup d'énergie au milieu de la matinée comme au milieu de l'après-midi ;
- votre acuité intellectuelle s'accroîtra, ce qui vous permettra de mieux retenir ce que vous apprenez, de vous le rappeler plus facilement et d'avoir plus de vivacité d'esprit ;
- vous aurez moins de rhumes, de maux de tête, d'infections et de grippes ;
- vous observerez une diminution de la *candida* (levure) (les infections à la levure coïncident très souvent avec la présence de mercure ou de métaux lourds dans l'organisme), du syndrome de fatigue chronique, de l'arthrite et de la fibromyalgie.

Le pH et l'état mental

L'état de votre esprit peut influer sur le niveau de votre pH. La prière, la méditation dans le calme, les exercices de respiration, la musique apaisante, la marche dans un environnement sain, une appréciation réfléchie des bienfaits de la nature, des relations avec les autres empreintes d'amour et de compassion — toutes ces activités aident à favoriser le calme et l'alcalinité de l'organisme.

De même, le pH de votre corps peut avoir un effet sur vos capacités mentales. Selon des chercheurs de l'hôpital John Radcliffe d'Oxford, en Angleterre, il pourrait y avoir un rapport direct entre l'intelligence et les niveaux de pH du cortex cérébral. À l'aide d'un scanner électromagnétique, ils ont mesuré le pH du cortex de 42 adolescents. Ceux-ci ont ensuite passé un test de quotient intellectuel fréquemment utilisé. D'après les résultats obtenus, ceux qui présentaient un pH égal ou supérieur à 7,0 avaient un quotient intellectuel sensiblement plus élevé que celui des autres. C'était la première fois qu'on établissait un lien entre l'intelligence et un indicateur biochimique du pH dans le cerveau.

Comme je l'ai mentionné au chapitre 4, lorsque j'étais directeur des services d'aide aux étudiants dans une école secondaire de formation professionnelle de Niagara Falls, j'ai soigneusement observé et noté ce que mangeaient différents élèves. Je me suis aperçu que, lorsqu'ils consommaient de 90 % à 100 % d'aliments acidifiants, ces élèves étaient colériques, susceptibles, raisonneurs et violents. Par contre, une alimentation alcalifiante a un effet calmant.

La violence, sous toutes ses formes, augmente en partie parce que, généralement, les gens ont trop d'acidité dans leur organisme. Des conducteurs vont jusqu'à commettre des crimes sur les autoroutes parce qu'ils sont exaspérés par la façon dont les autres conduisent. Imaginez que, dans les prisons, les maisons de transition et les centres de réadaptation, on adopte une alimentation alcalifiante.

En général, les symptômes révélateurs de l'hyper-irritabilité sont les mêmes que ceux de l'acidose. Il existe une différence notable entre les comportements des gens qui ont une alimentation alcalifiante et de ceux dont l'alimentation est acidifiante. À mon avis, les troubles déficitaires de l'attention, l'hyper-irritabilité, l'hyperactivité, les sautes d'humeur, les comportements violents, une agitation compulsive, des difficultés d'apprentissage et les « allergies du cerveau » ne peuvent qu'empirer sous l'effet d'une alimentation acidifiante.

Comment vérifier son pH

Le pH des fluides de votre corps varie selon vos choix alimentaires et la quantité de stress que vous éprouvez.

Lorsque votre régime alimentaire contient suffisamment d'aliments alcalifiants, votre milieu intérieur est alcalin. Et, dans ce cas, votre urine et votre salive sont « sainement » alcalines.

Vous pouvez facilement connaître le pH de votre organisme en mesurant celui de votre urine, de votre salive ou de votre sang veineux. En ce qui concerne l'urine, il s'agit d'une opération simple qui requiert du papier à pH gradué de 5,5 à 8,5 et dont les divisions sont très peu espacées, par exemple 6,0, 6,2, 6,4, etc. Toutefois, c'est le sang veineux qui donne la mesure la plus exacte.

On trouve généralement des papiers pH de qualité comme les papiers pHydrion et nitrazène dans les magasins d'alimentation naturelle et les pharmacies. (Voir l'annexe pour des sources.)

Comment procéder

1. Détachez un petit morceau d'environ 2,54 centimètres (un pouce) du rouleau de papier pH.

2. Mettez le papier pH en contact avec de l'urine recueillie dans un gobelet de papier en plein milieu du jet. Prenez un échantillon de votre première urine du matin au lever, avant de boire de l'eau ou de manger quoi que ce soit, ou deux heures après un repas. Recueillez-la après six heures de sommeil ininterrompu. Si vous prévoyez vous lever le matin à six heures mais que vous vous réveillez à cinq heures pour uriner, vérifiez plutôt votre pH à ce moment-là.

3. Dès que le papier est entré en contact avec l'urine, comparez immédiatement sa couleur à celles du tableau se trouvant sur la boîte d'emballage.

4. Pour avoir une idée précise de votre état de santé, vous devez mesurer votre pH trois fois par jour — le matin, l'après-midi et le soir — pendant 30 jours.

Comment interpréter les mesures de pH

Le pH idéal pour la première urine du matin devrait être de 6,8. Toutefois, un pH normal fluctue généralement comme suit :
- de 6,6 à 7,0 à 7 heures ;
- de 6,8 à 7,2 à 15 heures ;
- de 7,0 à 7,4 à 21 heures.

Un niveau de pH qui varie entre 4,5 et 6,0 indique de l'acidose. Dans les phases initiales de cette maladie, les gens ont encore beaucoup d'énergie, mais, à la longue, le corps commence à s'user tandis que le processus de vieillissement s'accélère.

À l'autre extrémité de l'échelle du pH, un niveau se maintenant entre 7,5 et 8,0 ou plus indique un cas d'alcalose. Dans cet état, l'apathie et la léthargie sont fréquentes ; les « ardeurs » se refroidissent. Si votre pH oscille entre 7,5 et 8,0 ou même plus à chaque test et que vous n'êtes pas une personne végétarienne qui mange une quantité insuffisante de protéines, vos reins sécrètent peut-être de l'ammoniac dans votre organisme pour essayer de compenser les effets d'une alimentation acidifiante ou d'une infection bactérienne potentielle. C'est une situation grave à laquelle vous devez remédier sans délai en suivant les 10 recommandations énumérées ci-dessous.

Un niveau de pH qui fluctue considérablement, de très acide à très alcalin, peut être responsable de sautes d'humeur et de soudaines baisses d'énergie.

Les mesures de la salive

Même si le pH de votre urine vous permet de déterminer avec précision le pH de tous les fluides de votre corps, vous pouvez aussi mesurer le pH de votre salive.

Le pH de la salive varie lentement et indique l'effet alcalifiant ou acidifiant des aliments que vous avez mangés et de la quantité de stress que vous avez subie au cours des cinq derniers jours. Le pH de votre urine, au contraire, change rapidement en fonction des stress éprouvés et des aliments consommés dans les 12 heures précédant le test.

Lorsque vous faites un test de salive, ne mettez jamais le papier pH dans votre bouche car il est imprégné de produits chimiques. Avalez plusieurs fois pour assécher votre bouche puis déposez une bonne quantité de salive dans une cuiller propre. Placez le papier de pH dans la cuiller durant 5 à 10 secondes puis comparez sa couleur à celles du tableau se trouvant sur la boîte d'emballage.

Idéalement votre première salive du matin, avant que vous buviez de l'eau ou que vous vous brossiez les dents, devrait avoir un pH de 6,5.

Les mesures correctives

Si votre pH est régulièrement au-dessous de 6,4, adoptez des mesures correctives immédiatement. Il vous faudra entre cinq jours et deux semaines pour alcaliniser votre organisme si vous suivez les recommandations ci-dessous :

- Consommez, en volume, 75 % d'aliments alcalifiants et 25 % d'aliments acidifiants chaque jour. Utilisez des produits biologiques lorsque c'est possible et, en particulier, des ignames, du feuillage de navet et de moutarde, du brocoli, du chou rosette, des rapinis, des pissenlits et des épinards.
- Buvez un ou deux breuvages verts de qualité comme GREENS+ quotidiennement — un le matin et un au milieu de l'après-midi.
- Buvez de 8 à 12 verres de 250 millilitres (huit onces) d'eau pure selon votre taille et les besoins en eau de votre organisme, avec une paille. (Lorsque vous utilisez une paille, vous consommez 95 % d'eau et peu d'air, de sorte que vous pouvez en boire quatre fois plus avant d'atteindre la satiété.) Trois fois par jour, ajoutez-y deux cuillers à soupe de jus de citron ou de lime fraîchement pressé. Évitez le café, le thé et les boissons gazeuses.
- Mangez du lait fermenté nature (Bio-K+) ou du lait de soja chaque jour — 125 millilitres (une demi-tasse) au milieu de la matinée et la même quantité au milieu de l'après-midi.

Relevé des tests de pH pour 30 jours

Jour	Mesures du pH		
	Matin	Midi	Soir
1			
2			
3			
4			
5			
6			
7			
8			
9			
10			
11			
12			
13			
14			
15			
16			
17			
18			
19			
20			
21			
22			
23			
24			
25			
26			
27			
28			
29			
30			

Idéalement, le pH de l'urine devrait varier entre 6,2 et 7,4 et fluctuer comme suit :

- de 6,2 à 7,0 à 7 heures ;
- de 6,6 à 7,0 à 15 heures ;
- de 7,0 à 7,4 à 21 heures.

Atteignez le niveau requis d'alcalinité, et vous aurez de l'énergie !

Utilisez ce tableau pour noter le pH de votre urine quotidiennement pendant 30 jours. Additionnez les 30 chiffres (mesures de pH) de chaque colonne et divisez le résultat par 30 pour obtenir une moyenne. Vous aurez ainsi une évaluation analytique de base de votre urine. Votre moyenne mensuelle devrait être de 7,0. L'urine du matin, testée au réveil, est produite par le métabolisme anabolique durant votre sommeil. L'urine testée deux heures après n'importe quel repas provient du métabolisme catabolique (le fonctionnement des cellules à l'état de veille). Vous avez besoin de ces deux types de résultats.

- Prenez un supplément de magnésium chélaté, ou citrate de magnésium chaque jour. Utilisez, de préférence, des suppléments en capsules, en gélules ou sous forme de poudre que vous mélangez à un liquide de votre choix.

- Versez chaque jour deux cuillers à soupe de vinaigre de cidre de culture biologique (sauf en cas de candidose) sur vos salades ou encore dans 175 millilitres (six onces) d'eau que vous boirez à petites gorgées 10 minutes avant un repas de protéines pour en faciliter la digestion.

- Des exercices modérés ont tendance à empêcher la libération d'excès de calcium dans le sang en favorisant la circulation de ce minéral vers les os plutôt qu'en direction opposée.

- Consommez une à deux cuillers à soupe de graines de citrouille ou de tournesol crues non traitées chaque jour. Mastiquez-les bien.

- Utilisez des produits de soja fermentés comme le tofu, le miso et le tempeh, trois fois par semaine. Préparez toujours ces aliments avec une forme quelconque de légume marin riche en iode pour contrebalancer leur effet.

- Si vous ne réussissez pas à réduire votre pH par l'alimentation, consultez un nutritionniste ou un professionnel de la santé diplômé et prenez des suppléments de magnésium (le magnésium élève le pH indépendamment des tampons alcalins). Le jus de raisin Concord, le saumon, le lait fermenté avec des cultures vivantes, les abricots, les pêches, les haricots de Lima, les ignames, les bettes, la mélasse noire, les graines de soja, les graines de tournesol, les courges, des céréales complètes en quantités modérées et les viandes maigres constituent d'excellentes sources de potassium et de magnésium. Les bananes sont riches en potassium, mais comme elles ont un indice de glycémie élevé, elles provoquent souvent une acidose. Elles contiennent une grande quantité de sucre simple qui a tendance à détruire les «bonnes» bactéries du petit intestin, permettant ainsi aux bacilles *E. coli* de prendre leur place. Dans le programme d'alimentation basé sur les superaliments, la consommation de bananes n'est pas recommandée, sauf occasionnellement et en très petites quantités. Notez aussi que les bananes vendues dans les magasins ont été soumises à d'abondantes vaporisations de pesticides et de gaz de mûrissement.

Comment «récupérer» en mangeant des superaliments

De nombreux athlètes prennent l'habitude de «nettoyer» ou de désintoxiquer leur organisme après d'importantes compétitions qui ont augmenté leur quantité d'acides. En général, ils boivent uniquement des breuvages verts, mangent des salades de légumes crus et des fruits frais, ajoutent du jus de citron ou de lime fraîchement pressé à leur eau, consomment des légumes cuits à la vapeur ou crus, découpés en fines lanières, et du lait fermenté sans matières grasses, ou encore boivent des jus de légumes ou de fruits frais qu'ils préparent eux-mêmes dans leur centrifugeuse électrique. Les plus populaires sont le jus de raisin Concord, riche en potassium, et le jus de pomme, dont l'acide malique a un effet alcalifiant. Les athlètes suivent ce régime pendant un à trois jours. Une telle diète, composée à 90 % d'aliments crus, est riche en enzymes alimentaires et en fibres de bonne qualité, et alcalinise beaucoup l'organisme. Elle permet aussi de reconstituer des réserves alcalines de minéraux et de rétablir l'équilibre acido-basique après un exercice exténuant. Enfin, elle débarrasse le corps des déchets accumulés dans les cellules et, grâce à sa grande quantité de fibres diététiques, assure un bon nettoyage du côlon.

D'autres athlètes choisissent de faire le plein en glucides. Ils consomment 40 % de leur apport calorifique sous forme de glucides complexes pendant deux jours, puis jusqu'à 80 % le jour suivant et 75 % ensuite pendant deux autres jours — le tout cinq jours avant une compétition d'endurance. Ces cycles de consommation de glucides ont pour objectif de refaire les réserves de glycogène (énergie) des muscles pour améliorer l'endurance (et non la force ou la puissance) des tissus musculaires pendant un exercice.

Lorsque ce régime comporte des fruits mûrs, un breuvage vert, des légumes frais, des salades, des légumes marins, des herbes vertes, du jus de citron ou de lime ajouté à de l'eau et du lait fermenté sans matières grasses, le corps se bâtit des réserves alcalines (les minéraux alcalifiants de ces aliments). Non seulement ces provisions d'aliments alcalifiants fournissent des réserves de glucides sous forme de glycogène aux muscles bien exercés, mais elles permettent également d'accomplir un effort plus long et plus pénible car elles neutralisent les acides produits par une activité musculaire exténuante. Si l'effort est poursuivi jusqu'à l'épuisement, les acides finissent par reprendre le dessus, mais le corps aura fait preuve d'endurance plus longtemps parce qu'il était protégé contre l'effet corrosif de leur accumulation.

Ce type de régime ne peut être entrepris que sous la surveillance d'un spécialiste car il entraîne souvent un état acide. En effet, la consommation excessive de glucides provoque des pertes de phosphate et de magnésium (d'importants tampons alcalins) dans l'urine. En outre, comme elle ralentit le fonctionnement de la thyroïde, elle favorise des gains de poids. Pour renverser cette tendance, il faut commencer par faire de l'exercice en se levant le matin, puis prendre un petit déjeuner riche en protéines : par exemple, un breuvage frappé au lait de riz ou de soja sans matières grasses, du lait fermenté sans matières grasses, des granules de lécithine de soja et une poudre de protéines de petit-lait (lactosérum) hydrolysées.

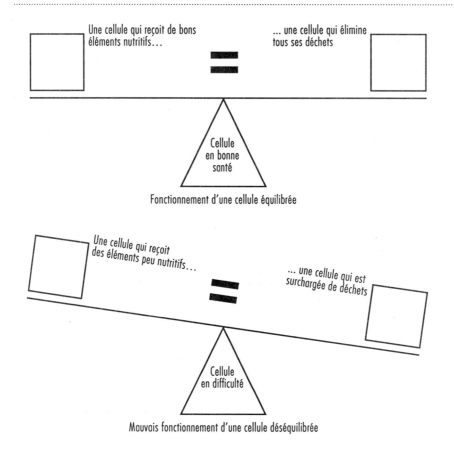

Une cellule qui reçoit de bons éléments nutritifs...

... une cellule qui élimine tous ses déchets

Cellule en bonne santé

Fonctionnement d'une cellule équilibrée

Une cellule qui reçoit des éléments peu nutritifs...

... une cellule qui est surchargée de déchets

Cellule en difficulté

Mauvais fonctionnement d'une cellule déséquilibrée

Votre journée de désintoxication

Vous pouvez vous aussi tirer profit des « trucs du métier » employés par les athlètes consciencieux. Choisissez un jour de la semaine et faites-en votre journée de désintoxication. Une fois le matin, avant d'avaler quoi que ce soit, et de nouveau l'après-midi aux environs de 15 heures 30 à 16 heures, prenez deux portions d'un bon breuvage alcalifiant comme GREENS+ (à faible teneur en phosphore) et mêlez-les à de l'eau pure ou à un jus de légumes ou de fruits non sucrés. Pendant la journée, vous pourrez manger deux ou trois portions de fruits mûrs (sauf des bananes), une grosse salade colorée, des jus de fruits ou de légumes frais préparés à la maison, des germes de tournesol ou de trèfle rouge, quelques légumes cuits à la vapeur et encore croquants ainsi que des tisanes non sucrées, par exemple à la camomille, à l'ortie brûlante (ou romaine) ou au pissenlit. Buvez 8 à 12 verres de 250 millilitres (huit onces) d'eau de qualité. Faites une marche dans la nature en vous concentrant sur des exercices de respiration lente qui vous rajeuniront. Terminez la journée par un sauna, un bain de vapeur, un sauna à l'infrarouge ou un bain chaud. Utilisez des éponges naturelles pour nettoyer votre peau des débris et des toxines qui s'y sont accumulés au cours de votre journée de désintoxication. Vous pouvez incorporer à ce programme la cure de désintoxication suggérée par Daniel-J. Crisafi (chapitre 8).

RÉSUMÉ EN TROIS POINTS

- Qu'il soit en mouvement ou au repos, votre corps produit constamment et naturellement des acides. Le stress, la pollution et l'exercice augmentent leur production dans votre organisme.
- Les acides faibles produits par le métabolisme cellulaire et par la consommation de fruits (sauf les canneberges) sont habituellement expulsés pendant la respiration sous forme de dioxyde de carbone. Ils ne causent aucun stress à l'organisme.
- Il faut neutraliser les résidus fortement acidifiants de la plupart des protéines, des céréales, des aliments frits, de la majorité des produits laitiers, de l'alcool et du sucre à l'aide des six niveaux du système tampon dont il a été question dans ce chapitre. Les agents alcalifiants abondent dans les breuvages verts, les herbes aromatiques, les légumes frais, les fruits mûrs (sauf les bananes et les canneberges), le vinaigre de cidre (au maximum deux cuillers à soupe par jour), le jus de citron ou de lime (au maximum six cuillers à soupe par jour), les produits fermentés du soja, les germes, les légumes marins (algues et algues d'eau douce), les herbes vertes (luzerne, orge, blé), les produits laitiers biologiques fermentés sans matières grasses, la poudre de protéines de petit-lait (réduit en lactose), le blanc de volaille maigre, certaines graines et noix et les granules de lécithine de soja.

PLAN D'ACTION EN TROIS POINTS

- Adoptez un régime alimentaire contenant proportionnellement, en volume, 75 % d'aliments alcalifiants et 25 % d'aliments acidifiants. Cette suggestion s'applique aussi bien aux végétariens qu'aux personnes qui mangent de la viande.
- Mesurez et notez le pH de votre urine pendant 30 jours. Calculez votre niveau de base pour cette période (la moyenne des 30 jours). Le résultat idéal devrait varier entre 6,8 et 7,2.
- Les végétariens devraient vérifier soigneusement la composition de leurs menus pour s'assurer que leur alimentation comporte des quantités suffisantes de produits alcalifiants.

6

Une superboisson d'une grande efficacité : l'eau !

CONSIDÉRATIONS SUR LA SANTÉ

De l'eau, de l'eau partout mais pas une goutte qui ne soit suspecte.

Buvez beaucoup plus d'eau que vous n'en prenez maintenant —
buvez-en 8 à 12 verres de 250 millilitres (huit onces) par jour.
Julian Whitaker, M.D., *Shed 10 Years in 10 Weeks*

Vous êtes peut-être sur la bonne voie,
mais vous vous ferez renverser si vous n'avancez pas !
Joe Graci, fils

J'espère que la lecture de ce chapitre modifiera radicalement et de façon permanente votre opinion sur l'eau. Peu importe qu'un programme d'alimentation ait des propriétés extraordinaires, ou que les raisons de l'adopter soient très convaincantes, s'il n'insiste pas sur l'importance de boire de l'eau, il est voué à l'échec. Bref, pour être efficace, un régime doit exiger une forte consommation d'eau.

Chaque fois que je traverse l'océan Pacifique, l'océan Atlantique ou l'océan Indien en avion, je reste stupéfait de constater que 70 % à 75 % de la surface de la Terre est recouverte d'eau ! Il est tout aussi étonnant de penser que chacun de nous est une véritable masse d'eau. Votre corps est constitué de 60 % à 70 % d'eau et votre cerveau, qui vous sert à naviguer sur les eaux tumultueuses de la vie, en renferme 74 %. Les muscles qui vous permettent de bouger en contiennent 70 % à 75 % et ce système de messagerie si efficace, les vaisseaux sanguins, 83 %. Même les os qui vous soutiennent fidèlement en renferment 22 %. C'est bien simple : l'eau est la principale composante de votre organisme.

La composition du corps humain en eau

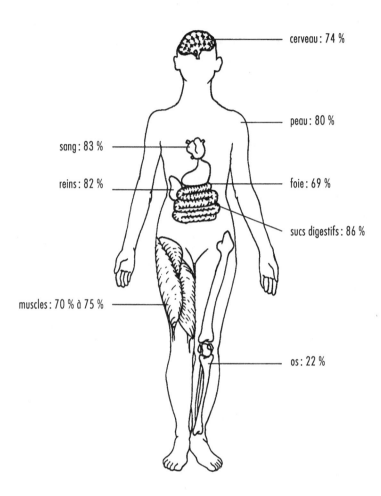

cerveau : 74 %

peau : 80 %

sang : 83 %

reins : 82 %

foie : 69 %

sucs digestifs : 86 %

muscles : 70 % à 75 %

os : 22 %

Le corps humain est constitué d'environ 60 % à 70 % d'eau. En moyenne, il contient environ 47 litres (95 à 96 pintes) d'eau, dont 32,5 litres (65 pintes) à l'intérieur des cellules et le reste à l'extérieur.

Composition de votre organisme

eau	60 % à 67 %
protéines	15 % à 19 %
matières grasses	12 % à 15 %
minéraux	3 %
glucides	2 %
vitamines	1 %

Seul l'oxygène joue un rôle plus essentiel dans le maintien de la vie. Vous pouvez passer entre 35 et 50 jours sans consommer de protéines, de glucides ou de matières grasses, mais il est impossible de vivre plus de cinq jours sans eau, dans un climat modéré, ou plus de trois jours dans un climat très chaud. Lorsque vous perdez 5 % de votre réserve d'eau, vos capacités mentales et physiques diminuent d'un bon 30 %. Si cette réserve diminuait de 20 %, ce serait la mort.

L'eau constitue le principal élément de chaque cellule et de chaque tissu de votre corps. Chaque fonction de l'organisme est réglée par la circulation d'eau vers les organes vitaux et les 100 000 milliards de cellules du corps et dépend de cet apport. Votre réserve d'eau corporelle permet à tous les processus biologiques de s'effectuer et aide à les contrôler. Parmi ces processus, mentionnons :

- la régulation de la température corporelle au moyen des deux millions de glandes sudoripares qui servent de système de climatisation et qui éliminent le surplus de chaleur sous forme de sueur (formée de 99 % d'eau) ; la chaleur du sang fait alors évaporer la sueur, ce qui rafraîchit le corps ;
- la régulation de la pression artérielle, de la digestion, de l'absorption et de la circulation ;
- l'élimination des déchets métaboliques par les reins, sous forme d'urine aqueuse au pH équilibré, ou par le côlon, sous forme solide ;
- le maintien d'une peau jeune, élastique et ferme ;
- le développement des tissus musculaires ;
- la formation des éléments de base du sang et des fluides de l'immense système lymphatique (système de collection des déchets de l'organisme) ;
- la lubrification de chaque articulation comme de chaque organe pour assurer leur bon fonctionnement ;
- la circulation aqueuse des minéraux bioélectriques, des hormones et des éléments nutritifs transportés par l'albumine protéique du sang ; l'eau transporte l'énergie et l'information ;
- l'apport d'énergie à l'organisme lorsqu'il est fatigué, la fatigue étant la plupart du temps une carence en eau et non en nourriture.

Comment perd-on de l'eau ?

Pendant que vous êtes en train de sarcler vos légumes, de négocier une augmentation de salaire, de servir de chauffeur aux enfants pour une excursion scolaire, de dormir, de vous remettre d'un rhume ou de la grippe, de passer à travers une journée éreintante ou une dure séance d'exercices physiques, votre corps perd de l'eau et votre rendement s'en ressent. En fait, nous perdons tous de l'eau à chaque minute de la journée.

Cette eau est évacuée principalement sous forme de sueur et d'urine. La plus grande partie est excrétée par les reins qui filtrent toute notre réserve de sang 15 fois par heure. Vous perdez aussi constamment de petites quantités d'eau par évaporation, par exemple lorsque vous respirez et que vous pleurez. Les canaux lacrymaux lubrifient vos yeux 30 fois par minute. Les larmes vous coulent ensuite dans le nez et s'évaporent. Vous expirez également de l'humidité provenant de l'eau qui enveloppe les poumons et les passages nasaux.

Dans des circonstances normales, nous perdons au total presque six verres de 250 millilitres (huit onces) d'eau naturellement chaque jour. Un excès de sel, des températures élevées, une activité qui exige beaucoup d'efforts, des exercices violents et la consommation de boissons caféinées, comme le café, le thé ou les boissons gazeuses, nous en font perdre une quantité encore plus grande. Les climats secs nous soutirent aussi plus d'eau que les climats humides.

Les signes de déshydratation

Même si notre organisme a constamment besoin d'eau, beaucoup de gens en boivent trop peu pour se maintenir en bonne santé et vivre longtemps. Lorsqu'il n'y a pas suffisamment d'eau dans l'organisme, on parle de déshydratation. Quand votre organisme est déshydraté, votre température s'élève. Vous perdez alors non seulement davantage d'eau, mais aussi des électrolytes précieux comme le sodium et le potassium, des minéraux essentiels qui se dissolvent dans l'eau.

Lorsque vous souffrez de déshydratation, votre corps réagit en vous envoyant des signaux d'alarme:

- une vision embrouillée;
- des étourdissements;
- la bouche sèche, qui est un signe de déshydratation grave;
- de la fatigue;
- la peau qui rougit (la température du corps s'élève) puis devient sèche et brûlante;
- des maux de tête;
- une lourdeur au niveau de la tête;
- une faiblesse générale et une démarche chancelante;
- un pouls rapide;
- le souffle court.

Le corps a recours à des signaux très complexes pour indiquer qu'il a soif mais, la plupart du temps, les gens n'en tiennent pas compte ou les interprètent comme des signes de la faim. La société en général et la publicité en particulier nous poussent à croire que les symptômes de déshydratation énumérés ci-dessus sont causés par la faim. En outre, comme on ne nous enseigne pas à boire de l'eau quand nous sommes jeunes, nous préférons manger, bien à tort, pour remédier à ces malaises.

Harvey Diamond (l'auteur du best-seller *Fit for Life*) compare ces signaux de soif à une lumière rouge qui clignote sur le tableau de bord d'une voiture pour indiquer la nécessité d'une vidange d'huile. Les personnes avisées considèrent ce signal comme utile, les autres le trouvent agaçant au plus haut point. Pourtant, comme dans le cas de la soif, nous devrions toujours être à l'affût des signaux d'alarme que notre organisme nous envoie.

Nous ne nous en rendons pas toujours compte, mais nous souffrons tous de légères déshydratations dues, par exemple, à un voyage en avion, à une consommation trop faible de fruits et de légumes (qui contiennent 90 % d'eau), à une variation de température, à une exposition à de l'air sec, à un repas sauté à cause d'un horaire trop chargé, à des exercices aérobiques ou à la consommation de café, de thé ou de toute autre boisson caféinée. Combien de fois avez-vous ressenti de l'épuisement ou de l'irritabilité après un voyage en avion ? Un vol de trois heures dans un avion pressurisé extrait environ trois verres de 250 millilitres d'eau de votre corps, et plus le voyage est long, plus vous perdez d'eau. Si vous sautez un repas pour ne pas rater votre avion, puis qu'une fois à bord vous buvez du café ou de l'alcool pour vous remettre de votre fatigue, vous combinerez plusieurs facteurs de déshydratation et vous perdrez encore plus de fluide aqueux que le vol à lui seul aurait pu vous en soutirer.

Les boissons caféinées et alcoolisées modifient vos besoins en fluides. La caféine produit un effet diurétique et, donc, accroît la production d'urine. Elle stimule l'activité des reins qui excrètent les fluides, tandis que l'alcool inhibe la sécrétion de vasopressine (une hormone antidiurétique) dans le cerveau. Pour compenser cet effet, buvez un verre d'eau de 250 millilitres avec votre café ou votre thé du matin. De même, après avoir consommé de l'alcool, buvez deux verres d'eau pour refaire vos réserves.

L'eau et le vieillissement

Le corps humain, à la naissance, est composé de 77 % d'eau. En général, à l'âge adulte, les femmes renferment de 60 % à 62 % d'eau et les hommes, de 65 % à 67 %. Toutefois, au stade de la vieillesse, la plupart des gens souffrent de déshydratation grave. En fait, les personnes âgées perdent peu à peu leur sens inné de la soif. Comme la nature vise un renouvellement constant de l'espèce, elle réduit notre sensation de soif, de sorte que nous devenons petit à petit plus déshydratés avec l'âge. La plupart des personnes âgées vivent sur le

« seuil » de la déshydratation. Comme l'eau règle toutes les fonctions de l'organisme, et que, une fois qu'elle est épuisée, il n'y a plus de réserves dans lesquelles puiser, ces fonctions se dégradent sans arrêt. Ne vous laissez pas faire !

Pour citer mon frère aîné, Joe Graci : « Vous êtes peut-être sur la bonne voie, mais vous vous ferez renverser si vous n'avancez pas ! » Si vous ne buvez pas suffisamment d'eau chaque jour, vous souffrirez d'une déshydratation chronique qui affectera le fonctionnement de la majorité de vos cellules et deviendra, par accumulation, productrice de maladies quel que soit votre âge.

La réaction de l'organisme à la déshydratation

Votre cerveau sait comment gérer l'eau en temps de crise et il réclame un service prioritaire. Non seulement il constitue un cinquantième du poids total de votre corps, mais il reçoit 20 % de toute la circulation sanguine. Lorsque les cellules du cerveau sont déshydratées, elles rapetissent, ce qui entraîne un stress biochimique relié à la vitesse de déperdition des fluides. L'organisme adopte alors une « gestion de sécheresse », selon les termes de F. Batmanghelidj (*Your Body's Many Cries for Water*). Un système de rationnement et de distribution assure l'hydratation de certaines cellules au détriment d'autres dont le fonctionnement sera perturbé. À mesure qu'il perd de l'eau, l'organisme ferme certains réseaux capillaires, et il en résulte des problèmes de circulation. Le corps n'a pas le choix : les organes vitaux « prioritaires » doivent avoir de l'eau pour fonctionner.

À cause de la fermeture de certains réseaux capillaires, le sang a moins d'espace pour circuler, ce qui a pour effet d'augmenter sa pression. On parle alors d'une hausse de tension artérielle ou d'hypertension. De nombreux professionnels de la santé prescrivent un diurétique pour expulser de l'eau de l'organisme, mais ce remède ne fait qu'aggraver la situation. L'eau constitue le meilleur des diurétiques.

Le fait de boire de l'eau en quantité suffisante arrête la sécrétion d'une hormone hypophysaire antidiurétique appelée vasopressine. Un antidiurétique retient l'eau dans le corps et empêche son excrétion. Lorsque vous buvez moins de trois verres de 250 millilitres d'eau par jour, votre organisme se déshydrate. Pour préserver autant d'eau que possible, votre cerveau sécrète de la vasopressine, et vous vous mettez à gonfler. Les personnes qui ont un excédent de poids et qui se mettent à boire au moins six verres de 250 millilitres ou plus d'eau par jour arrêtent la sécrétion de vasopressine, recyclent leur eau plus efficacement et, à leur grande surprise, peuvent perdre jusqu'à 4,5 kilos (10 livres) en trois semaines. La vasopressine est la principale cause de gonflement par rétention d'eau chez les femmes qui souffrent du syndrome prémenstruel. Pour remédier à ce problème, il faut réduire sa consommation de sel, boire beaucoup plus d'eau qu'en temps ordinaire, manger des super-aliments riches en sodium et en potassium naturels et oublier les diurétiques. Suivez ces recommandations et vous n'aurez pas à vous en plaindre !

Les moyens intelligents de remplacer l'eau

Vos besoins essentiels en fluides varient chaque jour, selon le climat, les situa-tions et le stress avec lesquels vous devez composer. Les meilleurs indicateurs pour juger si l'on consomme la quantité d'eau optimale sont la couleur et l'odeur de l'urine. Les reins sécrètent l'urine à partir des résidus des déchets qui encombrent nos tissus et notre sang. En faisant le test du pH sur votre urine du matin (voir chapitre 5), examinez aussi sa couleur et son odeur. Si elle a une teinte jaune foncé, vos reins ont manqué d'eau et ont dû concentrer les résidus de déchets dans un petit volume de liquide. Évidemment, votre urine peut être un peu plus foncée le matin au moment où vous vous levez puisque vous ne buvez pas la nuit, mais elle devrait être de couleur pâle et inodore pendant la journée et le soir. (La consommation de grandes quantités de vita-mines du complexe B comme suppléments lui donne une coloration jaune brillant.) Une urine trouble ou une forte odeur indiquent un manque d'eau. La couleur de l'urine est probablement le moyen le plus facile de déterminer si vous buvez suffisamment d'eau.

Idéalement, votre corps devrait éliminer l'équivalent d'une vessie pleine d'une urine jaune pâle, cinq à six fois par jour, sauf si vous avez des problèmes de reins, auquel cas vous devez calculer soigneusement votre consommation d'eau et son élimination pour en faire rapport à votre médecin.

Je vous conseille de boire six verres de 250 millilitres d'eau quotidienne-ment pour vous maintenir en bonne santé. Si vous souhaitez vraiment vous préhydrater, en guise d'autodéfense, buvez de 8 à 12 verres de 250 millilitres d'eau par jour, et vous serez en bien meilleure santé. Lorsque vous faites des exercices épuisants, que vous travaillez à l'extérieur par temps chaud, que vous souffrez d'hypertension ou que vous prenez souvent l'avion, vous devriez viser à boire de 10 à 14 verres de 250 millilitres d'eau par jour.

Les athlètes doivent considérer l'eau comme le meilleur moyen d'autodé-fense. La course, le kayak, la natation, la marche sportive, l'alpinisme, le vélo de montagne, la course sur tapis roulant, la bicyclette stationnaire, le StairMasters, les machines à ramer, les exercices aérobiques et l'entraînement avec des poids dans un gymnase vous soutirent environ quatre verres de 250 millilitres d'eau par heure. Par temps chaud, cette quantité double. À mesure que vous perdez de l'eau, votre sang devient plus salé et vous avez soif. Malheureusement, après des exercices violents ou un travail ardu, il se peut que vous ne sentiez plus votre soif.

Comment procéder

1. Le matin, dès votre réveil, buvez de un à quatre verres de 250 millilitres d'eau à la température de la pièce ou légèrement réchauffée. Utilisez une paille, car au verre ou à la bouteille, vous avalez surtout de l'air qui s'accumule dans votre estomac et vous donne la sensation d'être gonflé. Avec une paille, vous consommez 95 % d'eau et vous pouvez boire quatre fois plus de liquide avant de sentir la satiété.

2. Ajoutez à votre eau deux cuillers à thé de jus de citron ou de lime fraîchement pressé trois par jour : au lever, au milieu de l'après-midi et la dernière fois que vous buvez avant de vous coucher. Le jus aide à alcaliniser votre organisme et à neutraliser les acides produits par la digestion de certains aliments ou par le métabolisme cellulaire normal.

3. Une demi-heure avant chacun de vos trois repas et de vos deux goûters, buvez de un à un verre et demi de 250 millilitres d'eau avec une paille. Si votre estomac ne contient pas suffisamment d'eau, votre digestion en souffrira. En outre, si votre sang devient trop épais après un repas à cause d'un manque d'eau, il tentera d'en extraire de vos cellules. La consommation d'eau devrait précéder celle de la nourriture d'une demi-heure. Malheureusement, le café, les boissons gazeuses, la bière et le thé ne peuvent pas remplacer l'eau pour combler les besoins de l'organisme en fluides, au contraire des jus de fruits et de légumes.

4. Si vous faites de l'exercice ou un travail physiquement exigeant et que vous suez à cause de la chaleur, buvez quatre verres de 250 millilitres d'eau de plus par heure d'effort.

5. Il ne faut jamais boire en mangeant, car le liquide passe rapidement à travers l'estomac et se déverse dans le petit intestin. Au passage, il dilue certains sucs digestifs et les entraîne avec lui. L'organisme subit alors une pression accrue et doit sécréter de nouveaux enzymes de digestion. Si vous continuez à prendre du liquide avec vos aliments, les signaux s'embrouillent : d'un côté, l'estomac réclame rapidement de nouveaux enzymes, tandis que, de l'autre, le corps répond qu'il vient d'en envoyer. Tout le monde sait ce qui se produit lorsque, dans un marché, la demande est forte et que l'offre est faible — une crise économique. Le corps traverse une crise similaire mais de type digestif.

6. Attendez au moins deux heures après n'importe quel repas, surtout le souper, avant de consommer de l'eau et même votre dernier verre d'eau de la

soirée. Les jus de fruits ou de légumes frais comptent pour une quantité égale d'eau de même que les tisanes non sucrées.

7. Où que vous alliez, apportez toujours un contenant rempli d'eau hermétiquement fermé et une paille. Prenez l'habitude de boire continuellement dans le courant de la journée pour conserver votre préhydratation.

8. Si vous consommez beaucoup de fruits et de légumes frais riches en eau, ils vous fourniront facilement l'équivalent de deux à trois verres de 250 millilitres d'eau par jour puisqu'ils en contiennent jusqu'à 90 %. Même le pain renferme 35 % d'eau.

CONSOMMATION QUOTIDIENNE D'EAU

1. En vous levant le matin	1 à 4 verres de 250 millilitres (8 onces)
2. Avant vos trois repas et vos deux goûters	5 à 7 $^1/_2$ verres de 250 millilitres
3. Deux heures après le souper	1 à 2 verres de 250 millilitres

Total quotidien : 7 à 13 $^1/_2$ verres de 250 millilitres par jour

Augmentez votre consommation d'eau graduellement en n'ajoutant qu'un seul verre de 250 millilitres d'eau chaque jour ou tous les deux jours. Un accroissement trop rapide peut surcharger vos reins et votre système digestif. Procédez à des ajouts graduels jusqu'à ce que vous atteigniez un niveau d'hydratation complète.

Si vous souffrez de problèmes rénaux ou d'une insuffisance cardiaque globale, ou encore que vous prenez des diurétiques, consultez un professionnel de la santé avant d'augmenter votre consommation d'eau et faites-lui lire ce chapitre.

Si vous avez été malade ou que vous souffrez de déshydratation chronique, n'allez pas boire 12 verres d'eau de 250 millilitres d'un coup. Les cellules de votre corps ressemblent à des éponges : elles réabsorberont l'eau qui leur manque lentement, par quantités limitées. Il faudra peut-être entre 5 et 14 jours à votre organisme pour s'adapter à un nouveau régime de consommation d'eau et pour s'hydrater complètement. Le bons sens recommande de procéder graduellement. Laissez votre corps retrouver son homéostasie à son propre rythme.

Des suppléments de sel pour le temps chaud?

Certainement pas! Votre sueur a peut-être un goût salé, mais elle contient beaucoup moins de sel que le reste de votre corps. Les niveaux de sodium sérique demeurent relativement stables dans l'organisme. Le sodium, le potassium et les chlorures sont les trois principaux électrolytes (un ion ou un atome qui conduit l'électricité dans le corps). Chaque cellule vivante a besoin d'une certaine quantité de sodium pour fonctionner adéquatement. Ce minéral assure la régulation de l'équilibre aqueux et du volume sanguin, favorise la digestion en aidant à la production d'acide chlorhydrique dans l'estomac et contrôle le volume du liquide extracellulaire (l'eau en dehors des cellules). Les électrolytes portent une charge électrique et constituent le système électrique de chaque cellule. Le sodium est le plus important des cations (des électrolytes de charge positive) et sa concentration est plus forte à l'extérieur qu'à l'intérieur des cellules. Le fluide situé à l'intérieur des cellules porte une charge négative. Comme les contraires s'attirent, le sodium passe de l'extérieur à l'intérieur de la cellule et, ce faisant, crée un potentiel électrique.

En pénétrant ainsi dans la cellule, le sodium interagit avec le potassium au cours d'un processus d'échange électrochimique. Le potassium est lui aussi un cation de charge positive; il se trouve donc en compétition constante avec le sodium pour entrer dans les cellules de charge négative. Ce déplacement du sodium et du potassium à travers les membranes cellulaires ressemble à une «ronde d'ions» créatrice de potentiel électrique. L'électricité ainsi produite sert d'élément moteur pour les muscles. Un excès de sodium et une carence en potassium perturbent l'interaction de ces deux électrolytes, et vos réserves d'énergie diminuent.

Le sodium dans les aliments

La plupart des gens ne se rendent pas compte de la grande quantité de sel qu'ils prennent chaque jour. Un Nord-Américain typique consomme en moyenne 5000 milligrammes (5 grammes) de sodium par jour, mais pour beaucoup de gens cette quantité s'élève jusqu'à 15 000 milligrammes (15 grammes) quotidiennement. Les guides d'alimentation publiés par les organismes gouvernementaux suggèrent généralement d'en consommer 2400 milligrammes par jour. La majorité des chercheurs en nutrition recommandent de se limiter à environ 1000 à 2000 milligrammes (un à deux grammes) par jour de sodium présent à l'état naturel dans des aliments complets. Parmi les superaliments qui constituent une bonne source de sodium, on compte les fruits de mer, tous les fruits et les légumes, et en particulier le céleri, le lait fermenté et le fromage cottage sans matières grasses, le petit goémon de Nouvelle-Écosse, la spiruline, la chlorelle et tous les autres légumes marins.

Dans tous les superaliments naturels, le sodium et le potassium se trouvent dans des proportions parfaitement équilibrées. Les aliments transformés, par contre, favorisent nettement le sodium au détriment du potassium. Les restaurants sont également reconnus pour servir des aliments trop riches en sodium. Sur les 5000 milligrammes de sodium consommés quotidiennement par un Nord-Américain typique, 80 % (soit 4000 milligrammes) proviennent de produits transformés comme les fromages, les craquelins, les viandes préparées, les soupes et les sauces de soja.

Après des années de consommation excessive de sodium, l'équilibre délicat entre ce minéral et le potassium peut être détruit. Normalement, votre organisme doit renfermer plus de potassium que de sodium, dans une proportion de 2 pour 1. Vous aurez donc peut-être besoin de suppléments de 100 à 150 milligrammes de potassium par jour pour rétablir l'équilibre. Parmi les superaliments riches en potassium qui peuvent restaurer cet équilibre de façon naturelle, notons le feuillage de betteraves, la courge gland, les avocats, les abricots, la mélasse noire, les ignames, les céréales complètes, les graines de soja, les fèves de Lima, les bettes à carde, les graines de tournesol, les bananes, les viandes maigres, le saumon, les tomates, les épinards et les cantaloups mûrs.

Selon Assa Weinberg, auteur de *How To Live 365 Days a Year the Salt-Free Way*, la façon la plus simple de diminuer sa consommation de sodium est d'éliminer le sel de table. Si vous tenez à utiliser du sel, pourquoi ne pas garder à portée de la main une salière remplie de petit goémon de Nouvelle-Écosse ou de 20 % de sel de mer de Bretagne combiné à 80 % d'un mélange d'herbes aromatiques ?

Lorsque vous suez abondamment par temps chaud, au lieu de prendre des comprimés de sel, prévenez la déshydratation en buvant de l'eau et en mangeant une grande variété d'aliments riches en sodium et en potassium. Tout simplement! Vous obtiendrez ainsi quotidiennement entre 800 et 2000 milligrammes de sodium et entre 1600 et 4000 milligrammes de potassium de sources biologiques. Rappelez-vous que si vous les choisissez judicieusement, vos superaliments vous fourniront des quantités suffisantes de ces deux éléments nutritifs et dans les proportions idéales prévues par la nature.

De l'eau, de l'eau partout

Vous n'obtenez pas toujours l'eau que vous souhaitez quand vous ouvrez votre robinet ni, d'ailleurs, lorsque vous l'achetez embouteillée. Malgré des avertissements répétés, 86 % de tous les Nord-Américains boivent encore l'eau de leur robinet et s'en servent pour cuisiner.

Dans un article du *New York Times*, on constate que «plus d'un Américain sur cinq boit sans le savoir de l'eau du robinet contaminée par des matières fécales, des radiations et d'autres polluants». Des agents pathogènes comme des bactéries, des virus et des protozoaires contaminent les eaux souterraines et de surface à cause d'un écoulement provenant de champs destinés à nourrir les bestiaux, d'égouts ou du débordement de fosses septiques. Du plomb peut aussi s'infiltrer dans l'eau par les tuyaux eux-mêmes dans les anciennes maisons ou par leurs soudures dans les habitations plus modernes dont les conduits sont en cuivre. Le cadmium, un métal lourd, pénètre aussi dans l'eau par les tuyaux, en particulier dans les régions où l'eau est acide. Sa présence est due au placage par galvanoplastie, à la fabrication de piles au nickel/cadmium ou à des sites d'enfouissement non étanches.

Les produits chimiques organiques synthétiques, les produits chimiques de fabrication humaine, comme les pesticides et les fongicides, y compris les produits chimiques industriels comme les dioxines et les BPC, se retrouvent dans votre eau à cause de l'écoulement des terres agricoles, de l'utilisation de pesticides, du traitement du bois de construction et de fuites provenant des réservoirs d'emmagasinage enfouis ou non. Des produits chimiques organiques volatiles rejetés par les usines comme les solvants, c'est-à-dire le benzène, le formaldéhyde, le tétrachlorure de carbone, etc., peuvent rejoindre les eaux souterraines et s'écouler dans les régions situées en aval.

Dans les usines de traitement des eaux, les normes de qualité sont minimales et les méthodes employées potentiellement dangereuses. L'eau des villes est fortement chlorée pour éliminer les microbes et fluorée pour prévenir les caries dentaires. Par ailleurs, comme l'eau de certaines régions est très acide, on y ajoute de l'hydroxyde de calcium, un composé alcalin, de façon à modifier son pH pour éviter qu'elle ne corrode les tuyaux.

L'eau en bouteille

Beaucoup de gens sont inquiets, non sans raison, des dangers inhérents à l'utilisation de l'eau du robinet et achètent de l'eau embouteillée. Même si ce choix semble recommandable à court terme, ce n'est pas une solution, car les contenants aussi bien que l'eau elle-même peuvent faire plus de tort que de bien. En effet, les bouteilles de plastique mou sont fabriquées avec des résines de polycarbonate qui sont absorbées dans l'eau. L'eau, de son côté, n'est souvent pas soumise à suffisamment de tests.

Si vous préférez l'eau embouteillée, ne l'achetez que dans des contenants de plastique très dur. En outre, téléphonez toujours à l'embouteilleur (en utilisant son numéro 800) et demandez-lui où se trouve la source de son eau, comment on la transporte au lieu d'embouteillage, pour quels polluants on l'a analysée et quels sont les résultats de ces tests. Réclamez une analyse récente d'un laboratoire indépendant pour savoir si l'eau contient les polluants biologiques, inorganiques, radioactifs et synthétiques dont on a parlé auparavant.

Les systèmes de traitement de l'eau

La meilleure manière de vous assurer de la qualité de l'eau que vous buvez est d'investir dans un système de traitement d'eau à domicile. Cette solution peut paraître coûteuse, mais filtrer votre eau reste beaucoup plus économique que d'acheter de l'eau embouteillée.

COMPARAISON DES PRIX

eau du robinet .... moins de 0,01 $US les 4,55 litres (le gallon)

eau embouteillée .... environ 1,20 $US les 4,55 litres

double filtre au charbon avec rayons
   ultraviolets UV .... environ 0,05 $US les 4,55 litres

osmose inverse .... environ 0,20 $US les 4,55 litres

distillation fractionnée
   à la vapeur .... environ 0,25 $US les 4,55 litres

électrolyse acido-basique .... environ 0,30 $US les 4,55 litres

Il est essentiel de souligner que les systèmes de traitement d'eau constituent le meilleur moyen d'éliminer les effets d'une contamination complexe, par exemple la présence de produits chimiques dans les réserves d'eau municipales ou dans les puits à proximité de sites d'enfouissement non étanches. Vous avez le choix entre les quatre principaux systèmes suivants :

1. Le système GCA. Ce système de granules de charbon activé se place sur le dessus du comptoir ou sous l'évier. Il est muni d'un ou de plusieurs filtres à charbon et vendu avec ou sans lampe à rayons ultraviolets (UV).

2. Le système d'eau acido-basique. Il s'agit d'un appareil à ioniser l'eau qu'on installe sur le comptoir. Il comprend une lampe à rayons UV, des filtres de charbon et une chambre d'électrolyse contenant des électrodes positives et négatives. Il fractionne l'eau en eau acide et en eau alcaline et réduit la taille des molécules d'eau de moitié.

3. Le système de distillation de l'eau. Ce système de distillation fractionnée est généralement fabriqué en acier inoxydable avec ou sans filtre de charbon.

Des appareils à distiller amènent l'eau à ébullition et la soulèvent au-dessus des agents polluants, tandis que d'autres, munis d'évents, assurent l'élimination des produits chimiques organiques.

4. Le système d'osmose inverse. Dans ce système, la filtration se fait en plusieurs étapes. L'eau passe à travers une membrane synthétique semi-perméable sous pression. La membrane laisse filtrer l'eau traitée mais élimine les polluants. Ce système est équipé de préfiltres, de postfiltres, de rayons UV ou d'appareils d'ionisation colloïdale en argent.

Faire le bon choix

Avant d'acheter un système quelconque, faites analyser votre eau. (N'importe quel magasin qui vend des filtres à eau vous donnera les coordonnées d'un ou de plusieurs laboratoires locaux.) Choisissez ensuite un système capable de faire disparaître les polluants qui vous posent un problème. Vérifiez la capacité de ce système à éliminer les polluants appartenant aux quatre catégories suivantes :

- polluants biologiques (bactéries, virus, parasites) ;
- polluants inorganiques (plomb, chlore, amiante) ;
- polluants radioactifs (radium, strontium 90) ;
- polluants organiques synthétiques (pesticides, solvants industriels).

LES TERMES EMPLOYÉS DANS LE TRAITEMENT DE L'EAU

- Les rayons ultraviolets (UV) éliminent les virus, les bactéries, les protozoaires et les parasites présents dans l'eau. L'eau coule sous les rayons d'une lampe qui doit être remplacée tous les 12 mois.

- Les ioniseurs colloïdaux en argent déversent de petites quantités d'argent qui éliminent les virus, les bactéries, les protozoaires et les parasites présents dans l'eau. Les rayons UV et les ioniseurs colloïdaux d'argent tuent les bactéries qui se forment et prolifèrent sur n'importe quel filtre utilisé à plusieurs reprises.

- Les préfiltres arrêtent les grosses particules de polluants avant qu'elles puissent pénétrer dans votre système de traitement d'eau et l'encrasser.

- Les postfiltres servent à éliminer les derniers polluants après le traitement principal. Il faut remplacer les préfiltres et les postfiltres annuellement.

- Les cartouches de réduction du chlore doivent être utilisées pour filtrer l'eau municipale qui passe à travers une mince pellicule composite dans le système d'osmose inverse. Elles ne sont pas nécessaires avec les membranes en triacétate de cellulose de ces systèmes.

- Un filtre adoucissant silifos est indispensable pour adoucir l'eau de puits dure avant de la laisser entrer dans n'importe quel système d'osmose inverse.

Les systèmes de traitement d'eau peuvent coûter entre 250 $US et 2000 $US, mais réfléchissez bien avant de vous décourager. Au fond, ils ne sont pas plus dispendieux que les gros appareils électroménagers dont vous ne sauriez vous passer comme les réfrigérateurs, les cuisinières, les téléviseurs, les lecteurs de disques compacts, les laveuses et les sécheuses. Et quel téléviseur pourrait vous donner une eau claire comme du cristal ? N'hésitez donc pas à vous procurer le système de traitement d'eau qui convient à vos besoins.

Les avantages et les inconvénients

Chaque système de traitement d'eau comporte des avantages et des inconvénients. Ne choisissez pas un appareil qui vous donnerait une eau contenant plus de 30 ppm (parties par million) de polluants. Examinons quelques aspects de chaque système.

LE SYSTÈME DES GRANULES DE CHARBON ACTIVÉ (GCA)

Avantages
- Donne une eau n'ayant pas plus de 30 ppm de polluants.
- Coûte entre 250 $US et 700 $US.
- S'installe sur le comptoir ou sous l'évier.
- Est équipé de filtres faciles à remplacer.
- Est suffisant s'il est équipé d'une lampe à rayons UV à remplacer annuellement.
- Est suffisant s'il est muni de deux longues chambres de granules de charbon à travers lesquelles l'eau s'écoule goutte à goutte.

Inconvénients
- N'élimine pas nécessairement l'amiante ou le plomb.
- Est insuffisant s'il n'est pas équipé d'une lampe à rayons UV.
- Est insuffisant s'il ne comporte pas deux longues cartouches de charbon.

LE SYSTÈME DE L'EAU ACIDO-BASIQUE

Avantages
- Présente un bon potentiel de réduction de l'oxydation (antioxydant).
- Donne une eau alcaline potable ionisée au pH élevé (8-9).
- Fournit une eau acide astringente qui, lorsqu'on se lave le visage, rétablit le pH de la peau.
- Conserve les minéraux de l'eau.
- Est suffisant s'il est équipé d'un double filtre au charbon et d'une lampe à rayons UV.

Inconvénients

- Coûte entre 1300 $US et 2000 $US.
- Constitue principalement un système de filtration ; les appareils japonais de haute qualité sont pourvus d'un double filtre de charbon et d'une lampe à rayons UV qui éliminent toutes les particules d'une taille supérieure à un micron, mais si votre eau contient des métaux lourds comme le plomb, ce n'est peut-être pas suffisant.

LE SYSTÈME DE DISTILLATION FRACTIONNÉE DE L'EAU

Avantages

- Fournit une eau très propre avec seulement de 3 à 10 ppm de polluants.
- Ne requiert pas de travaux de plomberie.
- Est en acier inoxydable.
- Est muni d'évents pour laisser échapper les gaz volatiles.
- Est suffisant s'il est équipé d'un filtre au charbon ou d'un ioniseur colloïdal d'argent (comme postfiltre).

Inconvénients

- Coûte entre 1100 $US et 1500 $US.
- Requiert de l'électricité.
- Doit être nettoyé toutes les deux à quatre semaines.
- Il faut ajouter deux cuillers à soupe de minéraux liquides tous les 22,73 litres (cinq gallons) d'eau traitée pour remplacer ceux qui ont été éliminés. Un produit comme Concentrate, de Trace Minerals, fait parfaitement l'affaire. Mettez-en aussi dans l'eau traitée par osmose inverse.

LE SYSTÈME D'OSMOSE INVERSE

Avantages

- Donne une eau très propre ne comportant pas plus de 10 à 20 ppm de polluants à condition d'avoir comme filtre une mince pellicule composite bien entretenue.
- Est suffisant s'il est équipé d'un ioniseur colloïdal d'argent utilisé comme préfiltre.
- Est suffisant s'il est équipé d'une lampe à rayons UV utilisée comme postfiltre.
- Est suffisant seulement s'il est équipé d'un système de cinq filtres intégrés.

Inconvénients

- Coûte environ 900 $US (doit être installé sous l'évier).
- Élimine des minéraux comme dans la distillation (mais ils peuvent être remplacés).
- Il faut remplacer les cartouches tous les six mois.

- Requiert un adoucisseur silifos dans le cas des eaux de puits dures.
- Requiert une cartouche de réduction du chlore dans le cas des minces pellicules composites, si votre eau provient d'un réservoir municipal, sinon elles seront détruites.
- Ne requiert pas de cartouche de réduction du chlore dans le cas des membranes en triacétate de cellulose, mais celles-ci sont moins efficaces que les fines pellicules composites pour éliminer les polluants.

D'autres possibilités

Vous pouvez aussi vous procurer un système de traitement d'eau qui purifie toute l'eau qui entre dans votre maison et ainsi avoir de l'eau propre pour boire, cuisiner, prendre votre bain, vous brosser les dents et faire la lessive.

Si vous ne traitez qu'une partie de l'eau qui entre chez vous et que vous utilisez l'eau de votre ville purifiée au chlore, achetez-vous un bon filtre pour en retirer le chlore. Il vous coûtera entre 35 $US et 50 $US, se fixera facilement sur la pomme de votre douche, durera au moins un an et éliminera 99,9 % du chlore.

L'eau est votre bien le plus précieux

Une eau pure et cristalline est l'une des choses les plus merveilleuses qu'on puisse imaginer. Vous ne pouvez pas faire grand-chose pour purifier l'air que vous respirez en dehors de chez vous, mais vous pouvez améliorer la qualité de l'eau qui entre dans votre maison. Cet investissement vous rapportera de nombreuses années de vie saine et énergique et vous permettra de vous maintenir au meilleur de votre forme physique et mentale.

RÉSUMÉ EN SIX POINTS

- Votre corps est d'abord et avant tout une masse d'eau composée de 60 % à 70 % d'eau.
- La puissance de l'eau est la chimie qui sert de moteur à la vie.
- Vous souffrez peut-être de déshydratation chronique. La majorité des personnes âgées sont déshydratées.
- Lorsque vous perdez 5 % de votre réserve d'eau, vos capacités mentales et physiques diminuent d'un bon 30 %. Si vous perdez 20 % de cette réserve, vous mourrez.
- La plupart des gens interprètent les signaux de la soif comme des signes de la faim.
- De l'eau, de l'eau partout mais pas une goutte qui ne soit suspecte. L'eau de votre robinet peut être contaminée.

PLAN D'ACTION EN SIX POINTS

- Essayez de boire au moins six verres de 250 millilitres (huit onces) d'eau pure quotidiennement avec une paille. Très rapidement, vous pourrez augmenter votre consommation jusqu'à 8 à 12 verres. Ajoutez en tout six cuillers à soupe de jus de citron ou de lime fraîchement pressé chaque jour dans votre eau.

- Si vous entreprenez un exercice long et éreintant ou que vous suez abondamment dans votre milieu de travail par temps très chaud, buvez plus d'eau que d'ordinaire. Si vous voyagez souvent en avion ou que vous êtes un membre d'équipage, préhydratez-vous avant de partir et hydratez-vous de nouveau pendant le vol.

- Où que vous alliez, emportez avec vous un contenant d'eau bien scellé muni d'une paille et buvez tout au long de la journée.

- Apprenez à reconnaître les signes de déshydratation et, lorsque vous les ressentez, buvez de l'eau plutôt que de manger.

- Chaque jour, consommez 10 portions de légumes colorés et deux à trois portions de fruits mûrs, en saison. Ces superaliments naturels renferment 90 % d'eau et vous fournissent tout le sodium et le potassium dont vous avez besoin dans les proportions idéales.

- Faites analyser l'eau de votre robinet ou de votre puits pour savoir quels polluants elle contient. Cette opération vous coûtera environ 35 $US. Si votre eau a besoin d'être traitée, considérez l'un des systèmes proposés dans ce chapitre. Rappelez-vous que l'eau est votre bien le plus précieux.

Colorez votre assiette avec des superaliments

CONSIDÉRATIONS SUR LA SANTÉ

Tout le monde aime manger.

La plupart des problèmes de santé ont leur origine dans la cuisine.
Carolyn DeMarco, M.D.

La santé, c'est une question de choix et elle se construit un repas à la fois.
Steve Meyerowitz, *The Sproutman*

Félicitations ! Votre bon sens, votre curiosité et peut-être même une inspiration vous ont poussé à poursuivre votre lecture jusqu'ici. Si vous appliquez tous les principes dont il a été question dans les chapitres précédents ou même seulement quelques-uns d'entre eux, vous améliorerez non seulement votre santé et votre apparence, mais aussi la qualité de votre sommeil et vos capacités intellectuelles. Enfin, vous comprendrez encore mieux toute la splendeur de votre corps et sa sagesse innée car, ne l'oublions pas, un organisme en santé est un mécanisme d'une précision vraiment extraordinaire.

L'effet prodigieux des aliments

Nous avons tous un point en commun — nous aimons manger. C'est la même chose dans toutes les cultures et pour toutes les nationalités. Qu'il s'agisse des Bédouins vivant dans le désert du Maroc, des Bajans de la Barbade, des adeptes de la macrobiotique du Japon, des habitants de villages perdus au fond de la Chine, des Cajuns de la Louisiane, des Québécois de Montréal, des robustes pêcheurs des Îles Canaries, des membres d'un des peuples vivant dans l'Himalaya, des végétariens de Vancouver ou des employés de ranchs du Montana, tout le monde se nourrit pour vivre et aime à manger.

Nous prenons plaisir à offrir à notre famille, à nos amis et à nos voisins des aliments sains et à ressentir les effets bénéfiques des rites qui entourent les aliments et leur consommation. La préparation d'un plat est en soi un rite universel. Pendant la confection d'un bon repas, nous aimons tous nous imprégner de l'atmosphère qui règne dans la cuisine.

Traditionnellement, avant de manger, les peuples de toutes les cultures expriment, pour la nourriture posée devant eux, leur gratitude et leur respect à Dieu, à ceux qui ont « gagné ce pain », à ceux qui l'ont préparé et aux invités. Quel que soit le rite — une prière, un chant, une méditation en silence, une chanson, un poème, une lecture, une danse, une poignée de mains ou une étreinte cordiale —, son effet est toujours le même. Il nous permet d'apprécier la terre qui nous a donné de quoi nous nourrir, l'apport de ces aliments à notre organisme et le lien qu'un repas tisse entre les gens qui y participent. Ce rituel du bénédicité ou de l'action de grâces, suivi d'un partage, crée un sentiment de saine fraternité qui s'étend au-delà du repas pour englober le reste de la journée. Cuisiner, c'est combiner non seulement la science et la spiritualité, mais aussi la philosophie et la technologie. Lorsque nous préparons, partageons et mangeons des aliments sans y penser, nous risquons de ne pas tenir compte des nombreux bénéfices du rituel qui les entoure et, pis encore, de ne pas nous alimenter de façon adéquate physiquement et spirituellement, nous et ceux avec qui nous avons l'occasion de partager un repas. C'est ainsi que nous en venons à établir une relation malsaine avec la nourriture.

Les superaliments que nous consommons constituent un bienfait pour notre santé. Ne devrions-nous pas leur en être reconnaissants ? Préparer correctement des aliments est un processus conscient. Notre attitude et notre façon de voir les choses ont une influence indiscutable sur la confection des plats d'un repas, leur goût, leur arôme, leur consistance et leur présentation.

Ce chapitre vous fera découvrir des superaliments colorés, amusants, différents et si incroyablement délicieux qu'ils ajouteront facilement du piquant et de l'éclat à vos préparations culinaires. Ils vous aideront aussi à acquérir l'art de préparer des aliments en vous rendant compte de l'importance de chaque geste. Je devrais peut-être vous mettre en garde contre le succès qu'auront vos nouveaux repas. On dit souvent que plus la chère est bonne, plus il y a de convives ! Être conscient de ce qu'on mange procure de grands avantages, mais ces avantages sont centuplés lorsqu'on réfléchit aux gestes qu'on pose en préparant, en bénissant, en partageant puis en consommant des aliments.

Des verdures pour les gourmets

La laitue est le légume vert le plus populaire en Amérique du Nord. Elle est verte parce qu'elle contient de la chlorophylle, un antioxydant et un produit phytochimique puissant. Toutefois, sa couleur n'est pas son seul atout. La laitue est une source d'eau organique, de fibres, de bêta et d'alpha-carotène, de vitamines A, C, E et du complexe B, de calcium, de fer, de potassium, de magnésium et de manganèse — toutes des substances thérapeutiques. Les variétés vert foncé contiennent en outre un coenzyme Q10, nécessaire pour avoir un cœur solide. Plus les feuilles ont une couleur foncée, plus elles contiennent de vitamine A. Le bout des feuilles renferme généralement une plus grande quantité d'éléments nutritifs que leur nervure fibreuse.

Rappelez-vous mon paragraphe sur les salades : « Dites adieu à la laitue iceberg. Choisissez plutôt de succulentes verdures comme les épinards, la roquette, les endives, la laitue en feuilles, les feuilles de chêne, la romaine, le mesclun, le mezuna, les feuilles de moutarde, la laitue Boston, le chou frisé, les bettes à carde, les feuilles de pissenlit, le cresson de fontaine et le persil pour composer vos salades. » Toutes ces laitues sont riches en vitamines qui contribuent à la croissance et à la bonne santé des ongles et des cheveux ainsi qu'au maintien d'une peau saine. Les feuilles de moutarde contiennent 600 % plus de vitamine C et 500 % plus de calcium que la laitue iceberg. Les feuilles de pissenlit renferment 20 % plus de bêta-carotène, 600 % plus de fer, 400 % plus de vitamine B_2 et 300 % plus de vitamine C que la laitue iceberg. Le cresson de fontaine a une teneur élevée en soufre (ce qui lui donne son goût prononcé), l'élément qui sert à nettoyer le sang et à maintenir le pancréas en santé. La laitue iceberg n'en contient pas.

Chaque fois que c'est possible, achetez des produits biologiques. Les verdures devraient être servies à la température de la pièce, immédiatement après avoir été remuées. Plus la feuille est jeune, plus elle a de goût. Conservez vos laitues en les mettant dans le tiroir aux légumes après les avoir enveloppées sans serrer dans un linge de coton. N'entreposez pas vos pommes avec des verdures tendres, car l'éthylène qu'elles produisent fait brunir les feuilles. Vous pouvez aussi utiliser des sacs d'emballage du type Ever-Fresh, sans danger pour l'environnement et qui permettent de conserver la fraîcheur et la saveur des fruits et des légumes au réfrigérateur de 3 à 10 fois plus longtemps que les méthodes ordinaires.

Découvrez des laitues

- LA ROQUETTE Ses feuilles d'un vert émeraude ont une texture délicate et un goût poivré piquant.

- LA LAITUE BOSTON Ses feuilles d'un vert moyen ont une texture veloutée et un goût léger. Les pieds plutôt petits portent des feuilles tendres de forme plate et arrondie.

- L'ENDIVE FRISÉE Ses feuilles dentelées ont un goût doux-amer et une couleur vert pâle.

- LA LAITUE EN FEUILLES VERTE OU ROUGE Les gros pieds en forme d'éventail sont d'un vert pâle ou bordés de violet et ont un goût plein de douceur.

- LE MESCLUN Cette laitue est un mélange facile à obtenir mais assez coûteux de feuilles vert tendre et de plantes colorées associant de nombreuses saveurs. Ce mélange comprend de la laitue en feuilles rouge, de la roquette, du mezuna, des fleurs de pensées et des endives frisées.

- LE MEZUNA Ses longues feuilles très découpées d'un vert sombre ont un goût qui s'apparente à celui de la moutarde, mais plus doux.

- LE CRESSON DE FONTAINE Souvent combiné à d'autres légumes feuillus au goût léger comme la laitue en feuilles et la laitue Boston, il a une saveur poivrée particulière, des tiges croquantes et des feuilles rondes d'un vert intense.

Lorsque vous préparerez votre prochaine salade, essayez quelques-unes de ces différentes variétés de laitues. Manger des salades colorées est un excellent moyen d'ajouter des crudités à votre alimentation quotidienne. Ces aliments renferment des enzymes vivants, c'est-à-dire des protéines qui déclenchent des réactions biochimiques comme la digestion, de la même façon que les bougies déclenchent la combustion. Si vous retirez les bougies du moteur de votre voiture, elle ne partira pas. Sans les enzymes présents dans les aliments crus, l'organisme manque de «bougies» digestives pour décomposer les aliments.

Les produits alimentaires végétaux et animaux renferment de nombreux enzymes à l'état naturel. Malheureusement, ces derniers meurent dès qu'on les expose à une chaleur supérieure à 50 °C (122 °F). C'est pourquoi je vous recommande de manger des aliments crus à chaque repas. Ajoutez des graines et des noix à votre gruau d'avoine le matin ; mettez des tomates, des oignons, des poivrons rouges, des herbes aromatiques, des graines de tournesol germées et des carottes râpées dans votre sandwich au dîner, ou une salade colorée ou encore des betteraves en lanières et des herbes aromatiques sur votre plat de protéines au souper. Tous ces aliments «vivants» vous fourniront les enzymes essentiels dont vous avez besoin. Rappelez-vous que la présentation joue un rôle capital. Décorez les assiettes d'une multitude de couleurs provenant d'une grande variété de laitues crues en salades ou comme garniture.

Le festival des champignons

Il existe 700 sortes de champignons comestibles ayant chacune une saveur unique. Les Européens ont toujours apprécié la valeur gastronomique des champignons. Quant aux Asiatiques, ils en consomment depuis des milliers d'années pour leurs propriétés bénéfiques sur la santé et la longévité. Les champignons ont la réputation de pouvoir ralentir et même arrêter certains processus pathologiques en déclenchant la production de lymphocytes. Dans le système immunitaire, ils augmentent l'efficacité des fonctions qui inhibent le développement des cancers.

En Amérique du Nord, nous sous-estimons la valeur des champignons et nombre de gens les considèrent même avec méfiance. Ce n'est que récemment que certaines espèces plus exotiques sont apparues dans nos marchés et sont devenues des ingrédients populaires dans la cuisine des gourmets. On peut maintenant trouver le maitaké, le reishi, le shiitake, la morille, la chanterelle, l'énoki, une sorte d'agaric appelée parfois «oreille de bois», le pleurote en forme d'huître, le porcini et le grand portebello dans les marchés ordinaires, les magasins d'alimentation naturelle, les marchés de produits biologiques et les magasins spécialisés dans les denrées alimentaires asiatiques. On peut même se procurer dans les magasins de produits pour gourmets et de nombreux magasins d'alimentation naturelle tout ce qu'il faut pour faire pousser des champignons chez soi. Et quel magnifique cadeau à offrir! Jusqu'à tout récemment, beaucoup de champignons ne poussaient qu'en pleine nature et coûtaient très cher. Grâce aux méthodes de culture développées au cours des dix dernières années, on en trouve maintenant presque partout et à bon prix.

Beaucoup de gens considèrent les champignons comme les trésors de la terre. En Chine et au Japon, on confectionne des bouillons de shiitake, de maitaké et de reishi qu'on savoure tels quels ou qu'on utilise comme base pour des soupes, des sauces ou pour faire sauter des aliments à feu vif. Le cuisinier tranche grossièrement 675 mL (trois tasses) de champignons, dix gousses d'ail et deux gros oignons. Il ajoute trois cuillers à soupe de racine de gingembre émincée et 225 mL (une tasse) de daikon haché (appelé aussi «radis du Japon» car il s'agit d'un gros radis à chair blanche ayant un goût épicé et légèrement sucré), puis il met le tout dans 2,25 L (dix tasses) d'eau. Il porte le mélange à ébullition et le laisse mijoter pendant trente minutes. Cinq minutes avant la fin de la cuisson, il assaisonne avec du poivre de Cayenne et du poivre noir ou blanc, au goût.

On peut ajouter des champignons à des aliments sautés à feu vif et à des légumes grillés ou cuits à la vapeur individuellement ou en macédoine. On peut aussi les faire griller au four sur un morceau de tofu mariné ou de saumon frais. Servez-vous de votre imagination: les possibilités sont illimitées!

Les plantes naturelles curatives

Même en petites quantités, les plantes ont souvent des effets puissants. Non seulement elles assaisonnent les aliments, mais elles possèdent aussi des propriétés nutritives et médicinales en tant qu'agents de liaison dans de nombreux processus métaboliques. Les herbes aromatiques sont des superaliments ayant des propriétés curatives douces. Le ginkgo bilobé, par exemple, accélère le transfert d'oxygène vers le cerveau pour qu'il puisse fonctionner à pleine capacité.

Il faut utiliser les herbes aromatiques avec modération pour relever le goût des aliments sans jamais l'éclipser. En règle générale, pour un plat de quatre portions, utilisez deux cuillers à thé de fines herbes fraîches grossièrement hachées ou une demi-cuiller à thé de fines herbes séchées en poudre ou deux tiers de cuiller à thé de flocons de fines herbes sèches hachées.

Quelques-uns des meilleurs arômes ou saveurs des plantes proviennent des huiles aromatiques qu'elles contiennent mais, avec le temps, les ingrédients de ces huiles disparaissent. Les plantes vertes à feuilles sont celles qui renferment les huiles les plus aromatiques et qui ont le plus de saveur lorsqu'elles viennent d'être cueillies. Pour augmenter votre choix d'assaisonnements, essayez des fines herbes fraîches. On en trouve dans presque toutes les sections de légumes des marchés d'alimentation. Vous pouvez aussi cultiver un petit jardin de fines herbes. C'est facile, peu encombrant et le résultat vous dédommagera amplement de votre peine. La ciboulette, le basilic, le persil, l'aneth, l'origan et le romarin constitueraient un bon départ !

Ajoutez des herbes aromatiques fraîches aux salades, aux soupes, aux ragoûts, aux sauces et aux aliments sautés à feu vif ainsi que comme garniture pour vos plats. Les plus fréquemment utilisées sont le cilantro, le persil, le cresson de fontaine, les feuilles de laurier, la sauge, le romarin, le basilic, l'origan, le fenouil, l'aneth, le cerfeuil, la marjolaine, le thym, la ciboulette et l'estragon. Vous pouvez aussi manger sans danger différentes fleurs et plantes pleines de saveurs comme la capucine, la violette, la mélisse, l'oseille, la sarriette et les géraniums odorants. Utilisez aussi de la racine de gingembre et de l'ail frais quotidiennement dans la préparation de vos repas.

Les effets curatifs des tisanes

Il est toujours bon d'avoir des tisanes dans son garde-manger. En voici quelques-unes particulièrement recommandables :

La LUZERNE permet de soigner les troubles de la vessie ainsi que l'hypoglycémie et l'hyperglycémie.

L'ALOÈS apaise les brûlures d'estomac ou l'inflammation des intestins dues à l'acidité.

L'ANGÉLIQUE, l'ACTÉE À GRAPPES, la BAIE DU GATTILIER, le DONG QUAI et la RÉGLISSE régularisent les menstruations.

La MYRTILLE améliore la vision et clarifie les idées.

L'ACTÉE À GRAPPES soulage les crampes menstruelles ainsi que les symptômes du syndrome prémenstruel et de la ménopause.

Le POIVRE DE CAYENNE active la circulation sanguine et soulage les symptômes de l'arthrite.

La CAMOMILLE soulage la constipation et le stress (prenez-en seulement pendant de courtes périodes de temps).

La FEUILLE DE PISSENLIT désintoxique et nettoie le foie.

Le GINKGO BILOBÉ augmente l'acuité d'esprit.

L'ÉCHINACÉE stimule le système immunitaire dans les traitements contre le rhume, la grippe et les infections.

L'HYDRASTE DU CANADA (une espèce en voie de disparition qu'on peut remplacer par du *Mahonia aquifolium*) ralentit la prolifération des bactéries et diminue l'inflammation.

Le THÉ VERT agit comme agent antioxydant et anticancéreux puissant dans le conduit intestinal.

Le GINSENG DE SIBÉRIE soulage le stress, la fatigue et les nerfs épuisés.

L'AUBÉPINE est bénéfique pour ceux qui ont des problèmes cardiaques assez graves.

Le KAVA soulage les symptômes de nervosité, d'agitation et d'anxiété.

Le PYGÉUM et le CHOU PALMISTE NAIN protègent la prostate contre une hypertrophie bénigne — une augmentation du volume de cette glande.

Le CHRYSANTHÈME MATRICAIRE, ou GRANDE CAMOMILLE, soulage les symptômes de la migraine et de l'arthrite.

Le GINGEMBRE sert de remède contre la nausée, a un effet antimicrobien et nettoie le côlon.

Vous pouvez vous procurer ces tisanes séparément ou en combinaisons, ou encore les acheter en vrac, sous forme de poudres d'herbes, et faire des essais pour trouver le mélange qui vous convient le mieux.

Les superaliments de la mer

Dans les cultures qui se sont développées à proximité de la mer, on connaît bien les effets bénéfiques des légumes marins (algues) sur l'être humain. Ces légumes verts constituent des ingrédients de base dans l'alimentation des populations côtières d'Hawaii, d'Asie, d'Irlande, d'Islande, d'Amérique du

Sud, du Canada (Est et Ouest) et de l'Écosse. Elles sont des sources extraordinairement riches de vitamines, d'enzymes digestifs, de minéraux, de protéines et d'oligoéléments, comme le chrome et le sélénium, qu'on trouve rarement dans les sols de nos jours. Elles contiennent de grandes quantités de fibres, de vitamines A, C et du complexe B en entier (en particulier B_{12}), de minéraux comme le calcium, l'iode, le sodium, le potassium, le magnésium, du fer organique absorbable et des oligo-éléments minéraux. La plupart des légumes marins renferment de 15 % à 60 % de protéines. Selon le docteur Rosalie Bertell, présidente de l'International Institute of Concern for Public Health, à Toronto, les algues peuvent se lier aux métaux lourds et les entraîner hors de l'organisme. Dans les années 1960 et 1970, des chercheurs de l'Université McGill, à Montréal, ont démontré que l'alginate de sodium, un dérivé des légumes marins, se lie à des molécules formées par radiation nucléaire comme celles du strontium 90 (un des plus dangereux composés des retombées radioactives), et aide à les éliminer ainsi que d'autres types de radiation nucléaire présents dans le corps.

De toute évidence, les légumes marins font partie des aliments les plus bénéfiques que vous puissiez manger. Ils ne contiennent à peu près pas de matières grasses et sont faibles en calories. En ajoutant des légumes marins à votre menu, vous revenez aux sources de la vie sur terre, les océans, et vous faites le plein d'une vaste gamme d'éléments nutritifs essentiels et parfois difficiles à obtenir autrement.

En Amérique du Nord, les légumes marins dont la couleur varie du rouge violacé au vert-noir, sont cultivés et récoltés dans les eaux profondes et encore propres situées au large du Maine, de la Nouvelle-Écosse et de la Californie. Ils sont nettoyés à l'eau de source et séchés à l'air. On peut s'en procurer en vrac ou en paquets préemballés dans la plupart des magasins d'alimentation naturelle. Ils sont également offerts sous forme de condiments et vendus dans des salières pour servir d'épices ou de substitut du sel. Séchés, ils se conservent indéfiniment dans un contenant placé au frais et à l'abri de la lumière.

Vous devrez peut-être vous habituer au goût des légumes marins, mais, lorsqu'ils feront partie de votre alimentation et surtout si vous mangez déjà du tofu, vous ne pourrez plus vous en passer. Avant de les utiliser, rincez les feuilles séchées à l'eau froide puis faites-les tremper de 3 à 10 minutes également dans de l'eau froide jusqu'à ce qu'elles commencent à ramollir. Vous pouvez ensuite les faire griller sans huile dans la poêle durant 5 à 10 minutes puis les réduire en poudre et les ajouter à un plat de fèves ou de riz, à des soupes, des ragoûts, des salades, du pain, des légumes, des soupes au miso ou de la viande maigre. Communiquez avec The Mendocino Sea Vegetable

Company au 707-934-1037 pour obtenir le merveilleux livre de cuisine *The Sea Vegetable Gourmet Cookbook* (en anglais seulement).

Un vocabulaire des légumes marins

L'AGAR-AGAR a un goût très léger et peut se présenter sous forme de poudre jaune pâle ou de flocons translucides. Utilisez-le comme gélatine ou comme agent d'épaississement avec les fruits, dans les sauces et les plats aux légumes.

L'ARAME a un goût doux et délicatement sucré. Faites-la griller sans huile et saupoudrez-la sur du tofu, des fèves, des salades ou des légumes.

La CHLORELLE japonaise est une algue unicellulaire qui regorge d'éléments nutritifs. On la retrouve dans les breuvages verts de qualité.

Le VARECH BRUN, ou LAMINARA, a un goût salé prononcé et, comme il a une teneur très élevée en iode, il vaut mieux le remplacer par le petit goémon de Nouvelle-Écosse, qui n'en contient pas autant.

Le PETIT GOÉMON DE NOUVELLE-ÉCOSSE a un goût salé. Faites-le tremper trois minutes puis grillez-le à sec dans une poêle durant cinq minutes. Réduisez-le en morceaux et ajoutez-en à n'importe quel plat. Utilisez-le comme substitut du sel.

La LAMINAIRE JAPONAISE, ou KOMBU, a un goût naturellement doux. Faites-la tremper trois minutes dans de l'eau froide, puis faites-la cuire de 35 à 40 minutes. Utilisez-la comme ingrédient de base ou sous forme de bouillon. Consommée avec des graines de soja ou d'autres sortes de graines, elle facilite leur digestion.

Le PORPHYRE, ou NORI, a une saveur douce et sucrée. On le trouve le plus souvent sous forme de feuilles séchées qu'on roule après y avoir étendu du riz, des légumes, des viandes ou des fruits de mer pour confectionner des « rouleaux au porphyre ».

La SPIRULINE D'HAWAII est vendue sous forme de fine poudre verte. Il s'agit d'une algue bleu-vert multicellulaire qui constitue une véritable mine d'éléments nutritifs. C'est un des ingrédients d'un breuvage vert de qualité ; buvez-en tous les jours.

Le WAKAMÉ est un légume marin plein de saveur aux effets puissants. Il faut le faire tremper 15 minutes dans l'eau froide et le couper en dés pour l'incorporer aux soupes à base de miso, aux salades, aux plats de riz, aux ragoûts et aux plats de graines, ou l'utiliser comme condiment.

Les petits velours : le retour au mélangeur

Les gens occupés ont redécouvert les petits velours — des breuvages aux fruits qui peuvent remplacer un fruit au goûter et leur fournir de l'énergie pour toute la matinée ou l'après-midi. Ces breuvages sont très pratiques puisque le seul appareil dont vous avez besoin pour les préparer est un mélangeur et que l'opération complète dure à peine deux minutes. Toutefois, n'abusez pas de ces «douceurs» colorées et riches en fibres. Souvenez-vous que de petites quantités suffisent à la fois.

En matière de goût, une loi prévaut: plus le fruit est mûr, plus le «petit velours» est sucré. Cela dit, les choix sont illimités. Vous pouvez prendre comme base des poires, du raisin et de l'ananas. Utilisez un ou plusieurs de ces fruits de base congelés et ajoutez-y d'autres fruits et un peu d'eau, si cela est nécessaire. Achetez des boîtes de fruits congelés à la douzaine ou congelez-en vous-même. Pour obtenir une plus grande variété de couleurs et d'éléments nutritifs, servez-vous de fruits orange foncé comme les abricots, les pêches, les papayes, les mangues et le cantaloup: ils regorgent de vitamine A et de bêta-carotène. Si vous rêvez d'une véritable explosion d'éléments nutritifs et de couleurs, recourez aux fraises, aux bleuets, aux mûres, aux framboises, aux cassis, aux groseilles, aux kiwis, aux figues fraîches, aux oranges et aux pamplemousses. Faites des essais jusqu'à ce que vous trouviez la combinaison qui vous plaît le plus.

En adaptant cette recette, vous pouvez préparer rapidement un jus de protéines frappé délicieux et velouté. Utilisez comme base 170 millilitres (six onces) de lait de riz, de soja ou d'avoine sans matières grasses ou encore du lait écrémé. Ajoutez deux cuillers à soupe combles de lait fermenté (yogourt) nature à culture active et sans matières grasses, qui enrichira votre mélange de bonnes cultures bactériennes et servira d'agent épaississant. Mettez-y deux cuillers à soupe de granules de lécithine de soja sans huile, qui nettoieront vos artères, aviveront l'éclat de votre peau et de vos cheveux et donneront à votre mélange sa consistance veloutée. Enfin, terminez avec une grosse cuillerée d'une de ces poudres de protéines à faible teneur en gras: protéines de petit-lait avec ions échangés ou protéines de lactosérum obtenues par microfiltration tangentielle, protéines de soja ou protéines de lait et de blanc d'œuf. Vous pouvez vous procurer des granules de lécithine de soja et des poudres de protéines à faible teneur en matières grasses dans tous les magasins d'alimentation naturelle. Mastiquez soigneusement chaque gorgée avant de l'avaler, car un liquide protéique doit être bien enveloppé de salive. Ce type de breuvage fournit de 25 à 30 grammes de protéines complètes et constitue un bon repas qu'on peut équilibrer en y ajoutant une demi-tranche ou toute une tranche de pain de céréales complètes au levain, tartinée d'une demi-cuiller à thé de beurre non salé ou d'une cuiller à thé de beurre de graines de citrouille, d'amande ou de noix de cajou.

Faites germer des superaliments chez vous

En faisant germer des graines, vous avez une occasion unique de cultiver vos propres aliments. C'est très facile à faire avec des graines ou des semences dans votre propre maison, 12 mois sur 12, même si vous ne disposez que d'un espace restreint.

Choisissez des graines de luzerne, de trèfle, de radis, de chou frisé, de sarrasin, de tournesol, de pois rouges, de brocoli et de chia. Utilisez des graines ou des semences de culture biologique qui n'ont pas été traitées préalablement à des fins agricoles. Mettez-les dans des paniers de bambou tressé serré, des sacs en lin ou des pots. Arrosez-les le matin et de nouveau tard le soir. Au bout de 5 à 14 jours, les pousses seront prêtes à manger.

Pour plus de renseignements et des instructions détaillées, consultez les livres en vente dans les magasins d'aliments naturels (voir l'annexe pour les sources).

Des raisons pour faire germer des pousses

- Les graines germées, ou pousses vertes, sont partiellement prédigérées et sont donc très faciles à digérer.
- Les enzymes vivants présents dans les graines germées viennent grossir le nombre des enzymes digestifs de l'estomac.
- Faire germer des graines est un moyen facile et peu coûteux de cultiver ses propres aliments biologiques et de réduire ses dépenses en nourriture.
- Les graines germées sont extrêmement nutritives et constituent la source la plus riche de vitamines et de minéraux.

Le kombucha ou thé « champignon »

Le thé « champignon » kombucha est un autre superaliment qu'on cultive chez soi. En Asie, on s'en sert depuis des siècles pour guérir les malades et débarrasser l'organisme de ses déchets. Il s'agit d'une grosse pousse plate d'apparence fongique en forme de crêpe. Il ne s'agit pas vraiment d'un champignon, mais d'une combinaison de lichen, de *Bacterium xylinum* et de culture de levure. La fumée de cigarette tue le kombucha.

On ne mange pas le « champignon » lui-même, mais on l'utilise pour préparer du thé en le faisant fermenter durant environ une semaine dans un mélange d'eau pure, de sucre et de thé vert ou noir, auquel on ajoute du vinaigre de cidre ou une petite quantité de thé d'une préparation précédente. Le champignon produit des rejetons avec lesquels on peut faire d'autre thé. Servez-vous toujours d'un récipient en verre pour cette opération et veillez à ce qu'il reste stérile.

LES GRAINES GERMÉES REVALORISÉES

Beaucoup de spécialistes connus ont déconseillé de manger des graines germées, et en particulier celles de la luzerne, après la parution d'un article écrit par le docteur Bruce Ames, un éminent biochimiste de la University of California, à Berkeley, qui lui-même discutait des travaux d'un autre chercheur. Les graines de luzerne contiennent une toxine appelée L-canavanine. La canavanine est une substance analogue à l'arginine, un acide aminé incorporé à une protéine à la place de l'argine. Des singes nourris avec des comprimés de luzerne contenant du sulfate de canavanine ont développé des symptômes analogues au lupus chez les humains. Toutefois, aucune des expériences effectuées ne portait sur les germes de luzerne tels que nous les consommons habituellement. La luzerne utilisée était en réalité constituée de semis non verts de un à trois jours, séchés au four pour réduire leur volume. Aucun test n'a été fait avec des germes de luzerne verts et mûrs.

Des recherches récentes montrent que la L-canavanine diminue rapidement dans les plantes à mesure que leur germination progresse. Ainsi, un germe de luzerne mûr n'en contient plus qu'une concentration de 0,00075 %.

Le docteur Ames lui-même m'a affirmé qu'il n'y avait aucune raison de s'inquiéter lorsqu'on mange des plantes germées, même quand il s'agit de luzerne. Si cela ne vous rassure pas encore, mangez tout simplement moins de germes de luzerne. Sachez cependant qu'on trouve aussi de la L-canavanine dans les semences d'oignons, d'ail et de germes de soja. Ce produit leur sert de protection contre les insectes. Les plantes mûres, par contre, en contiennent très peu et ne menacent donc pas votre santé.

Pour débuter, vous avez besoin d'un rejeton provenant d'une culture principale. Renseignez-vous dans votre entourage et vous verrez qu'un grand nombre de personnes font pousser (fermenter) du thé kombucha. Vous obtiendrez peut-être votre rejeton de départ d'un collègue de travail, de votre banquier, de votre voisin, d'un grand-père à la retraite ou de votre mécanicien! La plupart des gens qui en cultivent aiment à faire cadeau d'un rejeton de leurs champignons à d'autres aspirants éleveurs parce qu'ils sont fiers des produits qu'ils ont fait pousser eux-mêmes. Vous serez surpris de voir comme c'est facile et peu coûteux. Consommez de ce thé avec modération!

Les granules de lécithine et la lutte contre la graisse

Je suis enchanté de vous faire faire la connaissance, ou de vous rappeler l'existence du superaliment le plus important — les granules de lécithine de soja non séchés sur de la poudre de petit-lait.

Les granules de lécithine de soja de qualité se présentent sous l'aspect de petites pépites dorées à goût de noix qui sont de plus en plus populaires dans les cuisines. En biochimie, on appelle la lécithine de la phosphatidyl-choline (PC). Les granules de lécithine de soja de la meilleure qualité en contiennent 22 %. Ainsi, une cuiller à soupe de ces granules a une masse de 7,5 grammes et renferme environ 1,723 milligramme de phosphatidyl-choline. Il faut 907,2 kilos (2000 livres) de graines de soja pour fabriquer environ 450 grammes de lécithine de qualité. La lécithine provenant de sources animales, comme les œufs, est la plupart du temps saturée, tandis que celle qu'on extrait des plantes ne l'est pas dans l'ensemble. Ajoutez-en deux cuillers à soupe ou 15 grammes par jour à vos plats préparés.

Les concentrations les plus élevées de lécithine se trouvent dans les organes vitaux, soit le cerveau, le cœur, le foie et les reins. En composition sèche (une mesure sans liquide), le cerveau renferme 30 % de lécithine et les couches extérieures des fibres nerveuses, 60 %. La lécithine de soja émulsionne et élimine le «mauvais» cholestérol, appelé aussi lipoprotéines de basse densité, tout en augmentant la quantité de lipoprotéines de haute densité dont votre corps a besoin. Les lipoprotéines de basse densité ont un effet dévastateur car elles encrassent les artères et accroissent les risques de maladies cardiaques ou coronariennes.

L'incorporation de granules de lécithine de soja de qualité dans l'alimentation quotidienne permet:

- de diminuer le taux de «mauvais» cholestérol, et en particulier les surplus de cholestérol plasmatique, mais aussi un type de lipoprotéines de basse densité qui cause l'artériosclérose avancée;
- de réduire l'hypertension;
- d'augmenter considérablement (de 100 %) la capacité d'absorption par l'organisme des vitamines solubles dans le gras, comme les vitamines A, D et E;
- de donner aux cheveux plus de volume et d'éclat;
- de favoriser la transformation de l'homocystéine (un sous-produit alimentaire) en composés non toxiques;
- d'hydrater la peau et de lui conserver son élasticité;
- de lutter contre la graisse et d'aider ainsi les personnes qui suivent un régime amaigrissant.

Dans le numéro du printemps 1997 de *Technical Review,* une publication de l'Israel Institute of Technology, il est question de la découverte d'un ingrédient extrait de la racine de réglisse et capable, comme la lécithine, d'empêcher les dépôts de cholestérol dans les artères. Cet ingrédient appelé glabridine ralentit l'oxydation du «mauvais» cholestérol, un des principaux facteurs qui, en contribuant à l'accumulation du cholestérol sur les parois des vaisseaux sanguins, cause l'artériosclérose (un rétrécissement des artères). Selon le professeur Michael Aviram, de la faculté de médecine et directeur de l'équipe de chercheurs, «on a trouvé des lipoprotéines de basse densité, fortement oxydées, chez des patients qui présentent des risques élevés d'artériosclérose». Il expliquait que cette maladie pouvait entraîner une crise cardiaque ou une attaque d'apoplexie et que, dans le monde occidental, elle était l'une des principales causes de mortalité.

Boire des breuvages verts de qualité est un moyen pratique de consommer quotidiennement des granules de lécithine de soja et de la racine de réglisse en proportions équilibrées. Les meilleurs d'entre eux contiennent de grandes quantités de phosphatidyl-choline et ont un effet alcalifiant.

On trouve la lécithine de soja dans tous les magasins d'alimentation naturelle. (Il faut toujours l'acheter sous forme de granules et non de liquides, de comprimés ou de capsules qui pourraient être rances ou s'oxyder.) Conservez-la dans votre réfrigérateur. Mettez-en deux cuillers à soupe sur du gruau d'avoine déjà cuit, parsemez-en les salades ou les plats de légumes. Servez-vous-en pour garnir vos soupes et ajoutez-en à vos liquides frappés aux protéines.

Je ne peux pas vous dire à quel point les granules de lécithine de soja ont des effets bénéfiques sur la santé et la longévité humaines. Essayez-les et vous verrez !

RÉSUMÉ EN TROIS POINTS

- La préparation de la nourriture est un rituel universel. Dans toutes les cultures, on prolonge ce rituel en exprimant, avant de manger, de la gratitude et du respect à Dieu, à la terre nourricière et à toute l'humanité. Le partage de la nourriture crée un sentiment de saine fraternité qui s'étend sur tout le reste de la journée.
- Les superaliments peuvent être colorés, incroyablement délicieux et amusants à combiner.
- Colorez vos repas avec des verdures pour gourmet, des champignons de toutes sortes, des herbes aromatiques fraîches, des légumes marins, des jeunes pousses, du thé kombucha et des granules de lécithine de soja.

PLAN D'ACTION EN QUATRE POINTS

- L'essentiel est dans la présentation. Servez-vous des couleurs naturelles des aliments pour rendre vos plats attrayants.
- Avant de planifier votre menu de la semaine ou de la journée, songez à tous les superaliments qui ajouteront de la couleur et de l'élégance à vos plats.
- Comme vous devez absolument vous nourrir pour vivre, recourez au mélangeur pour préparer des repas rapides lorsque votre horaire est surchargé.
- Les granules de lécithine de soja (des pépites dorées) sont les ennemis jurés de la graisse. Vous devez apprendre à les connaître et en consommer tous les jours. Ce sont de merveilleux aliments alcalifiants.

La désintoxication

par Daniel-J. Crisafi

Introduction

Au deuxième chapitre de ce livre, mon ami Sam Graci nous a appris que plus de 100 000 substances chimiques industrielles (substances xénobiotiques) avaient été introduites dans notre environnement. Plusieurs de ces substances se retrouvent dans notre organisme, que nous les absorbions par notre peau, avec nos aliments, avec l'air que nous respirons ou de différentes autres façons. Il est vrai que ces substances sont analysées afin de déterminer leur potentiel nocif sur la santé. Malheureusement, nous vérifions le potentiel nocif d'une seule substance à la fois. Nous n'avons jamais vérifié l'effet cumulatif de plusieurs de ces substances sur notre santé. Qui plus est, nous vérifions les effets à court terme, sur quelques années, et nous n'évaluons par les effets sur 30 ou 40 ans, ou sur une ou deux générations.

La Special Commission on Internal Pollution, à la London University, en Angleterre, est constituée de lauréats du prix Nobel. Selon ces imminents scientifiques : « La pollution interne est due à l'ingestion et à l'inhalation de produits de notre environnement pollué, à l'apport quotidien d'additifs chimiques et d'impuretés dans nos aliments préparés, et au grand nombre de médicaments qui sont souvent pris sans raison. » (Special Commission on Internal Pollution, « Toward Assessing the Chemical Age », *Journal of the American Medical Association*, nᵒˢ 234-235, 1975, p. 507-509 ; ma traduction.)

Nous sommes en contact avec une quantité croissante de substances chimiques pour lesquelles notre corps n'a pas de mécanismes d'adaptation appropriés. Ces substances sont nouvelles (nos ancêtres ne les connaissaient pas), et notre corps doit composer, tant bien que mal, avec elles, utilisant, pour ainsi dire, les moyens du bord. Selon plusieurs auteurs, il en résulte un accroissement de maladies dégénératives variées. Dans son livre, *La Naturopathie apprivoisée*, mon confrère Jean-Claude Magny inclut les maladies inflammatoires et neurologiques parmi celles qui peuvent être provoquées par l'accumulation de ces substances toxiques.

Dans un article publié dans le *Journal of Applied Nutrition* (vol. 31, n°s 3 et 4, 1979), le docteur William Holub a fait l'hypothèse que les allergies sont avant tout reliées à une désintoxication insuffisante. Est-ce là la raison pour laquelle nos enfants développent plus d'allergies ?

Les chercheurs Stevenson, Heafield et Waring ont publié dans la prestigieuse revue *Neurology* (n° 39, juillet 1989) un article qui laisse croire que certains symptômes ressemblant aux symptômes de la maladie de Parkinson sont aussi causés par une désintoxication insuffisante.

Plusieurs autres études scientifiques récentes démontrent que plusieurs maladies et symptômes sont reliés à une accumulation de substances intoxicantes chez des personnes génétiquement prédisposées. Citons quelques-unes de ces affections :

- la sclérose amyotrophique latérale (*Journal of the American Medical Association*, vol. 250, n° 5, août 1983) ;
- les symptômes épileptiques et les migraines (*Journal of Pediatrics*, vol. 114, n° 1, janvier 1989) ;
- l'hyperactivité (*The Lancet*, 9 mars 1985) ;
- l'asthme (*Journal of Allergy and Clinical Immunology*, n° 80, 1987) ;
- les maux de tête (*Headache*, n° 29, 1989) ;
- la fatigue chronique (*The Lancet*, 23 juin 1984).

Quoique les toxines ne soient pas toujours en cause dans ces symptômes, il semble en fait que l'accumulation de substances chimiques ait un effet néfaste sur notre santé et puisse être un facteur dans la genèse de plusieurs maladies. Ce principe est essentiel à l'approche naturopathique, qui a toujours considéré que l'une des causes de la maladie est l'intoxication. Depuis des décennies, les naturopathes conseillent la désintoxication. Les recherches scientifiques récentes soutiennent fermement ce point de vue.

Cures de désintoxication

Comme nous l'avons vu plus haut, l'une des causes de la maladie est la présence de substances chimiques dans notre organisme. Pour cette raison, plusieurs auteurs recommandent de suivre une cure de désintoxication annuelle. De plus, lorsqu'une personne décide de changer son alimentation, ou lorsqu'elle veut s'attaquer à un problème de santé, elle peut vouloir suivre ce genre de cure afin d'aider son organisme à éliminer les toxines accumulées depuis des années. Mis à part le jeûne à l'eau, que je ne conseille absolument pas, il existe d'excellentes cures de désintoxication. Quelques-unes sont décrites ci-dessous.

La cure de vinaigre de cidre

La cure de vinaigre de cidre, popularisée aux États-Unis par le docteur Paul Bragg, entre autres, est une solution très efficace. Paul Bragg était à la fois naturopathe et spécialiste de ce que les Américains appellent le *life extension*, l'extension de la vie. Il a d'ailleurs pratiqué la naturopathie pendant plus de 70 ans! Voici donc le résumé de ce programme tel qu'il l'a enseigné dans son livre *Apple Cider Vinegar Health System* (Health Science, 1985): «Au lever, entre le repas du matin et celui du midi et entre le repas du midi et celui du soir: boire un verre de 250 millilitres (huit onces) d'eau pure dans lequel on aura ajouté une cuiller à thé de miel naturel et non pasteurisé et deux cuillers à thé de vinaigre de cidre naturel.» (Ma traduction.) D'après Bragg, ce breuvage aide à alcaliniser l'organisme, augmente l'absorption de potassium et «désencrasse» le tube digestif. Ce programme n'est pas recommandé pour les personnes souffrant de désordres du métabolisme des glucides, particulièrement les diabétiques.

Le jeûne aux jus de légumes

Paavo Airola, l'un des naturopathes les plus connus au monde, recommande, dans son livre *How To Get Well*, de suivre un jeûne aux jus de légumes. Avant d'entreprendre un tel régime, consultez un professionnel de la santé.

Pendant les trois premiers jours, ne consommer que des fruits et des légumes frais, en suivant les directives ci-dessous:

1. Les fruits frais devraient être consommés le matin seulement et à volonté.
2. Les légumes devraient être consommés crus, en salades variées et à volonté, aux repas du midi et du soir.
3. Ne buvez que de l'eau fraîche et naturelle.

Pendant les sept jours suivants, suivre le régime décrit ci-dessous:

- 9 heures: Une tasse de tisane tiède.
- 11 heures: Un verre de jus de fruits fraîchement pressés, dilué à parties égales avec de l'eau pure.
- 13 heures: Un verre de jus de légumes frais ou du bouillon de légumes (voir la recette présentée plus bas).
- 14 heures: Repos au lit, lecture.
- 16 heures: Une tasse de tisane.

- 19 heures : Un verre de jus de fruits ou de légumes dilué.
- 21 heures : Une tasse de bouillon (voir la recette présentée plus bas).

Pendant les quatre jours suivant ce « jeûne », suivre les directives ci-dessous :

- Premier jour : Ajouter au régime ci-dessus une demi-pomme, un petit bol de légumes crus, un bol de potage aux légumes ou de soupe minestrone (voir les recettes présentées plus bas).
- Deuxième jour : Quelques prunes ou figues (trempées dans de l'eau) pour le repas du matin. Une petite salade de légumes pour le repas du midi. Soupe minestrone ou potage aux légumes (voir les recettes présentées plus bas) pour le repas du soir. Deux pommes entre chaque repas. Cela, en plus des jus et des bouillons habituels.
- Troisième jour : Même régime que le deuxième jour, mais en ajoutant une tasse de lait fermenté nature et cinq ou six noix crues (finement hachées) pour le repas du matin. Consommer une salade plus copieuse au repas du midi et y ajouter une pomme de terre bouillie, cuite à la vapeur ou au four. Manger une tranche de pain de blé entier avec un peu de beurre et une tranche de fromage avec la soupe du soir.
- Quatrième jour : Commencer à suivre son régime « normal » sain.

Bouillon ou potage aux légumes

2 grosses pommes de terre coupées en cubes de 15 cm (1/2 pouce) environ	1 tasse de céleri-rave râpé (ou, le cas échéant, céleri ordinaire haché)
1 tasse de carottes, râpées ou coupées en dés	1 tasse d'oignons coupés en cubes

Placer les légumes dans une casserole avec 1,5 litre (6 tasses) d'eau, couvrir et cuire à feu doux pendant environ 30 minutes. Pour obtenir le bouillon, il suffit de filtrer au tamis et de conserver le liquide seulement. Pour le potage, servir le tout, bouillon et légumes cuits, tel quel ou passé au mélangeur. Le bouillon ou potage qui reste peut être réfrigéré et conservé pendant environ 36 heures.

Soupe minestrone

1 oignon moyen coupé en cubes	1/4 de tasse de persil haché
1 gousse d'ail finement hachée	1 cuiller à soupe d'huile d'olive extra-vierge
2 tomates coupées en cubes	1 cuiller à thé de sel de mer gris
2 courgettes moyennes coupées en cubes	1 cuiller à thé d'origan
1 tasse de céleri coupé en cubes	1 cuiller à thé de basilic

Placer les légumes dans une casserole avec 1,5 litre (6 tasses) d'eau, couvrir et cuire à feu doux pendant environ 30 minutes.

La recette du docteur Weiss

Le docteur Rudolf Fritz Weiss était l'un des phytothérapeutes et phytophar-macologues les plus connus d'Europe. Son ouvrage *Lehrbuch der Phytotherapie* est l'un des traités de médecine phytothérapeutique les plus complets. Le doc-teur Weiss suggère la recette suivante à titre de purificateur préventif du sang :

Racine et feuille de pissenlit

Feuilles d'ortie

Fleurs de sureau

Écorce de bourdaine

Fenouil

Mélanger tous les ingrédients en parties égales. Prendre une tisane faite d'une cuiller à thé comble de ce mélange et d'eau chaude, matin et soir, pendant quatre semaines. Il existe sur le marché plusieurs autres bonnes formules de désintoxication à base de plantes, telles que le FlorEssence et la cure de Vogel.

Ma suggestion de régime de désintoxication

Le régime de désintoxication que je recommande donne d'excellents résultats. Ce régime est efficace et très sécuritaire lorsqu'il est utilisé selon les recom-mandations.

Pendant une ou deux semaines, adopter le régime suivant :

- Au réveil : Consommer trois cuillers à thé de GREENS+ dans 250 millilitres (une tasse) d'eau pure ou de jus de pomme.
- Repas du matin : Un bol de céréales de riz brun avec du lait de riz (en con-sommer à volonté).
- Collation : 100 milligrammes de lait fermenté (Bio-K+).
- Repas du midi : Un bol de riz brun et une grande salade de légumes crus, variés.
- Collation : 100 grammes d'amandes crues, nature.
- Repas du soir : Un bol de soupe minestrone (voir la recette présentée ci-dessus). Un bol de riz brun ou de millet, ou des céréales de riz brun.

Durant cette période, vous pouvez consommer des jus de légumes (pas de fruits), de l'eau pure (distillée, filtrée par osmose inversée, de source, etc.), des tisanes (par exemple à la camomille ou à la menthe poivrée).

Le GREENS+, les céréales de riz brun, le lait de riz et le Bio-K+ sont offerts dans les bons magasins d'aliments naturels.

ATTENTION : La phytothérapie utilise des plantes qui peuvent être contre-indiquées pour certaines personnes. Idéalement, on ne devrait utiliser des pro-duits à base de plantes que sous les recommandations d'un praticien de la santé diplômé ayant des connaissances en phytothérapie. De plus, durant toute la durée du régime de désintoxication, certains symptômes peuvent apparaître, des symptômes existants peuvent s'aggraver et d'anciens symptômes peuvent réapparaître. Ces symptômes peuvent inclure des petits malaises (nausées, maux de tête, problèmes de digestion, éruptions cutanées, etc.). Plusieurs naturopathes considèrent cette réaction comme étant favorable. Ces malaises normaux témoignent des efforts que fait l'organisme pour s'adapter à cette nouvelle situation. Si les symptômes sont trop graves, il faut les atténuer de façon qu'ils ne nous rendent pas la vie trop désagréable. On y parvient en réduisant la consommation des jus de légumes ou de leur substitut pendant trois jours et en les réintroduisant lentement par la suite.

Autres facteurs

Le stress augmente aussi la présence de substances toxiques que l'organisme doit éliminer. Gérer son stress, sans perdre de vue qu'il faut essayer d'en enrayer les causes, est donc un facteur important dans la réduction de l'intoxication.

L'exercice physique aide à réduire le stress, l'ostéoporose et les maladies cardio-vasculaires. Qui plus est, l'exercice physique, en augmentant la circulation sanguine et lymphatique, aide aussi à accroître la désintoxication des tissus. Il est vital pour la santé de l'organisme de faire suffisamment d'exercice. Commencez là où vous êtes et augmentez graduellement. Faites ce que vous pouvez, mais faites-le !

Tâchez, par un effort croissant, de réduire la présence de substances chimiques dans votre environnement extérieur autant qu'intérieur. Utilisez, autant que possible, des produits de nettoyage biodégradables et des produits pour soins du corps naturels. Aussi, faites preuve d'une vigilance particulière en choisissant des aliments exempts d'additifs chimiques artificiels. N'oublions pas que, il y a plus de 20 ans, l'ancien allergiste en chef du Kaiser-Permanente Medical Center de Los Angeles, le docteur Ben Feingold, avait démontré l'existence d'un lien entre les additifs artificiels et les problèmes d'hyperactivité chez les enfants. Il a publié ses rapports préliminaires dans l'article intitulé «Hyperkinesis and Learning Difficulties» (*Essentials of Optimum Health*, 1974, p. 119-137). La présence de ces additifs a augmenté considérablement depuis une dizaine d'années, et les cas d'enfants hyperactifs aussi! Il y a là matière à réflexion.

Conclusion

Il est vrai que l'environnement dans lequel nous vivons et les aliments que nous consommons ne sont pas les mêmes qu'il y a quelques décennies. Malgré les avances indéniables de la science médicale, nos enfants ont de plus en plus d'infections, de plus en plus de personnes souffrent de diverses allergies, et notre niveau d'énergie n'est pas ce qu'il était jadis.

Il est donc de plus en plus important d'encourager la désintoxication et d'adopter un mode de vie et, en particulier, une alimentation, qui réduisent l'apport de ces substances toxiques.

9

Du carburant
pour un rendement optimal

CONSIDÉRATIONS SUR LA SANTÉ

Vous pouvez changer le cours de votre vie dès maintenant
en effectuant de meilleurs choix.

*Nous trébuchons parfois sur la vérité — mais, à quelques exceptions près,
nous nous relevons et nous nous éloignons rapidement comme si rien ne s'était passé.*
Winston Churchill

La vie est un cadeau extrêmement précieux.
Dʳ Albert Schweitzer

1ʳᵉ partie: Combien vous faut-il de protéines, de fibres, de matières grasses et de glucides par jour?

Aujourd'hui, la rapidité est presque un gage de succès. À cause de la vie trépidante que nous menons, pour la plupart d'entre nous, par nécessité ou par choix, il devient encore plus difficile d'alimenter notre corps pour en obtenir un rendement optimal tout en conservant la meilleure santé possible. Pour «rester dans la course», améliorer notre rendement et avoir plus d'endurance, nous devons nous préoccuper sérieusement de ce que nous mangeons, tant sur le plan de la qualité que sur celui de la quantité. En outre, il est indispensable de maintenir chaque jour un juste équilibre entre les protéines, les fibres, les matières grasses et les glucides que nous consommons.

Maintenant que vous connaissez les superaliments et leurs effets bénéfiques, vous pouvez vous en servir pour établir un programme alimentaire qui conviendra exactement à vos besoins. Examinons les éléments de base de ce programme et déterminons quels sont vos besoins quotidiens optimaux dans chaque catégorie.

Les protéines : des superaliments pour un rendement optimal

Une protéine de qualité à faible teneur en matières grasses est un superaliment. Votre corps a besoin de cet élément nutritif quotidiennement. Les protéines représentent le cinquième du poids total de chaque personne. Parmi les substances les plus abondantes dans l'organisme, elles occupent la deuxième place en importance après l'eau. La peau, les cheveux, les ongles, les yeux, les muscles, les hormones, les enzymes et les produits chimiques chargés de la transmission nerveuse sont en grande partie constitués de protéines. Les 2700 enzymes du corps humain que l'on a identifiés jusqu'ici sont formés de protéines, et chaque fonction de l'organisme est contrôlée par une ou plusieurs d'entre elles. L'hémoglobine du sang, qui transporte l'oxygène jusqu'aux cellules, de même que les structures des gènes et des cellules du cerveau sont des substances protéiques. Les anticorps qui protègent l'organisme contre les maladies et les infections en sont également. Sans protéines, les cellules ne pourraient ni produire ni emmagasiner d'énergie. Le corps humain a besoin de l'azote contenu dans les protéines pour construire et réparer des tissus comme les muscles. Les matières grasses, les fibres, l'eau ou les glucides ne sauraient suffire à cette tâche.

L'organisme a besoin de protéines provenant des aliments pour remplacer celles qui sont constamment décomposées et perdues en même temps que les acides aminés, ou aminoacides, dans le cours normal de la vie quotidienne. Cependant, il ne les prend pas telles quelles ; plutôt, les protéines provenant des aliments lui fournissent les acides aminés dont il se sert pour fabriquer ses propres protéines. Il utilise 22 acides aminés connus et peut synthétiser lui-même la plupart d'entre eux, sauf huit qu'il doit extraire des aliments : l'isoleucine, la leucine, la lysine, la méthionine, la phénylalanine, la thréonine, le tryptophane et la valine. En outre, certaines personnes ne peuvent pas synthétiser l'acide aminé que constitue l'histidine.

Pour fabriquer des protéines, votre corps a besoin de ces huit acides aminés essentiels simultanément. On appelle protéines complètes celles qui les contiennent tous dans des quantités et des proportions adéquates pour assurer la santé de l'organisme. L'indice net d'utilisation de protéines (INUP) mesure la capacité d'un aliment à fournir tous les acides aminés requis par l'organisme.

Voici une liste des protéines complètes, des plus riches aux plus pauvres, selon cet indice.

1. La protéine de petit-lait sans lactose hydrolysée, la poudre de protéines de blancs d'œufs (albumine) et l'isolat de protéines de soja en poudre, faible en matières grasses.
2. Le poisson, les œufs de ferme, la volaille sans peau, les viandes maigres et le gibier.
3. Les produits laitiers à teneur faible ou nulle en matières grasses.
4. Les graines, les noix, les légumineuses (fèves et haricots), les légumes marins (la chlorelle et la spiruline d'Hawaii), le pollen d'abeille, les céréales complètes et la levure nutritionnelle.

Les protéines doivent être accompagnées de fibres présentes naturellement dans les aliments et de matières grasses bonnes pour la santé. (On trouve ce type de matières grasses dans l'huile d'olive et l'huile de graines de lin de culture biologique, dans l'huile de graines de chanvre ou dans des poissons nordiques comme le saumon, le tassergal, le hareng, le maquereau et les sardines.) Elles aident à ralentir le rythme d'entrée des glucides dans le sang et permettent ainsi de maintenir la sécrétion d'insuline par le pancréas à un niveau constant, ce qui assure à l'organisme un apport régulier d'énergie.

LE RETOUR AUX LÉGUMINEUSES

Jusqu'à tout récemment, la plupart des nutritionnistes croyaient à la nécessité de combiner diverses protéines à base de plantes à chaque repas (les protéines complémentaires) pour que l'organisme obtienne des quantités suffisantes des huit acides aminés essentiels. Toutefois, d'après de nombreuses études récentes, le corps possède un réservoir de substances protéiques qui peut combiner les différentes protéines végétales consommées au cours de la journée pour atteindre sa quote-part d'acides aminés. Vous pouvez donc manger du bulghur à déjeuner (à faible teneur en méthionine) et des pois chiches (qui en renferment beaucoup) dans une salade colorée à dîner et le tour est joué. Une alimentation végétarienne est très riche en protéines lorsque celles-ci proviennent de sources variées.

Combien faut-il de protéines par jour?

Lorsque vous consommez dans une journée plus de protéines que votre organisme n'en requiert pour se réparer et compenser ses pertes, le surplus est converti en graisse et emmagasiné dans les tissus adipeux (il s'agit d'une graisse brune qui, une fois entreposée, est difficile à déloger) plutôt que dans les muscles. Vous ne pouvez pas garder des protéines en réserve pour un usage ultérieur, comme c'est le cas pour les glucides et les matières grasses. Par ailleurs, les surplus de protéines attirent souvent du calcium hors des os. Le calcium est un minéral alcalifiant qui neutralise les acides corrosifs dus à ces surplus. Si vous augmentez votre consommation de protéines de 42 à 142 grammes par jour, la quantité de calcium évacuée dans votre urine doublera. En outre, un surplus de protéines provoque une déshydratation de l'organisme, car il faut des quantités considérables d'eau pour éliminer leurs déchets dans l'urine. Par contre, lorsque vous ne consommez pas suffisamment de protéines, vous vous sentez faible et sans énergie ; vous attrapez plus facilement le rhume, la grippe ou une infection. Les athlètes qui manquent de protéines s'effondrent et brûlent leurs réserves.

La plupart des adultes nord-américains n'ont pas besoin d'augmenter leur consommation de protéines. Ils en consomment en moyenne de 80 à 120 grammes par jour, c'est-à-dire deux fois la quantité quotidienne recommandée par le guide alimentaire du gouvernement américain, qui est de 0,75 gramme par kilogramme de masse corporelle. À l'autre extrême, le régime alimentaire de certaines personnes comporte trop de glucides et pas assez de protéines.

Calculer ses besoins en protéines

Les physiologistes et les nutritionnistes spécialisés en culture physique suggèrent généralement de calculer les besoins en protéines d'après le poids et le niveau d'activité. Utilisez les catégories suivantes pour déterminer combien il vous faut de protéines quotidiennement. (Note : pendant un exercice physique, l'organisme utilise les protéines à un rythme beaucoup plus rapide qu'au repos et il en faut davantage pour maintenir un équilibre positif de l'azote.)

Adulte sédentaire	0,4 gramme par 454 grammes (1 livre) de masse corporelle
Adulte actif	0,6 gramme par 454 grammes (1 livre) de masse corporelle (faisant de l'exercice physique au moins trois fois par semaine)
Athlète d'endurance	0,75 gramme par 454 grammes (1 livre) de masse corporelle (coureur de fond)
Athlète de force	0,8 gramme par 454 grammes (1 livre) de masse corporelle (s'entraînant assidûment avec des poids)
Athlète d'élite	1,0 gramme par 454 grammes (1 livre) de masse corporelle

Pour calculer ce qu'il vous faut quotidiennement en matière de protéines, multipliez votre poids par le chiffre d'une des cinq catégories ci-dessus. Par exemple, un adulte actif pesant 59 kilos (130 livres) devrait consommer $130 \times 0,6 = 78$ grammes de protéines par jour ; de même, un athlète d'endurance requiert $150 \times 0,75 = 112,5$ grammes de protéines par jour.

La plupart des adultes ont besoin de 45 à 90 grammes de protéines par jour selon leur poids. Utilisez la même méthode que pour mesurer visuellement des quantités d'aliments alcalifiants et acidifiants (voir chapitre 5). Imaginez votre portion de protéines dans la paume de votre main. Ne mangez jamais plus qu'un morceau de viande de cette grandeur ou qu'une tasse de légumineuses ou de produits laitiers dans un seul repas. Une portion de protéines qui tient dans la paume de votre main (du tofu ferme ou extra-ferme, de la dinde, du blanc de volaille, du poisson ou de la viande) ne devrait pas être plus grosse qu'un jeu de cartes. Répartissez votre consommation de protéines sur vos trois repas et un de vos goûters. Il n'est ni nécessaire ni recommandable de satisfaire tous vos besoins en protéines en un seul repas. Ces substances servent de stabilisateurs pour compenser l'élévation du taux de glycémie due aux glucides. Leur effet aide à modérer l'appétit, en particulier lorsque le repas contient de 5 à 10 grammes de fibres.

SOURCES DE PROTÉINES

Légumineuses	Quantité	Grammes de protéines
pois chiches	225 millilitres (1 tasse)	15
lentilles	225 millilitres (1 tasse)	18
fèves pinto	225 millilitres (1 tasse)	14
soja	225 millilitres (1 tasse)	28
tempeh	225 millilitres (1 tasse)	32
tofu (ferme ou extra-ferme)	225 millilitres (1 tasse)	26
protéines végétales texturées	225 millilitres (1 tasse)	20
Produits laitiers		
fromage cottage, sans matières grasses	225 millilitres (1 tasse)	28
lait écrémé	225 millilitres (1 tasse)	8
fromage suisse	30 grammes (environ 1 once)	7
lait fermenté nature sans matières grasses	225 millilitres (1 tasse)	13
Boissons sans produits laitiers		
lait d'avoine	225 millilitres (1 tasse)	4
lait de riz	225 millilitres (1 tasse)	2,1
lait de soja	225 millilitres (1 tasse)	6,6
Œufs (de la ferme)		
de calibre gros avec jaune	1	6
blancs d'œufs seulement	2	9

	Quantité	Grammes de protéines
Céréales		
herbe de luzerne, herbe d'orge ou herbe de blé	225 millilitres (1 tasse)	8
pain de céréales complètes	2 tranches	6
millet	225 millilitres (1 tasse)	8,4
gruau d'avoine	225 millilitres (1 tasse)	8
pâtes de céréales complètes	225 millilitres (1 tasse)	6
riz brun	225 millilitres (1 tasse)	3
Poissons		
thon blanc conservé dans l'eau	85 grammes (3 onces)	25
flétan grillé	85 grammes (3 onces)	23
saumon grillé	85 grammes (3 onces)	20
vivaneau grillé	85 grammes (3 onces)	23
sole grillée	85 grammes (3 onces)	15
truite grillée	85 grammes (3 onces)	24
Fruits		
baies	225 millilitres (1 tasse)	2
petit avocat	1	4
petite banane	1	1,2
cerises	225 millilitres (1 tasse)	1,7
Viande		
bœuf haché ordinaire, vendu dans les magasins	85 grammes (3 onces)	17
bifteck	85 grammes (3 onces)	25
rôti de longe de porc	85 grammes (3 onces)	23
bacon	85 grammes (3 onces)	5
(Les viandes ci-dessus sont de mauvais choix car elles sont riches en matières grasses.)		
poitrine de poulet sans peau et grillée	85 grammes (3 onces)	26
lapin	85 grammes (3 onces)	23
poitrine de dinde sans peau et grillée	85 grammes (3 onces)	22
bœuf maigre fraîchement haché	85 grammes (3 onces)	22
bifteck de flanc	85 grammes (3 onces)	27
gibier	85 grammes (3 onces)	28
Noix et graines		
amandes	85 grammes (3 onces)	12
beurre d'arachide	2 cuillers à soupe	7,7
graines (ou beurre) de citrouille	85 grammes (3 onces)	21
graines de sésame	85 grammes (3 onces)	14,5
graines de tournesol	85 grammes (3 onces)	18,5
noix de cajou	85 grammes (3 onces)	8
noix de macadam	85 grammes (3 onces)	10

	Quantité	Grammes de protéines
Levure		
levure nutritionnelle	85 grammes (3 onces)	33
Poudres de protéines		
blanc d'œuf (albumine)	85 grammes (3 onces)	33
isolats de protéines de soja	85 grammes (3 onces)	32
protéine de petit-lait sans lactose	85 grammes (3 onces)	35
Légumes marins		
chlorelle	85 grammes (3 onces)	12
spiruline	85 grammes (3 onces)	13
Légumes		
patates douces, cuites	1 moyenne	2
pousses crues	225 millilitres (1 tasse)	9
presque tous les légumes	225 millilitres (1 tasse)	4,4

Source : Adapté de J.A.T. Pennington, Bowes et Church, *Food Values of Portions Commonly Used*, 15e éd., Philadelphie, J.B. Lippincott, 1989.

Notes sur les protéines des superaliments

- Choisissez toujours des coupes de viandes maigres et enlevez tout le gras visible avant la cuisson.
- Faites griller le poulet ou la dinde sans la peau.
- Évitez les viandes riches en matières grasses. Pour obtenir la plus faible quantité de gras possible dans les viandes, tenez compte de leur coupe et de leur catégorie. Les marbrures (le contenu en matières grasses) déterminent la catégorie et la tendreté d'une viande. Les viandes de la catégorie ordinaire ou B sont celles qui renferment le plus de gras, celles de la catégorie maigre ou A en renferment un peu moins et celles de la catégorie extra-maigre ou A+, encore moins. Choisissez vos morceaux dans les parties de l'animal qui font le plus d'exercice, c'est-à-dire la ronde (le haut de la patte arrière), le jarret (le bas de la patte), le flanc (le ventre) et le paleron (le cou et l'épaule). Ces sections plus maigres contiennent généralement la moitié du gras des coupes provenant de parties comme les côtes, la longe ou l'aloyau.
- Mastiquez bien votre viande, car il faut qu'elle arrive suffisamment décomposée dans l'estomac pour être digérée correctement.

- Évitez les viandes préparées ou traitées comme le saucisson, les friands à la dinde et les saucisses, qui renferment généralement 90 % de calories provenant de matières grasses. Ces produits ont habituellement une forte teneur en sel et contiennent des nitrites potentiellement cancérigènes ainsi que d'autres additifs toxiques.

- Vos choix de protéines animales faibles en matières grasses devraient consister en gibier, en blanc de volaille et en œufs provenant de poulets de ferme.

- Lorsque c'est possible, achetez de la viande et de la volaille provenant d'animaux nourris et élevés sans antibiotiques et sans hormones de croissance.

- Choisissez toujours du lait fermenté (yogourt), du fromage cottage, du lait, du lait de soja, du lait de riz et des poudres de protéines dont la teneur en matières grasses est faible ou nulle.

- Si vous avez un régime végétarien, faites particulièrement attention à vos besoins en protéines. Ne vous contentez pas du tofu comme seule source. Le processus de fermentation du tofu ferme ou extra-ferme dure plus longtemps que celui du tofu ordinaire, de sorte que la plupart des glucides en sont éliminés. Je vous recommande donc fortement ce type de tofu parce qu'il est moins gras et plus riche en protéines. Variez vos sources de substances protéiques. Ne consommez pas trop de graines et de noix, car leur teneur en matières grasses est élevée, et mastiquez-les bien. Même si leurs protéines ne sont pas complètes, elles constituent, en quantité modérée, un supplément important dans un régime végétarien. Vous pourriez aussi prendre une poudre de protéines de soja ou de petit-lait faible en matières grasses sous forme de breuvage frappé, deux ou trois fois par semaine, ou en ajouter à votre gruau d'avoine pour équilibrer le rapport entre les protéines, les glucides et les fibres.

- Certains fabricants prétendent que leur poudre de protéines vous fera gagner entre 0,90 et 1,35 kilo (deux ou trois livres) de muscles par semaine. C'est faux. Les muscles grossissent seulement en réaction au « traumatisme » d'un exercice physique intense. Un entraînement avec des poids, par exemple, fait que les muscles ont besoin d'une quantité accrue d'acides aminés destinés à leur réparation et à leur formation. Les poudres de protéines ne font rien pour stimuler leur développement ; elles leur fournissent seulement les acides aminés (constituants) dont ils ont besoin, comme le font les légumineuses, la volaille, les produits laitiers, la viande, le poisson, la levure nutritionnelle, les céréales, les graines et les noix.

- Évitez les sources de protéines qui contiennent du cholestérol oxydé, comme les œufs et le lait en poudre, les aliments cuits de fabrication commerciale et les mélanges à cuire.

- Si vous souffrez de rhumatisme articulaire chronique, essayez durant six mois un régime végétarien qui ne contient ni viande, ni œufs, ni produits laitiers. La consommation de protéines et de matières grasses animales entraîne la production d'une hormone intracellulaire, la prostaglandine PG-2, qui peut causer des maladies inflammatoires. La PG-2 est particulièrement abondante dans les acides arachidoniques présents dans la graisse animale saturée, les arachides et les jaunes d'œufs. Si vous souffrez d'arthrite, vous auriez également intérêt à éviter ces sources de protéines.

- Manger des œufs de ferme en quantité modérée ne vous fera pas de tort sauf si vous les faites frire. Lorsque les jaunes d'œufs sont exposés à l'air, par exemple dans les œufs brouillés ou au miroir, leur cholestérol s'oxyde en entier ou en partie et se transforme en différents sous-produits toxiques. C'est la même chose pour les viandes, la volaille et le poisson frits. La meilleure manière d'empêcher un œuf de s'oxyder est de le cuire à la coque, mou ou dur, ou de le pocher en conservant le jaune intact et sans contact avec l'air.

Les fibres : des superaliments pour un rendement optimal

Les fibres sont des superaliments indispensables. Comme nous l'avons vu au chapitre 3, c'est la partie des aliments végétaux qui ne se digère pas. D'après certaines recherches, les personnes dont l'alimentation est riche en fibres souffrent rarement de cancer du côlon, de thrombose ou de varices. Les régimes à base de fruits, de breuvages verts, de légumes, de noix et de graines, de pousses vertes et de légumineuses en renferment beaucoup à l'état naturel. Les fibres végétales désintoxiquent ou nettoient l'appareil digestif en le « balayant » doucement. Dans les intestins, elles éliminent le « mauvais » cholestérol, qui encrasse, et augmentent le niveau de « bon » cholestérol. Elles absorbent également les surplus d'hormones comme l'œstrogène. Cette fonction est particulièrement utile chez les femmes, car la présence de fibres dans les intestins favorise la conversion de l'œstrogène en sous-produits inoffensifs facilement excrétés, ce qui aide à équilibrer les fluctuations hormonales.

Les fibres et l'eau se combinent pour maintenir la régularité du transit intestinal et prévenir ainsi la constipation, les infections à la levure *candida* et le syndrome d'irritation intestinale. En ralentissant la libération du sucre provenant de la digestion des aliments, les fibres stabilisent de façon remarquable son niveau dans le sang, une propriété très importante pour ceux qui veulent perdre du poids. Elle servent aussi à éliminer de l'organisme beaucoup de toxines et de métaux lourds dangereux. Comme elles peuvent absorber 30 fois leur poids en eau, elles aident à diminuer l'appétit de façon naturelle et sans danger. Les fibres ralentissent également le rythme d'entrée des glucides dans le système sanguin, réduisant ainsi la production d'insuline et assurant à l'organisme un apport régulier d'énergie.

Parmi les fibres, il existe sept types de base : le son, la cellulose, la gomme, l'hémicellulose, la lignine, le mucilage et la pectine. Chacun d'eux a une fonction particulière. Si vous mangez quotidiennement toute une variété de produits biologiques, des céréales complètes, des graines de citrouille, de chanvre et de lin, des légumineuses, quelques noix et des légumes marins, vous consommerez tous ces types de fibres et votre rendement en sera amélioré. Évitez de prendre une grande quantité d'un seul type, par exemple du son d'avoine, car vous avez besoin de chacun des sept types de base pour un nettoyage adéquat du système digestif.

Comme la plupart des aliments préparés sont raffinés, l'alimentation d'un Nord-Américain typique ne comporte que 15 grammes de fibres par jour. Vous devriez viser à en consommer entre 35 et 40 grammes quotidiennement. Lorsque vous aurez atteint cet objectif et que vous boirez la bonne quantité d'eau (de 8 à 12 verres de 225 millilitres, selon votre grandeur), vous devriez avoir des selles abondantes (en moyenne trois par jour) et d'une consistance appropriée. N'oubliez pas, toutefois, que votre corps aime l'équilibre — l'homéostasie. Augmentez votre consommation d'eau et de fibres graduellement pour permettre à vos intestins de s'adapter à ce nouveau régime.

Pour accroître votre consommation de fibres, achetez des produits biologiques que vous n'avez pas à peler ou à éplucher. En mangeant les pelures, vous absorberez toutes les fibres et tous les produits phytochimiques colorés présents dans l'écorce ou la peau du produit.

Les superaliments contiennent tous les types de fibres nécessaires pour régulariser vos fonctions intestinales et vous aider à parvenir à une meilleure santé. Toutefois, il est essentiel que vous répartissiez votre consommation de ce type d'éléments nutritifs entre les trois repas et les deux goûters de votre journée, en calculant environ 10 grammes pour chaque repas et 5 grammes par goûter. Vous obtiendrez ainsi un rendement optimal, vous permettrez à votre organisme d'accélérer sa guérison et vous ralentirez la libération de sucre provenant des glucides dans votre sang.

SOURCES DE FIBRES

	Quantité	Grammes de fibres
Fruits		
pomme	1 moyenne	4,5
pectine de pomme	225 millilitres (1 tasse)	12
pruneaux	3	4,2
pêche	1	3
banane	1 moyenne	4
framboises	225 millilitres (1 tasse)	3,7
baies de sureau	225 millilitres (1 tasse)	10
Légumes		
salades colorées, mixtes	675 millilitres (3 tasses)	12
carottes	3 grosses	9
brocoli	225 millilitres (1 tasse)	4
tous les légumes cuits à la vapeur	675 millilitres (3 tasses)	10
petit goémon de Nouvelle-Écosse	225 millilitres (1 tasse)	9
Céréales, légumineuses, noix et graines		
son d'avoine	225 millilitres (1 tasse)	20
fèves rouges	225 millilitres (1 tasse)	4
gruau d'avoine	225 millilitres (1 tasse)	8
pain de céréales complètes	3 tranches	9
lentilles	225 millilitres (1 tasse)	18
fèves	225 millilitres (1 tasse)	18
graines de citrouille	56 millilitres (1/4 tasse)	2
noix de noyer noir	56 millilitres (1/4 tasse)	1,8
amandes	56 millilitres (1/4 tasse)	8
pignons	56 millilitres (1/4 tasse)	6
fèves de Lima naines	225 millilitres (1 tasse)	6,5

Source : Adapté de G. J. et J. D. Kirschmann, *Nutrition Almanac*, 4ᵉ éd., New York, McGraw-Hill, 1996.

Les matières grasses : des superaliments pour un rendement optimal

Tous les spécialistes en nutrition s'accordent pour dire qu'une bonne alimentation doit renfermer une quantité suffisante de matières grasses et, en particulier, d'acides gras essentiels oméga 3 et oméga 6, qu'on trouve dans certains poissons frais, les capsules d'huile de poisson, l'huile d'olive et l'huile de lin. Toutefois, le fait de consommer une trop grande quantité des mauvais types de matières grasses peut sérieusement diminuer la capacité de l'organisme à se guérir lui-même, encrasser les artères et empêcher un rendement optimal.

En moyenne, 40 % des calories consommées chaque jour par les Nord-Américains proviennent de graisses alimentaires. Selon les organismes gouvernementaux qui s'occupent de santé, les adolescents et les adultes devraient réduire leur consommation quotidienne de matières grasses à 30 % de leur apport calorifique et à moins de 10 % dans le cas des graisses saturées. Les spécialistes s'entendent sur la nécessité de diminuer la consommation de matières grasses, mais ils sont en désaccord quand il s'agit de décider d'un pourcentage maximal. Certains disent : pas plus de 10 % des calories quotidiennes, d'autres, 20 % et d'autres encore vont jusqu'à 30 %. Je recommande de rester entre 20 % et 25 %. Il est moins essentiel de réduire la quantité de matières grasses dans votre alimentation que d'en éliminer les mauvais types et d'y inclure les bons ! Toutefois, il n'est pas facile de déterminer quels gras sont bons pour la santé et lesquels ne le sont pas. Considérez les points suivants :

- Certaines matières grasses vous font grossir ; d'autres brûlent vos tissus adipeux.
- Certaines fabriquent de « bons » eicosanoïdes et d'autres, de « mauvais » eicosanoïdes.
- Certaines ralentissent votre métabolisme et d'autres vous donnent de l'énergie.
- Certaines encrassent vos artères et d'autres les nettoient.
- Certaines ralentissent la libération des glucides dans le sang, prévenant ainsi la surproduction d'insuline, et d'autres accélèrent la production de cette hormone.

La composition des matières grasses

Les matières grasses se digèrent plus lentement que les protéines ou les glucides. Ce sont les derniers éléments nutritifs à quitter l'estomac : c'est pourquoi elles laissent une impression de satiété. Leur consommation procure un certain plaisir au palais car de nombreuses saveurs d'aliments s'y dissolvent. Il s'agit enfin de substances qui donnent à ce qu'on mange une texture onctueuse.

Les matières grasses sont un mélange d'acides gras, c'est-à-dire d'acides et de graisses. Elles sont composées de longues chaînes d'atomes de carbone auxquelles sont liés des atomes d'hydrogène à une extrémité. Les acides gras se distinguent les uns des autres par la longueur de leurs chaînes, qui constitue d'ailleurs un des critères de leur classification. L'autre critère concerne le degré de saturation des liaisons chimiques possibles des atomes de carbone, à savoir si elles sont occupées ou non par des atomes d'hydrogène. Par exemple, les acides gras du beurre comportent de courtes chaînes de quatre atomes de carbone tandis que ceux des huiles de poisson ont de longues chaînes de 20 à 24 atomes de carbone.

Les types de matières grasses

Les acides gras saturés

Les acides gras saturés demeurent solides à la température ambiante. Plus le contenu en matières grasses d'un produit est saturé, plus sa température de fusion est élevée. Les graisses animales sont très saturées de même que celles de deux végétaux – les huiles de palme et de noix de coco, dont tous les atomes de carbone sont liés à des atomes d'hydrogène. On associe les matières grasses saturées à l'augmentation du « mauvais » cholestérol. On en trouve en particulier dans le beurre, le bœuf, le poulet et les produits laitiers.

Les acides gras polyinsaturés

Les acides gras polyinsaturés restent liquides à température ambiante et même à des températures plus froides. Plus leur température de solidification est basse, plus leur degré d'insaturation est élevé. Dans ces acides gras, les liaisons entre les atomes de carbone et d'hydrogène présentent de nombreux (poly) espaces vides. On associe la présence de matières grasses polyinsaturées à une plus grande incidence du cancer. Parmi les exemples de ce type de graisses, mentionnons les huiles de maïs, de carthame, de sésame, de soja et de tournesol.

Les acides gras mono-insaturés

Les acides gras mono-insaturés restent liquides à la température ambiante et se solidifient à mesure que le froid augmente. Ils se situent à mi-chemin entre les acides gras saturés et les acides gras polyinsaturés. Ils comptent un (mono) espace vide à l'endroit où un atome de carbone est privé d'un atome d'hydrogène. Ce type de matières grasses se trouve dans les huiles d'avocat, de colza, d'olive et d'arachide. On associe les huiles mono-insaturées à la production du « bon » cholestérol.

Un gros mensonge

Les matières grasses saturées ne renferment aucun espace vide (de liaisons) et n'ont aucune activité biologique dans l'organisme humain. Toutefois, elles fournissent des calories qui peuvent être brûlées sous forme d'énergie. Des aliments comme le bœuf, le poulet (sans peau), l'agneau, le porc, la dinde, le lait entier et ses produits (le fromage, la crème et le beurre) ainsi que des produits transformés fabriqués avec des huiles de palme ou de noix de coco en contiennent. On a établi un lien direct entre la consommation de matières grasses saturées et l'athérosclérose (détérioration des parois des artères ou leur durcissement, qui nuisent à la bonne circulation sanguine), une mauvaise circulation sanguine, l'augmentation du «mauvais» cholestérol et les troubles du système cardio-vasculaire.

Cependant, les sources de matières grasses saturées «transformées» et donc artificielles, comme la margarine, la graisse végétale solide, les produits de boulangerie et les aliments contenant des huiles hydrogénées ou partiellement hydrogénées, tous produits qui sont préparés et fabriqués pour la consommation de masse, sont encore plus dangereuses. Elles le sont d'autant plus qu'elles contiennent des huiles qui ont été saturées artificiellement avec de l'hydrogène pour les rendre solides ou semi-solides à la température ambiante et plus résistantes à la détérioration.

Vous pouvez facilement réduire votre consommation de matières grasses saturées en éliminant la viande, les œufs, le lait entier (et ses produits), les huiles artificiellement solidifiées et l'huile de palme de votre alimentation, ou en en mangeant le moins possible.

Les acides gras mono-insaturés et polyinsaturés comportent des espaces vides (liaisons) et sont plus actifs, sur le plan biologique, dans l'organisme. Toutefois, après avoir été traitées dans la fabrication de masse, les graisses de ce type sont souvent rances à cause d'un changement, appelé peroxydation, qui se produit aussitôt que l'huile est extraite de sa source et exposée à la chaleur, à la lumière, à l'oxygène de l'air et à des quantités même infimes d'éléments métalliques (provenant des machines qui servent à la transformer). Cette transformation endommage la structure moléculaire des huiles qui, lorsque vous les mangez, attaquent les parois de vos cellules et perturbent fortement leur métabolisme normal. Les vinaigrettes à salade vendues dans les magasins contiennent les huiles les plus rances, car l'assaisonnement peut en masquer l'odeur. Considérez donc ces produits comme peu recommandables. Seules les huiles pressées à froid sans lumière, chaleur ou oxygène ne sont pas rances.

Selon le United States Department of Agriculture, la consommation d'huiles végétales raffinées a fait un bond prodigieux de 1536 % entre 1909 et 1985. Cette augmentation constitue le changement le plus important survenu dans la consommation des matières grasses au cours du XXe siècle. Tandis que la consommation totale de matières grasses augmentait de 35 %, celle des graisses végétales s'est accrue de 270 %. Contrairement à l'opinion généralement répandue, la consommation de graisses animales a diminué. Toutefois, cette popularité des huiles transformées, hydrogénées, oxygénées et traitées chimiquement s'est accompagnée d'un accroissement de l'incidence du cancer. En effet, au cours du processus d'hydrogénation, de dangereux acides gras de forme « trans- » se constituent. Leur forme artificielle a des effets nuisibles sur les parois des cellules et sur les autres acides gras essentiels. Elle influe également sur la production d'hormones nécessaires à l'organisme, les prostaglandines PG-1 et PG-3. Les hormones PG-1 et PG-3 sont des hormones anti-inflammatoires fabriquées par l'organisme lors de la conversion de l'acide alpha-linolénique (provenant d'huiles de graines de lin, de chanvre ou de citrouille) en acide eicosapenténoïque. Même si les huiles végétales raffinées et partiellement hydrogénées sont indubitablement de « mauvaises » matières grasses, leur consommation a atteint des sommets inégalés. Il faut les bannir de son alimentation ainsi que les vinaigrettes, les produits cuisinés du commerce, les aliments frits préemballés et les crèmes glacées qui en contiennent. N'utilisez que les huiles recommandées dans ce chapitre : elles sont extrêmement saines et vous aideront à rester en excellente santé, à guérir rapidement et à donner le meilleur rendement possible.

L'éternel débat sur le beurre et la margarine

Chauffer n'importe quelle huile pour frire, faire revenir ou faire sauter des aliments à feu vif complique encore le problème. Lorsqu'on chauffe une huile, son taux de peroxydation s'accroît rapidement et double chaque fois que la température s'élève de 10 °C. Ne faites jamais de friture à l'huile.

Vous vous demandez probablement s'il vaut mieux remplacer le beurre par de la margarine. La réponse est simple. La margarine est à bannir et ne devrait jamais être utilisée à la place du beurre. Il s'agit d'un produit totalement artificiel, généralement traité avec des solvants à base de pétrole. Prenez plutôt du beurre non salé en petites quantités. Mieux encore, servez-vous de beurre de vaches nourries biologiquement et qui ne contient ni sel ni colorant alimentaire. On y ajoute parfois de la bêta-carotène pour sa couleur et pour ses propriétés bénéfiques.

Les huiles et les matières grasses : des superaliments

Si vous jetiez un coup d'œil dans mon réfrigérateur, vous y verriez deux petites bouteilles d'huiles et un peu de beurre de culture biologique non salé. Je n'utilise qu'une huile mono-insaturée, l'huile d'olive, qui produit de bons eicosanoïdes (des hormones aux effets puissants) et reste l'huile la moins dangereuse à consommer.

J'emploie et je recommande uniquement l'huile d'olive verte extra-vierge pressée à froid. De toutes les huiles, c'est celle qui a la corrélation la plus étroite avec la bonne santé dans l'alimentation méditerranéenne. Elle contient un acide cis-oléique qui diminue le « mauvais » cholestérol sérique. Les matières grasses mono-insaturées n'ont aucun effet sur l'insuline et fournissent à l'organisme les acides gras essentiels nécessaires pour fabriquer de « bons » eicosanoïdes. En outre, l'huile d'olive n'agit pas sur les hormones.

Achetez-la en petites bouteilles de verre opaque scellées par des bouchons hermétiques pour qu'elle soit le moins possible exposée à l'oxygène et conserve sa fraîcheur. Ajoutez-y une capsule de vitamine E ou d'acide alpha-lipoïque (deux antioxydants solubles dans la graisse) au moment où vous l'ouvrez, pour éviter qu'elle ne s'auto-oxyde (lorsque l'huile commence à rancir, les radicaux libres qui se forment accélèrent encore ce processus). Une fois la bouteille ouverte, gardez-la au réfrigérateur. Elle se solidifiera, ce qui indique qu'il s'agit d'une huile d'olive pure et qu'elle n'a pas été remplie (ou coupée) d'une huile rance à bon marché ou traitée avec des solvants ou des agents d'oxygénation chimiques. Pour la rendre de nouveau liquide, tenez la bouteille 30 secondes sous un jet d'eau chaude. Utilisez une cuiller à soupe d'huile d'olive par jour par personne dans vos salades colorées et sur vos légumes crus ou cuits mais croquants.

Dans mon réfrigérateur, il y a aussi une bouteille d'huile de graines de lin de culture biologique pressée à froid. Votre organisme peut fabriquer toutes les graisses saturées et non saturées dont il a besoin en modifiant la longueur des chaînes d'atomes de carbone. Toutefois, il y a deux types de matières grasses qu'il ne peut pas produire, l'acide linoléique (acide gras essentiel oméga 6) et l'acide alpha-linolénique (acide gras essentiel oméga 3). Pour avoir une excellente santé, un rendement supérieur et une bonne capacité de guérison, vous devez vous en procurer par votre alimentation. Ces substances appelées acides gras essentiels sont rarement présentes dans la plupart des aliments ordinaires, mais elles sont indispensables à votre régime, que ce soit pour vous guérir ou pour vous maintenir en santé. Fort heureusement, on les trouve dans les huiles de graines de lin et de chanvre.

Comme dans le cas de l'huile d'olive, n'utilisez que des huiles non transformées, certifiées biologiques et pressées à froid. Achetez-les dans de petites bouteilles de verre opaque qui ont été nettoyées à l'azote et scellées avec un gaz inerte comme de l'azote ou de l'argon. Il faut conserver les huiles de lin et de chanvre au réfrigérateur et vérifier leurs dates d'extraction et de pression, qui doivent être clairement inscrites sur l'étiquette. Utilisez-les dans les trois mois qui suivent la date de pression. Vous en trouverez dans les magasins d'alimentation naturelle et dans certains marchés et magasins d'alimentation spécialisés. Versez une ou deux cuillers à soupe d'huile de graines de lin ou de chanvre quotidiennement sur vos légumes. J'aime ajouter des graines de lin à mon gruau d'avoine ou à d'autres céréales à grains entiers. Il suffit de moudre une ou deux cuillers à soupe de ces merveilleuses graines dans un moulin à café durant 10 secondes. Saupoudrez-en ensuite vos céréales cuites, vos soupes, vos ragoûts, vos salades ou vos légumes. Conservez les graines de lin au réfrigérateur.

Pour obtenir les acides gras essentiels dont vous avez besoin, vous pouvez aussi manger des poissons nordiques riches en matières grasses, comme le tassergal, le hareng, le maquereau, le saumon, les sardines et, à un moindre degré, le thon blanc (germon), qui renferment deux acides gras oméga 3, l'AEP et l'ADH. Si vous aimez le poisson, mangez-en deux ou trois portions par semaine choisies parmi ces espèces. Vous pouvez aussi prendre des capsules d'huile de poisson qui constituent des sources très concentrées d'AEP et d'ADH, mais, dans ce cas, veillez à ce que cette huile ait été débarrassée de ses impuretés par distillation moléculaire. En mangeant les poissons suggérés ci-dessus ou en prenant ces huiles (ou une cuiller à thé d'huile de foie de morue par semaine), vous épargnez à votre organisme la tâche de convertir les acides gras essentiels oméga 3 en AEP ; vous n'aurez donc pas besoin de l'acide alpha-linolénique contenu dans l'huile de graines de lin ou de chanvre. L'AEP (acide eicosapenténoïque) est essentiel à la production des « bons » eicosanoïdes et réduit la production des « mauvais » eicosanoïdes, comme le démontre Barry Sears dans un ouvrage intitulé *The Zone*.

Si vous êtes malade ou que vous relevez de maladie, votre organisme n'est peut-être pas capable de convertir l'acide alpha-linolénique (acide gras essentiel oméga 3) provenant de l'huile de graines de lin ou de chanvre pour fabriquer de l'AEP. Il est alors indispensable que vous preniez de l'huile de foie de morue, du poisson frais grillé ou des capsules d'huile de poisson pendant cette période pour vous assurer l'apport nécessaire en AEP et en « bons » eicosanoïdes.

Si vous ne mangez pas de viande ou si vous en mangez mais que vous ne consommez aucun des poissons mentionnés précédemment (tassergal, hareng, maquereau, saumon ou sardines) et que vous préférez ne pas prendre de capsules d'huile de poisson riches en AEP et en ADH, vous pouvez obtenir de l'acide alpha-linolénique (oméga 3) dans les graines de lin ou les graines de chanvre. L'acide alpha-linolénique produit de l'AEP et de l'ADH dans votre organisme. Selon le docteur Alexander Leaf, de la Harvard University, un spécialiste sur la question des acides gras essentiels, nos ancêtres chasseurs et cueilleurs consommaient des acides gras essentiels oméga 6 et oméga 3 dans une proportion de 5 ou 6 pour 1. Les animaux sauvages mangeaient beaucoup de plantes vertes, en particulier du pourpier gras, riche en acides gras oméga 3, de sorte que ces acides étaient présents en abondance dans leur chair et leur gras. De nos jours, à cause des progrès techniques, les animaux d'élevage comme le bétail, les poulets, les cochons et les dindes sont presque exclusivement nourris de céréales. Or les céréales ne contiennent à peu près pas d'acides gras oméga 3. Il en résulte que le rapport entre les acides gras oméga 6 et oméga 3 est dangereusement déséquilibré (24 pour 1) dans l'alimentation des Nord-Américains.

Suggestions de superaliments pour éviter un excès de matières grasses

- Choisissez toujours les coupes les plus maigres de bœuf, d'agneau, de porc, de veau ou de gibier. Enlevez tout le gras visible avant la cuisson.
- Remplacez la viande rouge par du poisson et par du blanc de poulet ou de dinde rôti ou grillé mais débarrassé de la peau et du gras, pour limiter votre consommation de matières grasses saturées.
- Utilisez des produits laitiers ayant la teneur la plus basse possible en matières grasses. Vérifiez qu'ils ne contiennent pas d'hormones de croissance (rBGH). Comme les laiteries n'indiquent pas cet ingrédient sur les étiquettes de leurs produits, demandez à votre épicier de se renseigner à ce sujet.
- Remplacez toutes les sortes de sauces grasses par des herbes aromatiques, du vinaigre de cidre, du raifort, des légumes marins, du jus de citron, de l'ail, des oignons ou des purées de légumes. Le pissenlit et le pourpier gras, que beaucoup de gens considèrent comme des mauvaises herbes, sont riches en acides gras essentiels oméga 3. Cueillez-en dans des endroits non contaminés par des pesticides et mettez-en dans vos salades.
- Réduisez considérablement votre consommation d'huiles rances ou de graisses hydrogénées, qu'on trouve dans les desserts fabriqués en série comme les gâteaux, les tartes, les biscuits ou les muffins. Encouragez les boulangeries qui utilisent des céréales complètes dans votre région. (Même la petite île de Salt Spring sur laquelle j'habite compte trois fabricants de pains de céréales complètes: Barb's Buns, The Crescent Moon Café et Nature Works.)
- Ajoutez du saumon, du hareng, du maquereau, des sardines ou du tassergal à vos menus au moins deux fois par semaine, si vous aimez le poisson. Vous fournirez ainsi à votre organisme environ 300 milligrammes d'AEP. Vous préférerez peut-être prendre des capsules d'AEP-ADH sous forme d'huile de poisson. Il s'agit de deux sources d'acides gras essentiels oméga 3. Vous pouvez aussi prendre une cuiller à thé d'huile de foie de morue par semaine, ce qui vous donnera environ 500 milligrammes d'AEP.

- Découvrez les sources végétales d'acides gras oméga 3 — les huiles de graines de lin, de citrouille et de chanvre. Prenez une à deux cuillers à soupe d'une de ces huiles quotidiennement, selon votre taille. Vous pouvez moudre les graines de chanvre, de citrouille et/ou de lin et les saupoudrer sur vos aliments. Une cuiller à soupe de n'importe laquelle de ces graines contient 14 grammes de matières grasses.
- Évitez la margarine et ne consommez que de petites quantités de beurre biologique non salé.
- Éliminez de votre alimentation les huiles polyinsaturées comme les huiles de carthame, de maïs, de soja, de coton et de tournesol. Vous n'en avez vraiment pas besoin puisqu'elles n'apportent aucun élément nutritif à votre organisme, mais beaucoup de calories en surplus ! Si vous en utilisez, ne choisissez que des huiles certifiées biologiques, pressées à froid et contenues dans des bouteilles de verre teinté ou d'un plastique spécial.
- Prenez une cuiller à soupe par jour d'huile d'olive verte extra-vierge pressée à froid comme source d'acide linoléique mono-insaturé. Achetez-la dans de petites bouteilles en verre teinté. Une cuiller à soupe renferme 14 grammes de matières grasses qui produisent de « bons » eicosanoïdes.

Comment calculer ses besoins en matières grasses

Pour déterminer la quantité en grammes de matières grasses dont vous avez besoin, appliquez la méthode suivante :

1. Calculez vos besoins quotidiens en calories. (Selon le travail effectué et la durée de l'effort, la quantité de calories requise varie entre 2200 et 3500 pour les hommes actifs et entre 1800 et 2600 pour les femmes actives.)
2. Multipliez le nombre de calories requis par 0,25 et vous aurez le nombre de calories de matières grasses permises.
3. Divisez le nombre de calories de matières grasses par 9 calories par gramme de matières grasses et vous obtiendrez le nombre de grammes de matières grasses permises.

Chaque jour, je consomme 2200 calories ; ainsi, j'ai droit à 2200 × 0,25 = 550 divisé par 9 = 61,1 grammes de matières grasses. Vérifiez les étiquettes des produits alimentaires ; elles indiquent le nombre de grammes de matières grasses par portion, de sorte que vous pouvez rester dans la fourchette souhaitable. Tâchez de répartir les matières grasses auxquelles vous avez droit entre vos trois repas principaux, pour vous assurer que les protéines, les glucides et les matières grasses que vous consommez chaque jour sont distribués de façon égale.

FACTEURS DE RISQUE DE MATIÈRES GRASSES DANS LE SANG

La plupart des professionnels de la santé utilisent les points de repère suivants pour évaluer le risque d'une maladie de cœur lorsqu'ils vérifient le taux de cholestérol et de « mauvais » cholestérol dans le sang (milligrammes/10 centimètres cubes).

Matières grasses dans le sang	Souhaitable	Facteur de risque Seuil indiquant un risque élevé	Risque élevé
cholestérol	moins de 200	200-240	240+
« bon » cholestérol	65 ou plus	50	35 ou moins
« mauvais » cholestérol	130 ou moins	130-160	160 ou plus

Source : Adapté du *National Cholesterol Education Program*, Ottawa ; Washington (D.C.)

Toute consommation de graisses ou d'huiles doit être accompagnée à la fois de protéines à faible teneur en matières grasses et de fibres alimentaires de sources naturelles. Les matières grasses aident à ralentir le rythme d'entrée des glucides dans le sang. Elles réduisent ainsi la production d'insuline et assurent un apport constant d'énergie à l'organisme qui les utilise sans les emmagasiner sous forme de tissus adipeux.

Le mot « gras » n'est pas tabou

Vous pouvez maintenant comprendre pourquoi les matières grasses sont à la fois bonnes et mauvaises pour l'organisme. La plupart des Nord-Américains ont malheureusement peur du mot « gras ». Pourtant, même si vous devez éviter certaines matières grasses dont l'effet est nocif, il vous faut absolument consommer des acides gras essentiels quotidiennement pour avoir une santé et une capacité de guérison optimales.

Des matières grasses alimentaires de qualité, consommées avec des protéines maigres et des fibres naturellement présentes dans les aliments, peuvent satisfaire votre faim et jouer un rôle anorexigène. Elles stimulent la production de cholécytokinine par la muqueuse de l'estomac. Cette hormone avertit le cerveau qu'il faut arrêter de manger. Aussi étrange que cela puisse paraître, nous avons besoin de matières grasses pour brûler les graisses emmagasinées par notre organisme.

Les glucides : des superaliments pour un rendement optimal

Les glucides sont les superaliments les plus importants pour nous permettre d'atteindre une résistance optimale. Il en existe deux types. Les glucides du premier groupe, ou glucides simples, sont constitués d'une ou deux molécules en forme d'anneaux appelées « unités de sucre ». Les glucides du second groupe, ou glucides complexes, consistent en une longue chaîne d'unités de sucre simples. Les deux groupes se trouvent dans des aliments comme les fruits, les céréales complètes et les légumes.

Pour désigner les glucides simples qui circulent dans le sang, on parle de glycémie. Celui qui fournit au corps et au cerveau son énergie est le glucose. Nous devons nous en procurer par les aliments, car notre métabolisme n'en produit pas suffisamment. On trouve des glucides simples dans le sucre raffiné et le miel (qui sont pratiquement de purs sucres simples) ainsi que dans des aliments auxquels on a ajouté du sucre comme les muffins, les biscuits, les beignes, le lait, la bière, les pâtisseries, la crème glacée, les tartes, les gâteaux et autres friandises. Les fruits aussi contiennent beaucoup de glucides simples, principalement du fructose. Les glucides de ce type ont un goût sucré.

Même s'ils sont formés de longues chaînes de glucides simples, les glucides complexes ne sont généralement pas considérés comme sucrés. Le plus connu d'entre eux est l'amidon. Il est formé de centaines d'unités de glucose reliées les unes aux autres. L'amidon est présent à l'état naturel dans les légumes, les céréales, certains fruits, les légumineuses, les pois, les jeunes pousses et les herbes. Il se décompose facilement en glucose dans le système digestif et l'organisme s'en sert comme source d'énergie partout où il en a besoin — dans les muscles, les organes, le cerveau — et entrepose le reste pour des usages ultérieurs.

Les réserves d'énergie

Le glycogène est un glucide complexe qui ne se trouve que dans l'organisme, et donc jamais dans les aliments. Il s'agit d'une réserve de glucose que le corps emmagasine dans les muscles et le foie pour l'utiliser plus tard. Du foie, le glycogène passe dans le sang pour apporter au cerveau et aux organes des quantités constantes de glucose, de façon à leur permettre de fonctionner au meilleur de leur capacité. Dans les muscles, il fournit le glucose nécessaire à un effort soutenu durant un cours de yoga, une séance d'exercices sur machine ou lorsqu'il s'agit d'attraper un ascenseur avant que les portes se referment.

Il faut une certaine quantité de glucose dans le sang pour se tenir en éveil et prêt à réagir. Lorsque l'on dort ou que l'on est assis, l'organisme n'utilise qu'une petite quantité de glucides pour avoir de l'énergie ; il se sert plutôt de matières grasses comme combustibles. Toutefois, dès qu'on allume le moteur de ses 100 000 milliards de cellules pour marcher rapidement, courir, nager, danser ou gravir des escaliers, les muscles ont recours au glycogène qu'ils ont emmagasiné pour obtenir l'énergie nécessaire à ces mouvements.

Votre rendement, c'est-à-dire la qualité et l'endurance de vos fonctions musculaires, dépend de la quantité de glycogène emmagasiné dans vos muscles. Un faible taux de glycogène se traduit par une fatigue rapide. Lorsque le taux de glycémie descend sous la normale, le pancréas réagit en produisant du glucagon, une hormone qui stimule la décomposition des matières grasses et du glycogène pour procurer de l'énergie au corps, et en particulier au cerveau. Quand les réserves de glycogène sont épuisées, l'organisme doit décomposer du tissu musculaire pour fournir au cerveau le glucose dont il a besoin.

Pour que votre taux de glycogène reste adéquat, 55 % à 60 % de toutes les calories que vous consommez doivent provenir de glucides complexes, par exemple de fruits mûrs de la saison, de légumes colorés et de céréales complètes. Comme les glucides sont bons pour la santé, certaines personnes croient à tort qu'elles peuvent en prendre autant qu'elles en veulent. Lorsque vous consommez des glucides, votre taux de glycémie s'élève et le pancréas réagit en secrétant de l'insuline. Cette hormone sert à rétablir l'équilibre glycémique. Elle retire le surplus de glucose du sang et en emmagasine une partie sous forme de glycogène dans le foie et les muscles, et le reste, sous forme de tissus adipeux. Des taux élevés d'insuline favorisent donc l'entreposage de matières grasses et bloquent la libération du glucagon qui pourrait les brûler. En d'autres termes, bien que les glucides ne contiennent pas de matières grasses, si vous en consommez trop, non seulement vous les emmagasinerez sous forme de graisse, mais ils empêcheront votre organisme de brûler celle-ci.

Les besoins quotidiens en glucides pour un rendement énergétique optimal

De 1977 à 1997, la consommation d'aliments traités riches en glucides a considérablement augmenté : de 200 % pour les produits comme les craquelins et les bretzels, de 60 % pour les céréales raffinées du petit-déjeuner et de 115 % pour les farines avec lesquelles on confectionne les pizzas, les pâtes, les croustilles au maïs et les nachos. Et au cours de cette même période de temps où la consommation d'aliments fabriqués avec des céréales traitées s'accroissait, le pourcentage de Nord-Américains ayant un poids supérieur à la moyenne passait de 25 % à 40 %.

Pour calculer combien il vous faut de calories provenant des glucides, vous devez multiplier la quantité totale de calories dont vous avez besoin quotidiennement par 55 % (si vous êtes une personne active) ou par 60 % (si vous êtes une personne très active). Si je consomme 2200 calories par jour et que je les multiplie par 55 %, j'obtiens 2200 × 0,55 = 1210 calories de glucides tirés de superaliments. Pour déterminer le nombre de grammes correspondants (sachant qu'il y a quatre calories par gramme de glucides), je divise 1210 par 4, ce qui fait 302,5 grammes de glucides par jour.

Vérifiez les données concernant les glucides sur les étiquettes des produits. Consommez seulement des aliments complets et non traités comme sources de ces éléments nutritifs. Les meilleurs choix restent les fruits, les légumes et les céréales complètes. Chacun de ces types de superaliments vous fournit des carburants à très haut indice d'octane qui vous assurent que vous ferez plus de «kilomètres au litre», c'est-à-dire que vous aurez l'énergie nécessaire pour un rendement optimal!

Comment consommer des glucides

Comme dans le cas des matières grasses, il existe des «bons» et des «mauvais» glucides. Tout dépend de la qualité, de la provenance et du degré de transformation. En effet, un glucide traité (c'est-à-dire cuit ou chauffé) libère ses sucres trop rapidement. Lorsque vous choisissez vos aliments, restez toujours dans les catégories de superaliments (les carburants à indice d'octane élevé) et évitez les aliments préparés (à faible indice d'octane). Les glucides complexes contenus dans les légumes, les fruits et les céréales complètes se digèrent plus lentement, sont combinés à des fibres alimentaires naturelles et libèrent peu à peu leur sucre dans le sang, de façon régulière et constante. Vous obtenez ainsi un apport continu d'énergie pour vos muscles et votre cerveau.

Quoi éviter: les carburants à faible indice d'octane

- Évitez les aliments traités et préparés d'avance contenant de la farine blanche raffinée et des sucres invisibles. Réduisez votre consommation de produits de céréales raffinées comme le pain, les pâtes et le riz blancs, qui ne renferment aucun élément nutritif.

- Évitez les sucres raffinés et consommez le moins possible de miel, de sirop d'érable et d'édulcorants. En quantités excessives, ils favorisent la prolifération des levures (*candida*) et les caries dentaires.

- Évitez de consommer trop de glucides, et en particulier ceux qui donnent un taux élevé de glycémie sans contenir suffisamment de protéines, de fibres ou de matières grasses, pour ralentir la libération du sucre dans le sang. Essayez de les combiner à des protéines et à des matières grasses pour équilibrer l'effet de l'insuline. Les glucides transformés stimulent la sécrétion d'une trop grande quantité d'insuline, pour neutraliser la brusque élévation du taux de glycémie provoquée par leur digestion. Un tel excès d'insuline perturbe l'équilibre hormonal et favorise l'entreposage des surplus de sucre provenant de ces glucides sous forme de graisse.

Quoi manger : les carburants à indice d'octane élevé

- Consommez des glucides d'aliments complets comme les fruits, les légumes, les céréales complètes et les légumineuses, qui sont riches en fibres, en vitamines, en minéraux, en antioxydants et en produits phytochimiques.
- Buvez de l'eau ou des tisanes plutôt que des boissons gazeuses, des jus, du café ou de l'alcool qui sont riches en glucides (et stimulent la production d'insuline).
- Choisissez les glucides les moins transformés, par exemple du riz brun plutôt que du riz blanc, des céréales à grains entiers chaudes plutôt que des céréales en boîte, une pomme fraîche plutôt qu'en compote et une orange plutôt qu'un jus. Mangez toujours des superaliments complets.

L'indice de glycémie

L'indice de glycémie est un autre système de classification des glucides. Il mesure le rythme d'entrée du glucose dans le sang, après l'ingestion d'un glucide. Le glucose s'absorbe rapidement et entre aussi vite dans le sang, car il se trouve déjà sous une forme que le corps peut utiliser. Comme les glucides complexes se digèrent plus lentement que les glucides simples, les chercheurs en science nutritionnelle ont souvent supposé qu'ils libèrent leur glucose moins vite. Ce n'est pas toujours vrai. Certains aliments ayant les indices de glycémie les plus élevés (ceux qui libèrent leur glucose rapidement, faisant augmenter les taux de sucre en même temps que d'insuline dans le sang) constituent des choix alimentaires de qualité inférieure. C'est le cas, par exemple, des raisins secs, du riz blanc, du panais, des galettes de riz soufflé, du miel, des céréales raffinées pour le petit-déjeuner, des pommes de terre, des bananes, du pain blanc, des pâtes à la farine blanche, du maïs et des produits du maïs comme certaines croustilles. On les qualifie généralement de « calories vides ». Par contre, les glucides ayant un indice de glycémie modéré ou faible (ceux qui libèrent leur glucose plus lentement et qui requièrent une production modérée d'insuline) constituent des choix alimentaires de qualité supérieure. Parmi ces aliments, mentionnons les pommes, les oranges, les pamplemousses, les poires, les prunes, les baies, les cerises, les pêches, les patates sucrées, les lentilles, le soja, les fèves rouges et pinto, les légumes sans amidon comme le brocoli, les jeunes pousses, la laitue, les légumes marins, les herbes aromatiques, les pains et les pâtes de céréales complètes ainsi que le riz brun.

Plus l'indice de glycémie d'un glucide est élevé, plus il entre rapidement dans le sang sous forme de glucose, et plus le glucose se retrouve vite dans le sang, plus l'organisme doit sécréter d'insuline. Ce passage rapide du glucose dans le sang n'est pas bon pour la santé. En 1992, à l'Université de Toronto, on a effectué les premières expériences démontrant que le glucose contenu dans le sucre raffiné entre dans le sang plus lentement que celui qui provient d'une galette de riz soufflé diététiquement bien équilibrée. À cause de ses liaisons chimiques, le glucose pur de ce produit traité est rapidement décomposé dans l'estomac, de sorte qu'il se précipite littéralement dans le sang, plus vite encore que le sucre blanc. Or, la galette de riz soufflé est devenue la pierre angulaire de nombreux régimes, y compris de ceux destinés aux personnes souffrant d'infections à la levure *candida*. D'après certaines recherches, n'importe quel glucide complexe traité ou cuit (chauffé) perd ses fibres naturelles et ses matières grasses. Cette décomposition de sa structure cellulaire accélère sa digestion et son entrée quasi immédiate sous forme de glucose dans le sang.

Les régimes alimentaires basés sur les superaliments comportent des aliments complets non traités qui, parce qu'ils ont gardé tous leurs éléments nutritifs, c'est-à-dire leurs protéines, leurs glucides, leurs matières grasses et leurs fibres, ralentissent la digestion. Ils diminuent aussi la vitesse d'entrée du glucose dans le sang et, ce faisant, vous fournissent plus d'énergie que les autres, mais juste assez de glucose pour permettre à votre cerveau de fonctionner efficacement. Ce type d'alimentation convenait parfaitement au mode de vie oscillant entre la bombance et la famine de nos ancêtres. En effet, ces chasseurs-cueilleurs passaient parfois une journée sur deux sans trouver de baies, de fruits ou de céréales. Leur organisme s'était donc habitué à emmagasiner le surplus de glucose sous forme de réserve de matières grasses qui seraient converties ultérieurement en énergie. L'insuline se révèle très efficace pour entreposer la graisse.

De nos jours, nos choix sont beaucoup plus variés et nous pouvons éviter cette « bombe » génétique des matières grasses qui permettait à nos ancêtres de survivre. Nous avons toutefois besoin de changer notre façon de penser en ce qui concerne la réduction de notre hyperinsulinémie chronique, cette réaction de l'organisme à des surplus de glucides à taux élevé de glycémie et la cause

INDICE DE GLYCÉMIE DES ALIMENTS

Aliments à indice de glycémie élevé (entre 82 % et 133 %)	Aliments à indice de glycémie moyen (entre 50 % et 82 %)	Aliments à indice de glycémie faible (moins de 50 %)
Sécrétion rapide d'insuline	*Sécrétion d'insuline modérée*	*Sécrétion réduite d'insuline*
galettes de riz ou de blé soufflés	pâtes de céréales complètes	pommes, oranges
céréales de riz ou de grains soufflés	pains de céréales complètes	cerises, pêches
maïs	riz brun	toutes les baies
croustilles au maïs	crêpes de sarrasin	prunes
glucose	flocons d'avoine	melon d'eau
miel	fèves pinto	poires
panais	fèves noires	pamplemousses roses
pommes de terre	fèves blanches	légumes
mélanges instantanés de céréales traitées	pois chiches	légumes marins
	haricots aduki	patates sucrées
gâteaux, tartes, beignes, pâtisseries	carottes crues	ignames
céréales traitées pour le petit-déjeuner		lait fermenté nature sans matières grasses
céréales à grains instantanées		toutes les herbes aromatiques
carottes cuites		*Stevia rebaudiana* (édulcorant végétal)
raisins secs		lentilles, orge
riz blanc		fèves rouges et de Lima
farine blanche et produits de cette farine		soja
		tofu ferme, tempeh, etc.
		lécithine de soja
		breuvages verts (GREENS+)

de tant de troubles et de maladies comme l'obésité, l'arthrite, les maladies cardiaques et le manque d'énergie.

Les programmes nutritionnels basés sur des superaliments visent à limiter la consommation d'aliments ayant un indice de glycémie élevé et à encourager la consommation des fruits, des légumes et des céréales dont l'indice est modéré ou faible et qui assurent une grande activité mentale et un rendement physique optimal. Les superaliments vous permettront toujours de jouir d'une santé exceptionnelle ! Lorsque vous consommez des aliments à indice de glycémie élevé, combinez-les toujours à d'autres ayant un indice de glycémie faible, ou encore à des protéines et à des matières grasses. Vous ralentirez ainsi la libération du sucrose qu'ils contiennent et ils seront digérés comme des aliments ayant un indice de glycémie moyen.

2ᵉ partie : Un régime alimentaire 60/20/20 ou 40/30/30 ?

La plupart des chercheurs spécialisés dans le domaine de la nutrition recommandent un régime riche en glucides comportant 60 % de l'apport calorique sous forme de glucides, 20 % sous forme de protéines et 20 % sous forme de matières grasses. Toutefois, six auteurs éminents suggèrent plutôt de diminuer la consommation des glucides à 40 % des calories totales et d'augmenter celle des protéines et des matières grasses à 30 % respectivement. De façon générale, ils prônent une réduction des glucides dans l'alimentation. En 1972, le docteur Robert Atkins a publié son premier régime riche en protéines, *Dr. Atkins' New Diet Revolution*. Deux autres livres vont dans le même sens, *The Carbohydrate Addict's Diet*, de Rachael et Richard Heller, publié en 1991, et *The Zone*, de Barry Sears, en 1995. Chacun d'eux sanctionne le principe selon lequel les gens devraient réduire considérablement leur consommation de glucides. Dans *Protein Power* (1996), Michael Eades et Mary Dan Eades recommandent d'éliminer encore plus de glucides que dans le rapport 40/30/30, sans toutefois restreindre la consommation de matières grasses. Ces auteurs, comme le docteur Atkins, suppriment presque tous les glucides de leur régime, exception faite de quantités modérées de fruits et de légumes. On en vient alors à des rapports aussi faibles en glucides que 10/60/30. Dans *The Zone* et *The Carbohydrate Addict's Diet*, la consommation de glucides est réduite, mais le rapport entre les différents éléments nutritifs est d'environ 40/30/30.

Quelle est la combinaison la plus efficace pour vous, 60/20/20 ou 40/30/30 ? Un programme alimentaire doit proposer des repas qui satisfont à cinq critères : apaiser votre faim, réduire votre envie de glucides, vous permettre de vous concentrer mentalement ; vous fournir de l'énergie de façon constante et vous faire consommer des quantités adéquates de fruits et de légumes colorés, car leurs antioxydants et leurs produits phytochimiques vous protègent des maladies et vous maintiennent en bonne santé.

Cela dit, examinons les deux régimes alimentaires en profondeur.

Le régime 60/20/20

Les avantages

- Il comporte de grandes quantités de glucides qui vous fournissent de l'énergie lorsqu'il s'agit de glucides complexes ayant un indice de glycémie moyen ou faible et provenant de fruits entiers, de légumes colorés et de quelques céréales complètes.

- C'est un excellent moyen d'inclure dans votre alimentation une grande variété de superaliments colorés contenant une large gamme d'antioxydants et de produits phytochimiques. Il s'agit donc d'une alimentation qui détruit les radicaux libres.
- Il permet un vaste choix d'aliments comportant les sept types de fibres et garantit 35 à 40 grammes de fibres par jour. Par conséquent, il vous assure un apport régulier et constant de glucose, ce qui soulage le pancréas et réduit le rôle de l'insuline.
- Il fournit une quantité minimale de matières grasses pour donner du goût, une impression de satiété et les acides gras essentiels qui sont des stimulateurs du métabolisme.
- Il procure suffisamment de protéines pour satisfaire les besoins de la plupart des gens.
- Il stimule l'activité de la thyroïde et la production de nor-adrénaline.

Les inconvénients

- Les quantités de glucides peuvent être trop élevées pour les personnes résistantes à l'insuline, mais elles ne sont pas aussi considérables que certains chercheurs semblent le dire.
- Si les glucides proviennent principalement de céréales (riz, maïs, pain, galettes de riz, pâtes) ou d'aliments à indice de glycémie élevé, le surplus de sucre (glucose) présent dans le sang qui n'est pas immédiatement transformé en énergie peut être entreposé sous forme de réserve de carburant, c'est-à-dire de graisse.
- Il peut limiter la quantité de protéines nécessaires pour les athlètes d'élite ou de force (ceux qui font un entraînement avec poids rigoureux).

Le programme 40/30/30

Les avantages

- C'est un bon moyen de perdre du poids à court terme. Un régime riche en protéines et faible en calories peut procurer de 800 à 1200 calories par jour, ce qui entraîne nécessairement un perte de poids chez n'importe qui.
- Il propage l'idée qu'il faut consommer à la fois des protéines, des matières grasses et des glucides à indice de glycémie moyen ou faible et dans des proportions équilibrées ; il aide aussi à se rendre compte qu'il existe des protéines contenant peu ou pas de matières grasses.

Les inconvénients

- Il ne fournit pas suffisamment de calories aux adultes très actifs, à ceux qui font de l'exercice physique cinq jours par semaine et aux athlètes d'endurance à l'entraînement.
- En réduisant les glucides, on diminue le fardeau du pancréas, ce qui favorise la perte de poids chez les personnes qui réagissent un peu moins que d'autres à la production d'insuline ou qui perdent du poids, qu'un régime soit pauvre ou riche en calories.
- Le manque de fibres peut causer des problèmes de digestion.
- L'organisme s'aperçoit de la réduction de glucides, et le rendement à long terme peut en souffrir.
- Le métabolisme des protéines libère un sous-produit de l'azote qui est toxique pour l'organisme, celui-ci ne pouvant s'en débarrasser qu'avec de grandes quantités d'eau. S'il n'y a pas suffisamment de glucides, l'organisme se procurera le surplus d'eau dont il a besoin en détruisant du tissu musculaire.
- Parce qu'il est riche en protéines, il favorise une perte de masse musculaire au profit des tissus adipeux et provoque une perte d'eau car, en trop grande quantité, les protéines ont un effet diurétique.
- Parce qu'il est riche en protéines, il impose au foie et aux reins un travail supplémentaire qui peut entraîner des pertes excessives de calcium.
- Certains régimes riches en protéines ne fournissent que 12 grammes de fibres ; il peut en résulter de la constipation, de l'hypertension et des risques accrus de cancer du côlon.
- Il ne comprend pas suffisamment de sources des sept types de fibres. Une quantité adéquate de fibres ralentit l'absorption des sucres contenus dans les glucides complexes et prévient ainsi les hausses rapides du taux de glycémie et l'influx d'insuline dans le sang, tout en fournissant un apport d'énergie régulier.
- Il peut contenir trop de cholestérol et de matières grasses.
- Il est déconseillé aux femmes enceintes ou qui allaitent.

Personnellement, je recommande un rapport de 55/25/20 : c'est-à-dire 55 % des calories provenant de glucides complexes (légumes et fruits frais et quelques céréales complètes), 25 % de protéines maigres et 20 % de matières grasses sous forme d'huile d'olive biologique et de poisson, d'une part, ou d'huile d'olive et de graines de lin, d'autre part (comme principales sources des acides gras essentiels). Si vous pratiquez un sport d'endurance de façon disciplinée, vous avez besoin d'un plus grand nombre de calories provenant de glucides complexes et vous devriez choisir le programme 60/20/20.

Vaut-il mieux consommer plus de glucides ou plus de matières grasses ?

Le danger d'un programme alimentaire de type 40/30/30, c'est que la consommation de glucides diminue tandis que celle des matières grasses et du cholestérol augmente.

Le danger d'un programme alimentaire de type 55/25/20, c'est que vous consommez plus de glucides et moins de matières grasses. Si vous augmentez votre nombre de calories, il vaut mieux les choisir dans les glucides complexes que dans les matières grasses. Pourquoi ? La raison en est fort simple : si vous consommez 200 calories de matières grasses de plus, votre organisme en utilisera 6 pour en convertir 194 en tissus adipeux. Par contre, si vous consommez 200 calories de glucides de plus, votre organisme en utilisera 46 pour en convertir 154 en graisse.

La combinaison gagnante

Maintenez-vous dans une « zone d'énergie » qui favorise un rendement optimal et accélère les processus d'auto-guérison. Chaque personne possède un profil biochimique unique et doit modifier légèrement les quantités de matières grasses, de fibres et de glucides qu'elle consomme chaque jour, pour les adapter à ses besoins particuliers. Utilisez les superaliments dans une proportion de 55/25/20 ou de 60/20/20 pour préparer vos menus, et vous bénéficierez de carburants à indice d'octane élevé qui vous chargeront à bloc et vous permettront d'atteindre un rendement mental et physique meilleur que jamais.

RÉSUMÉ EN DEUX POINTS

- Pour un rendement supérieur et une santé optimale, évaluez les quantités de protéines, de fibres, de matières grasses et de glucides dont vous avez besoin quotidiennement pour alimenter efficacement votre organisme.
- Répartissez votre consommation quotidienne de protéines, de fibres, de matières grasses et de glucides également entre les trois repas et l'un des deux goûters de votre journée.

PLAN D'ACTION EN DEUX POINTS

- Calculez vos besoins quotidiens en protéines, en fibres, en matières grasses et en glucides et ne les remplacez par rien d'autre.
- Planifiez vos repas en utilisant des superaliments dans un rapport de 55/25/20 ou de 60/20/20 pour obtenir plus de « kilomètres au litre » d'énergie et un rendement optimal.

Dites adieu aux régimes

CONSIDÉRATIONS SUR LA SANTÉ

Une alimentation saine, c'est une question de proportions.

Acceptez le fait que vous êtes un être beau et unique puis prenez votre vie en main.
D' Marcus Laux, *Natural Woman, Natural Menopause*

Avancez à petits pas mais avec persévérance ; ainsi vous progresserez
constamment sans vous sentir dépassé par les événements.
Gaylene Lahue, professionnelle de la forme

Dites adieu une fois pour toutes aux régimes ! Débarrassez-vous de tous ces livres de régimes amaigrissants que vous avez essayés par le passé et mettez-les à la poubelle. Donnez même votre pèse-personne à un ami ! Les programmes supersains que je vous ai suggérés jusqu'ici peuvent vous aider à atteindre votre poids normal de façon naturelle. En fait, des recherches démontrent que vous n'avez peut-être pas besoin de perdre du poids pour être en santé.

Il n'est pas nécessaire d'être maigre pour bien paraître. Malheureusement, beaucoup de gens considèrent un excès de poids comme un défaut plutôt que comme un problème médical. Cette obsession qui associe une apparence acceptable à la minceur a conduit d'innombrables personnes, dont la princesse Diana, Jane Fonda et Cathy Rigby, à la boulimie, un dérèglement alimentaire caractérisé par des alternances d'excès et de privations constantes. Depuis 1980, date à laquelle la boulimie nerveuse a été reconnue officiellement comme une maladie, le nombre des personnes qui en souffrent a plus que doublé. Dans 90 % des cas, ces malades sont des femmes. D'après un article paru dans *The American Journal of Psychiatry* de 1991, 1 femme sur 25 risque de développer tous les aspects de ce syndrome à un moment ou à un autre de sa vie. Un plus grand nombre encore présentent des versions moins facilement identifiables de ce type de comportement.

Le problème est dû à notre obsession de la minceur. Nous devons modifier notre perception de la nourriture et considérer celle-ci comme un moyen d'accéder à la santé. Il nous faut aussi reconnaître la beauté et le caractère unique de chaque personne en tant qu'être humain à part entière. Dans l'unité, il y a de la place pour la diversité.

La situation actuelle

Si notre volonté obsessive de devenir ou de rester mince peut nuire à notre santé, un poids excessif cause souvent d'autres types de problèmes. D'après une étude à long terme effectuée par les Centers for Disease Control and Prevention, à Atlanta, le nombre d'Américains qui ont un sérieux excès de poids est passé de 25 % dans les années 1980 à 30 % dans les années 1990. Selon les estimations de *The Journal of the American Medical Association*, 58 millions de personnes aux États-Unis et 7 millions au Canada pèsent au moins 20 % de plus que leur poids idéal. Le docteur F. Xavier Pi-Sunyer, de l'hôpital St. Lukes-Roosevelt, à New York, pense que cette situation augmente les risques de diabète, d'hypertension, de maladies du cœur, d'attaques d'apoplexie, de goutte, d'arthrite et de certaines formes de cancer chez des millions de Nord-Américains. En outre, certains signes alarmants laissent croire que la prochaine génération court tête baissée dans la mauvaise direction. Le pourcentage des adolescents qui ont un excédent de poids a grimpé de 15 % à au moins 21 % depuis les années 1970.

Comment expliquer une situation aussi lamentable ? Les nutritionnistes l'attribuent unanimement à la même cause : pendant les années 1980, les Nord-Américains ont trop mangé et n'ont pas fait suffisamment d'exercice. Dans le langage de la thermodynamique, nous avons consommé plus de calories que nous n'en avons brûlées et nous avons emmagasiné le reste sous forme de graisse superflue. Après tout, la publicité et les médias nous y encouragent ! Il n'y a pas de réclames pour les choux de Bruxelles, mais il y en a énormément pour les tablettes de chocolat, les boissons gazeuses, les aliments prêts à manger et les céréales enrobées de sucre. Par ailleurs, des aliments autrefois servis en portions raisonnables sont maintenant offerts dans des formats «géants», «super» et «un quart de fois plus gros». Les 225 millilitres (huit onces) traditionnels de boissons gazeuses ont quadruplé. Même nos émotions nous incitent à trop manger. D'après les conclusions d'une étude conjointe de la Duke University et de la Structure House (un service de contrôle du poids situé à Durham, en Caroline du Nord), les femmes ont tendance à manger exagérément lorsqu'elles ont l'impression d'être délaissées ou souffrent de dépression. Les hommes, eux, consomment de grandes quantités de nourriture lorsqu'ils sont en société et qu'ils se sentent heureux, excités ou qu'on les encourage à manger.

Tous ces régimes ont-ils échoué?

La plupart des régimes proposés dans les années 1980 et 1990 visaient à réduire les matières grasses et, dans notre zèle à éliminer cet élément, nous avons idolâtré les aliments qui n'en contenaient qu'une faible quantité. Nous nous sommes mis à consommer des glucides sous forme de croustilles, de bagels, de muffins et de gourmandises préemballées qui étaient censés avoir une teneur faible ou nulle en matières grasses. Nous en sommes venus à nous bercer d'illusions et à croire qu'il était possible de manger tout ce que nous voulions, même en quantités gargantuesques, à condition que ce soit réduit en matières grasses. Ce type de régime a fini par se retourner contre nous et nous a jeté un vilain sort — à la taille et aux fesses. Les calories sont des calories, peu importe d'où elles viennent et, en excès, elles sont emmagasinées dans les tissus adipeux. Rappelez-vous que «sans matières grasses» n'est pas synonyme de «sans problème».

À cause de notre façon de manger et de ce que nous mangions, les résultats n'ont pas tardé à se faire sentir: manque d'énergie, piètre rendement au travail, dégradation de notre santé, diminution de notre acuité intellectuelle et affaiblissement de notre capacité d'auto-guérison. Nous avons été entraînés dans une voie pernicieuse pour notre santé par des directeurs de services de publicité qui dépensent collectivement 40 milliards de dollars par an pour nous encourager à nous priver de superaliments comme des salades biologiques colorées, des fruits frais et des protéines maigres au profit de leurs portions de frites géantes, de leurs hamburgers triples au fromage, de leurs litres de cola et de leurs contenants de maïs soufflé aussi gros que des poubelles. Beaucoup d'entre nous ont essayé d'éviter de consommer des matières grasses, mais en les remplaçant par des aliments sans valeur nutritive, à forte teneur en glucides, comme des biscuits, des desserts et des muffins sans matières grasses que notre organisme transformait d'abord en sucre puis en graisse.

La malnutrition par surconsommation

Le vrai problème, c'est que la partie de notre cerveau qui doit nous avertir lorsque nous lui avons donné suffisamment d'éléments nutritifs ne reçoit pas elle-même ce message de l'organisme. Pourquoi? Tout simplement parce que les aliments que nous consommons ne contiennent pas assez de vitamines, de minéraux, d'acides gras essentiels, de fibres, de protéines, de produits phytochimiques et d'antioxydants. Nous mangeons encore et encore, mais notre cerveau continue d'indiquer qu'il n'est pas satisfait car il n'a toujours pas trouvé les 150 microgrammes d'iode ou le sélénium, un microélément nutritif, dont il a besoin pour produire le glutathion-peroxydase nécessaire pour prévenir la formation de cellules cancéreuses, ou encore le bêta-carotène indispensable pour empêcher une dégénérescence maculaire de l'œil. N'oubliez pas que l'organisme recherche l'homéostasie et qu'il travaille 24 heures sur 24 à faire des auto-diagnostics et à se guérir lui-même. Tout ce qu'il nous demande, c'est de le soutenir dans ses efforts.

Le moins que nous puissions faire est de prendre une capsule de multivitamines, de minéraux et d'antioxydants de qualité tous les jours, pour que le siège de la satiété puisse être informé que certains éléments nutritifs de base sont présents dans l'apport alimentaire quotidien de notre organisme. Selon moi, une capsule de multivitamines-minéraux-antioxydants de qualité est un produit dérivé de sources naturelles qui comprend toute la gamme des caroténoïdes et des tocophéryls de la vitamine E comme les tocophéryls alpha, bêta et gamma. (Voir l'annexe pour les sources.)

N'abaissez pas le thermostat

Comme nous l'avons vu au premier chapitre, notre système digestif et notre métabolisme se sont développés dès l'époque de nos ancêtres chasseurs et cueilleurs. Ceux-ci n'avaient pas de réserves d'aliments prêts à manger. Lorsqu'ils ne trouvaient rien à se mettre sous la dent, leur métabolisme fonctionnait tout simplement au ralenti pour conserver ses réserves d'énergie. De nos jours, lorsque vous suivez un régime faible en calories, votre organisme suppose qu'il n'y a plus de nourriture disponible et qu'il est menacé de mourir de faim. Il ralentit donc automatiquement ses fonctions de façon à brûler moins de calories et recherche avidement les moindres matières grasses dans votre alimentation pour les emmagasiner directement sous forme de graisse.

Selon le docteur George Roth, un physiologiste moléculaire du National Institute on Aging, à Bethesda dans le Maryland, la température du corps des animaux auxquels on impose un régime restreint en calories diminue automatiquement d'environ 1 °C. Une baisse de température indique un métabolisme moins vigoureux, c'est-à-dire que l'organisme transforme moins de nourriture. D'après le docteur Roth, « pour compenser la réduction de leur apport alimentaire, les animaux passent d'un mode de croissance à ce qu'on pourrait considérer comme un mode de survie ». Ils obtiennent moins de calories, alors ils en brûlent moins.

Comme l'organisme lutte sans cesse pour maintenir son homéostasie, il se contente, dans son immense sagesse, de descendre le thermostat pour éviter de mourir de faim. En fait, il ralentit votre respiration, votre rythme cardiaque et l'activité métabolique de vos muscles au mode «famine». En d'autres termes, vous ne pourrez jamais perdre de poids en réduisant considérablement votre consommation de calories. C'est impossible. Et personne ne peut démontrer le contraire, malgré les affirmations de toutes les publicités à ce sujet. Le rythme de votre métabolisme de base tout entier s'adapte à la baisse pour se défendre contre cette pénurie de calories, même lorsque vous faites de l'exercice. Prendre l'habitude de sauter des repas, de manger trop puis pas du tout donne simplement comme résultat que votre «chaudière» à brûler les calories travaille au ralenti.

Pis encore. Des sondages et des études indiquent que le succès des régimes amaigrissants a tendance à être de courte durée. Chaque année, 85 millions de Nord-Américains s'astreignent à un régime, mais peu importe le nombre de kilos qu'ils perdent, 95 % d'entre eux les reprennent complètement dans les cinq années qui suivent. Aussitôt que le régime est terminé, ils reviennent à leurs anciennes habitudes alimentaires et non seulement ils regagnent les kilos perdus, mais ils prennent plus de poids. Voulez-vous savoir pourquoi? Lisez ce qui suit.

L'effet yo-yo

Lorsque vous consommez trop peu de calories pour fonctionner normalement, votre organisme commence à brûler du tissu musculaire vital. Il perd aussi des réserves d'eau qui lui sont nécessaires. Au début du régime, cette perte d'eau vous rend euphorique parce que vous semblez avoir perdu cinq kilos (10 livres). Toutefois, votre organisme, se sentant affamé et prévoyant une période de famine, augmente immédiatement sa production de lipases des lipoprotéines — un type d'enzymes qui contrôlent l'entreposage, à l'intérieur des cellules, des matières grasses digérées présentes dans le sang — et leur champ d'activité. Convaincu qu'il doit «faire des provisions» pour survivre, votre organisme recherche toutes les molécules de matières grasses qu'il peut trouver et ne vous permet même pas d'en utiliser comme source d'énergie. Sans matières grasses à consumer, le système à brûler la graisse ralentit pour compenser le manque de combustible. L'organisme cherche maintenant avidement de la graisse à entreposer. C'est pourquoi une personne au régime prend plus de poids qu'une autre en mangeant un parfait aux fraises. Un régime faible en calories augmente tout simplement la capacité de votre organisme à retenir et à emmagasiner les matières grasses.

En outre, dans ce genre de régime, votre corps brûle du tissu musculaire pour avoir de l'énergie. Lorsque le régime prend fin, l'organisme doit remplacer ses «réserves» de graisse disparues, et vous récupérez le poids perdu, non pas sous la forme des muscles que vous avez brûlés, mais sous forme de graisse. Cette distinction est importante, car 500 grammes de muscles brûlent 50 calories de matières grasses par jour. Si, au lieu de suivre un régime, vous aviez gagné cinq kilos (10 livres) de muscles en faisant des exercices appropriés, vous auriez belle apparence, vous vous sentiriez en pleine forme et vous auriez la satisfaction de brûler 500 calories de plus quotidiennement.

Mangez, soyez heureux et perdez du poids

Pour commencer à brûler des matières grasses au lieu de les emmagasiner, suivez les 15 recommandations suivantes tirées du régime axé sur les superaliments.

15 recommandations pour diminuer son poids raisonnablement avec les superaliments

1. Commencez par boire six verres de 225 millilitres (huit onces) d'eau par jour en vous servant d'une paille. C'est une bonne manière de vous préhydrater et d'aider votre organisme à se nettoyer de ses déchets toxiques. Selon votre taille, augmentez graduellement cette quantité jusqu'à 10 à 12 verres de 225 millilitres d'eau par jour.

2. Mangez toujours dix portions de légumes colorés et trois portions de fruits par jour. La combinaison d'eau et de fibres aura un effet anorexigène naturel et vous donnera une sensation de satiété.

3. Prenez un breuvage vert mêlé à de l'eau pure deux fois par jour pour alcaliniser les fluides de votre organisme. Prenez aussi une capsule de multivitamines, de minéraux et d'antioxydants de qualité pour vous assurer que votre réserve de micro-éléments nutritifs est adéquate.

4. Pour vérifiez vos progrès, faites mesurer votre gras corporel une fois par mois à un centre de culture physique et voyez comment vos vêtements vous vont. Contentez-vous de ces deux facteurs comme guide.

5. Adoptez une alimentation faible en matières grasses. Faites preuve de vigilance : surveillez les graisses cachées dans les croustilles, les biscuits, le lait écrémé, les viandes et les vinaigrettes. N'oubliez pas que «réduit en matières grasses» ne signifie pas «sans problème».

6. Prenez trois repas et deux goûters par jour. Répartissez votre ration de protéines quotidienne de façon à en avoir un peu à chacun des trois repas et à un des deux goûters. Veillez à consommer des superaliments riches en fibres naturelles et quelques-unes des calories de vos grammes de matières

grasses à chacun de vos trois repas. Ne sautez jamais un repas, mais faites attention de ne pas trop manger : surveillez la grosseur de vos portions.

7. Ne passez jamais plus de quatre heures sans manger, car un apport régulier d'aliments stabilise le taux de glycémie et, par conséquent, votre niveau d'énergie.

8. Évitez les sucres traités. Ce sont des calories en trop qui devront tôt ou tard être emmagasinées sous forme de graisse. Mangez plutôt des fruits et des légumes colorés frais de saison ainsi que des céréales complètes de culture biologique en quantités modérées.

9. Selon certaines recherches, vous ne devriez pas perdre plus de 225 grammes (une demi-livre) de graisse par semaine. Nous avons vu précédemment que les régimes amaigrissants ralentissent le métabolisme, augmentent l'entreposage des matières grasses et accroissent l'appétit. Si vous perdez plus de 225 grammes de graisse par semaine, vous ferez échouer vos efforts puisque votre organisme reviendra à son point de départ pour reconstituer ses réserves de matières grasses.

10. La graisse n'est brûlée que dans les muscles. Les exercices physiques qui favorisent l'augmentation de la masse musculaire constituent donc la solution aux problèmes d'embonpoint. Vous pouvez utiliser le poids de votre propre corps et faire des tractions sur les bras, des flexions de jambes et de l'entraînement avec poids en poussant des mains contre les deux côtés du montant d'une porte. Vous pouvez, plus simplement encore, contracter un muscle et le garder quelque temps dans cet état. Si vous le désirez, inscrivez-vous à un centre de culture physique pour recevoir un entraînement avec des poids sous la surveillance d'un moniteur.

11. *a)* Considérez la possibilité d'ajouter à votre alimentation quotidienne entre 200 et 400 microgrammes de picolinate de chrome pour stabiliser la production d'insuline par votre organisme et vous aider à réduire la graisse dans vos tissus.

b) Votre graisse est emmagasinée dans des cellules adipeuses, mais elle est brûlée dans la mitochondrie (la chaudière métabolique) de chaque cellule. L'acétyl-L-carnitine, ou L-carnitine, déplace la graisse des tissus adipeux vers la mitochondrie. Ce déplacement s'effectue surtout lorsque vous faites de l'exercice et que vous prenez de la L-carnitine. Cette substance, reliée à la famille des vitamines B, est généralement considérée comme semblable à un acide aminé et on la classe parmi les biocatalyseurs. La plupart des chercheurs suggèrent d'en prendre de 500 à 1000 milligrammes par jour.

c) Le coenzyme Q10 favorise la production d'énergie dans la mitochondrie et peut ainsi permettre de brûler les graisses entreposées dans votre organisme. La plupart des chercheurs conseillent d'en prendre de 30 à 100 milligrammes par jour.

d) On peut aussi utiliser sans danger la *gymnema* sylvestre dans un programme de perte de poids. Originaire des forêts de l'Inde, cette plante maintient le taux de glycémie et réduit l'appétit.

e) La *Garcinia combodia*, aussi appelée «gomme Cambodge», est un fruit dont on extrait de l'acide hydroxycitrique et qui sert à épicer le curry depuis des siècles, en Inde et dans le sud de l'Asie. Cet acide favorise la combustion des tissus adipeux. Il réduit l'appétit et peut diminuer de près de 30 % l'entreposage de matières grasses provenant d'un repas riche en graisses végétales et animales. Les chercheurs suggèrent d'en consommer de 250 à 300 milligrammes avec chacun de vos trois repas.

12. Consommez des aliments à faible indice de glycémie. Plus l'indice de glycémie est élevé, plus l'aliment libère rapidement son sucre dans le sang. Plus l'indice de glycémie est faible, plus la libération du sucre est lente et régulière. (Voir page 148 pour une liste des aliments à indices de glycémie élevé, moyen et faible.)

13. Diminuez les causes de stress. Selon le docteur Per Björntorp, de l'hôpital universitaire de Sahlgrenska à Göteborg, en Suède, le stress, qui varie de la simple anxiété à la dépression, entraîne la sécrétion de grandes quantités de cortisol par la corticosurrénale. Cette hormone prépare l'organisme à faire face à un état d'urgence, en particulier en lui enjoignant d'emmagasiner de la graisse, tout spécialement dans la région de l'abdomen, où les cellules ont plus de récepteurs pour le cortisol que les cellules adipeuses superficielles situées sous l'épiderme. Le cortisol joue le rôle d'une clé dans une serrure: il ouvre les cellules adipeuses pour leur permettre d'emmagasiner de la graisse. En outre, il détruit la masse musculaire maigre dont le corps a besoin pour brûler ses matières grasses. Enfin, en grande quantité, il réduit de façon importante la production de l'hormone de croissance. Un supplément de L-carnitine ou d'acétyl-L-carnitine peut diminuer le niveau de cortisol, de même que le fait de se sentir heureux et de subir moins de stress. Par conséquent, cultivez le bonheur, diminuez les causes de stress, gardez le sourire, et vous mettrez votre masse musculaire maigre à l'abri de cette hormone néfaste!

14. Vous voudrez peut-être essayer d'accélérer le rythme de votre métabolisme pour que votre corps brûle plus de calories pendant toute la journée. Ce processus, appelé thermogénèse, favorise la combustion d'un certain

type de graisse, le tissu adipeux brun, difficile à perdre dans des circonstances normales. Commencez par employer un des suppléments à base de plantes qui aident à éliminer la graisse. Ils contiennent généralement : du Ma Huang (raisin de mer) ; de la caféine ou noix de kola, de la théophylline (tirée du thé) ; de l'écorce de saule blanc ou de l'aspirine ; de la naringine (tirée des pamplemousses). N'utilisez cette formule que sous la surveillance d'un professionnel de la santé compétent, car un tel mélange peut augmenter la tension artérielle, causer des palpitations et endommager le système nerveux.

15. L'hormone de croissance humaine est celle que l'hypophyse sécrète en plus grandes quantités. Sa production atteint un sommet au cours de l'adolescence puis diminue constamment avec l'âge. On peut administrer un substitut de cette hormone, uniquement sous la surveillance d'un professionnel de la santé compétent, pour rajeunir différents systèmes de l'organisme. Certains pensent qu'en diminuant son apport calorifique un jour par semaine, comme lors d'une journée de désintoxication (voir chapitre 5) ou à l'occasion d'une cure de désintoxication périodique (voir chapitre 8), on peut provoquer la sécrétion de petites quantités de cette hormone de croissance par l'hypophyse.

Un programme de consommation alimentaire raisonnable axé sur les superaliments maintiendra le fonctionnement des différents métabolismes de votre corps à leur niveau optimal et gardera votre poids dans sa fourchette idéale, de façon mesurable et prévisible. Pourquoi vous martyriser quand il suffit de suivre des principes diététiques naturels et sains ?

Les « pilules » pour maigrir sont-elles efficaces ?

Si vous voulez désespérément perdre du poids, vous cherchez peut-être un moyen rapide d'y parvenir. Différents médicaments contre l'obésité limitent l'appétit en contrôlant les niveaux de sérotonine et en provoquant une sensation de satiété. La dexfenfluramine, vendue sous le nom de Redux, est offerte en Amérique du Nord depuis 1996. Il s'agit d'une version améliorée de deux médicaments amaigrissants, la fenfluramine et le phentermine, connus sous le nom de fen-phen et en vente depuis 1973. On prescrit les traitements au Redux pour un an seulement et ils ne sont destinés qu'aux personnes cliniquement obèses, c'est-à-dire qui ont entre 20 % et 30 % d'excès de poids. Certains neurospécialistes s'inquiètent des effets négatifs à long terme que les médicaments contre l'obésité peuvent produire sur les fonctions du cerveau et la santé en général. Des études indiquent que lorsque les patients cessent d'en prendre, ils reprennent aussitôt le poids perdu. Utilisez les recommandations diététiques que vous trouverez dans cet ouvrage pour perdre du poids de façon raisonnable et saine. Si vous prenez un médicament contre l'obésité, faites-le uniquement sous la surveillance d'un professionnel de la santé compétent et suivez les suggestions que je vous ai faites. Mon but est simple : vous garder dans la meilleure santé possible et vous aider à équilibrer votre poids naturellement mais rapidement.

Donnez de l'énergie à votre thyroïde pour un rendement optimal

Située à la base de la gorge, la thyroïde est une petite glande endocrine qui sert de poste de commande central. Elle envoie des messages sous forme d'hormones à chaque cellule de l'organisme et règle la température du corps, le rythme cardiaque, les contractions musculaires et la vitesse à laquelle les aliments sont transformés en énergie. Beaucoup de gens souffrent d'hypothyroïdie (insuffisance thyroïdienne), qui se manifeste par de la fatigue, une température corporelle sous la normale et des gains de poids inexplicables. Pour y remédier, les professionnels de la santé prescrivent généralement une hormone thyroïdienne synthétique ou un extrait d'hormone naturelle provenant d'une source animale.

Un programme axé sur les superaliments favorise le bon fonctionnement de la thyroïde de façon naturelle. Les salades colorées, les légumes marins, les pousses de graines et de céréales, les fruits de saison, les légumes crus et les jus de légumes de culture biologique fraîchement pressés soutiennent et renforcent le travail de la thyroïde. Cette glande requiert de l'iode pour accomplir sa tâche de façon optimale. Parmi les superaliments riches en iode, on compte les légumes marins (petit goémon de Nouvelle-Écosse, spiruline, chlorelle, varech, porphyre, agar-agar, laminaire japonaise et wakamé), l'huile de foie de morue, le hareng, le flétan, le saumon, l'ail, le cresson de fontaine, les jaunes d'œufs et la levure nutritionnelle.

La science des matières grasses

Les chercheurs Angelo Tremblay, Jean-Pierre Després et Claude Bouchard, de l'Université Laval, à Québec, ont étudié les matières grasses. Selon eux, la graisse « viscérale » profondément ancrée dans l'abdomen — sous les muscles et entre les organes — augmente davantage les risques de maladies du cœur, d'hypertension et de diabète que la graisse sous-cutanée qui se loge directement sous la peau. Les hommes sont prédisposés à emmagasiner de la graisse « viscérale », alors que, chez les femmes, la graisse se fixe généralement sous l'épiderme, en particulier aux hanches et aux cuisses.

La graisse « viscérale » est beaucoup plus dangereuse parce qu'elle se situe dans l'abdomen, en contact direct avec les organes vitaux. Ses petites cellules recueillent et libèrent activement des acides gras. Les cellules de graisse sous-cutanée sont plus grosses, plus paresseuses et donc moins actives et moins menaçantes.

Des chercheurs du Garvan Institute of Medical Research, à Sydney, en Australie, ont découvert que plus l'intérieur de l'abdomen renferme de graisse, plus les niveaux d'insuline de l'organisme sont élevés, ce qui peut entraîner une résistance à cette hormone, un gain de poids et, à long terme un diabète gras de type II. Des excès d'insuline peuvent provoquer l'entreposage d'une plus grande quantité de graisse.

La meilleure méthode pour calculer, sans appareil, la quantité de graisse « viscérale » que votre corps a entreposée est de mesurer votre taille à son niveau le plus étroit, au-dessus du nombril mais en-dessous des aisselles. Si vous mesurez plus de 86,5 centimètres (34 pouces), vous avez probablement trop de graisse abdominale, ce qui représente un sérieux risque pour votre santé.

Pendant des années, les médecins ont utilisé les tableaux de grandeur et de poids de la Metropolitain Life Insurance Company pour juger si un patient avait ou non des kilos en trop. Le calcul le plus complexe est celui de l'indice de masse corporelle (IMC). Vous pouvez déterminer le vôtre en divisant votre poids en kilos par le carré de votre grandeur en mètres. Vous pouvez aussi taper http://www2.shapeup.org/sua sur votre ordinateur et on fera le calcul pour vous.

Un indice de masse corporelle situé entre 19 et 25 est signe de bonne santé. Par contre, un indice de 26 ou plus augmente vos risques d'hypertension, de maladies cardio-vasculaires et de diabète.

L'endroit où votre organisme entrepose sa graisse est encore plus important que votre IMC. Si vous ressemblez à une pomme, c'est-à-dire que votre rondeur se situe dans la partie médiane, vous entreposez une sorte de graisse dangereuse, celle qui se loge dans l'abdomen (« viscérale »). Si vous avez plutôt la forme d'une poire, votre silhouette étant plus enveloppée en bas de la taille, vous entreposez un type de graisse moins pernicieux, celui qui s'installe sous la peau. D'après de nombreux chercheurs, cette propension du corps à emmagasiner l'un ou l'autre de ces types de graisse est purement génétique.

Un poids santé ne se définit pas par des chiffres sur un pèse-personne mais dépend de l'endroit du corps où la graisse s'accumule et du comportement des différents types de cellules adipeuses. D'après une étude de la Vanderbilt University (Nashville), les femmes qui réduisent leur consommation de

COMMENT DÉTERMINER VOTRE INDICE DE MASSE CORPORELLE (IMC)

1. Multipliez votre poids en livres par 0,45 pour le convertir en kilos (exemple : 150 livres × 0,45 = 67,5 kilos).
2. Multipliez votre grandeur en pouces par 0,025 pour la convertir en mètres (exemple : si vous mesurez 5 pieds 10 pouces, vous obtiendrez 70 pouces × 0,025 = 1,75 mètre).
3. Portez au carré le nombre que vous avez obtenu à l'étape 2 (exemple : 1,75 × 1,75 = 3,063).
4. Divisez votre poids en kilos (le nombre calculé à l'étape 1) par le carré de votre grandeur en mètres (le résultat de l'étape 3) (exemple : 67,5 divisé par 3,063 = 22,04). La réponse que vous obtenez est votre IMC.

matières grasses à 25 grammes et leur apport alimentaire à 1200 calories par jour perdent en moyenne huit kilos (18 livres) en cinq mois. L'autre bonne nouvelle, c'est qu'il est plus facile de perdre la graisse « viscérale » que l'autre en faisant de l'exercice physique. En effet, on sait maintenant que l'exercice peut conjurer quelques-unes des pires conséquences d'un excès de poids en mobilisant et en brûlant les deux types de graisse emmagasinés dans votre corps, ce qui vous permet de retrouver votre santé et vos capacités d'autoguérison. Par ailleurs, l'exercice ralentit le processus physiologique du vieillissement. Même une légère diminution de poids peut réduire les risques de maladies du cœur dues à des causes métaboliques. (Pour plus de détails sur les exercices physiques, voir chapitre 11.)

Une perte de poids sans régime amaigrissant : étude de cas

Au centre sportif de Ganges, le North End Fitness, où Leslie Simpson s'entraîne, les habitués l'encouragent volontiers : « Bravo Leslie ! Tu as l'air en pleine forme !... Tu fais du beau travail ! », lui disent-ils tandis qu'elle se rend du simulateur d'escalier aux machines d'entraînement avec poids. La jeune femme n'est pas encore habituée à toute l'attention qu'on lui accorde. « Qui aurait cru que je deviendrais un jour un modèle de bonne forme physique ? » Certainement pas les gens qui la fréquentaient il y a 18 mois, alors que, à peine âgée de 30 ans et mesurant 1,52 mètre (cinq pieds), elle pesait presque 73,5 kilos (162 livres).

Comme beaucoup de personnes qui luttent contre l'obésité, Leslie a commencé à grossir lentement, à l'école secondaire et au collège où le menu habituel des adolescents se composait de hamburgers et de frites. On la décrivait alors comme « rondelette ». Elle a eu son premier enfant, une fille, au Japon où elle enseignait l'anglais. Pendant son séjour là-bas, son frère aîné est mort dans un accident de plongée. Une année ne s'était pas écoulée que son autre frère apprenait qu'il avait le sida, et il mourait six mois plus tard. La jeune femme a alors sombré dans une profonde dépression et on a dû la traiter avec des médicaments. Lorsqu'elle s'est trouvée de nouveau enceinte, elle et son mari ont décidé de revenir aux États-Unis. «Après la naissance de mon deuxième enfant, je me suis rendu compte avec horreur que je pesais 73,5 kilos (162 livres). J'ai essayé d'enfiler une de mes anciennes robes amples, mais elle était trop étroite, et quand je me suis regardée dans le miroir, j'ai eu envie de rentrer sous terre — on m'aurait donné 45 ans plutôt que 30! J'avais l'air d'une pomme.»

C'est au cours d'une visite à une amie, mère d'un enfant et qui venait de perdre 14 kilos (30 livres), que la jeune femme a entendu parler du programme alimentaire axé sur les superaliments et complété par des exercices physiques. Elle a donc modifié son alimentation pour y inclure des protéines sans matières grasses, de l'huile d'olive, beaucoup de légumes colorés, des fruits frais mûrs, des quantités modérées de céréales complètes et d'herbes aromatiques et un breuvage vert. Elle a réduit et maintenu son apport alimentaire à 1200 calories par jour et s'est mise à boire 10 verres de 225 millilitres (huit onces) d'eau quotidiennement. En outre, elle a considérablement diminué sa consommation de sel, de graisses animales et végétales, de crème glacée, de chocolat, de friandises et d'aliments à indice de glycémie élevé.

Elle s'est aussi inscrite à un club de culture physique et a fait 45 minutes de marche sur tapis roulant ou d'exercices sur simulateur d'escalier, cinq jours par semaine. Après avoir retrouvé une meilleure forme physique, elle a commencé à suivre des cours d'aérobie et un entraînement avec des extenseurs et des poids. Le jour de son trente et unième anniversaire, elle pesait environ 23 kilos (50 livres) de moins que l'année précédente et s'est promis de perdre encore 8 kilos (17 livres) dans les six mois suivants, ce qu'elle a réussi à faire. Après un an et demi, elle a retrouvé son poids normal de 43 kilos (95 livres) et la seule chose qu'elle ait perdue, c'est un surplus de graisse.

Leslie dit qu'elle prend maintenant beaucoup de plaisir à de petites choses qui sont anodines pour la plupart des gens, comme de se pencher pour lacer ses souliers ou de monter un escalier sans être à bout de souffle. Magasiner n'est plus un cauchemar pour elle et elle a cessé de se sentir mal à l'aise chaque fois qu'elle sort avec des amis. Elle a repris confiance en elle et fait meilleur accueil aux gens, ce qui les rend en retour plus cordiaux avec elle.

Voici les conseils qu'elle aimerait donner à tous ceux qui veulent adopter un programme alimentaire axé sur les superaliments:
- «Ne passez jamais plus de quatre heures sans manger, et composez vos trois repas et vos deux goûters quotidiens de superaliments. En combinant des protéines, des matières grasses, des fibres et des glucides à faible indice

de glycémie à chacun des trois repas principaux, je m'assure une bonne interaction hormonale. De cette façon, ma production d'insuline reste constante pendant toute la journée.»

- «Commencez chaque repas par des protéines plutôt que par des glucides. C'est un bon moyen de ralentir la réaction de votre organisme aux glucides et vous pourrez compter sur une production d'insuline en quantités modérées.»

- «Chaque jour, je bois 10 verres de 225 millilitres d'eau pure avec une paille et je mange dix portions de légumes colorés et deux ou trois portions de fruits frais. Toutes mes sources de protéines sont faibles en matières grasses. C'est faisable!»

- «Je ne me culpabilise pas si je rate une séance d'exercices ou si je reprends un peu de poids. Je ne suis pas au régime, j'ai tout simplement adopté un programme alimentaire permanent pour rester en santé et être heureuse et il a été conçu pour me laisser une certaine marge de manœuvre. Je fais souvent des exercices de respiration profonde pour diminuer le stress. Il est essentiel de se débarrasser de son stress.»

- «Lorsque j'ai envie d'une friandise ou d'un dessert, je consomme d'abord des protéines et des fibres, par exemple du céleri et du fromage cottage sans matières grasses, pour maintenir les bonnes proportions de protéines et de glucides et équilibrer ma production d'insuline. Les protéines et les fibres ralentissent le rythme de digestion et d'absorption des sucres. Contentez-vous d'une portion modérée de dessert et savourez-la. Ce n'est pas un élément nutritif, alors j'en prends rarement. Vieillir ne devrait plus être synonyme de grossir.»

Le cas de madame Simpson est un exemple de l'efficacité des superaliments lorsqu'il s'agit d'équilibrer les besoins nutritifs de l'organisme et d'éliminer des surplus de graisse qu'on veut perdre.

RÉSUMÉ EN SIX POINTS

- En Amérique du Nord, la grosseur des portions alimentaires a considérablement augmenté dans les années 1980 et 1990.
- Pendant ces mêmes années, les Nord-Américains ont consommé plus de calories qu'ils n'en utilisaient et ont entreposé le surplus sous forme de graisse.
- Dans leur zèle à bannir les matières grasses, beaucoup de gens consomment trop d'aliments à teneur faible ou nulle en matières grasses sans considérer qu'ils sont remplis de calories.

- Les régimes sévères qui réduisent considérablement l'apport en calories font baisser le « thermostat » corporel, et il s'ensuit un ralentissement, dans la combustion des graisses, destiné à compenser le manque de carburant. Ces régimes ne sont pas efficaces.
- Les médicaments amaigrissants ne permettent pas d'éliminer la graisse corporelle de façon permanente.
- Le programme alimentaire de réduction de poids axé sur les superaliments est raisonnable, naturel et vous permet d'atteindre votre poids idéal tout en restant en excellente santé.

PLAN D'ACTION EN QUATRE POINTS

- Renoncez aux régimes amaigrissants une fois pour toutes. Ils ne permettent pas de perdre du poids de façon permanente.
- Surveillez la grosseur de vos portions tout au long de vos trois repas et de vos deux goûters. Ne consommez pas de calories en surplus.
- Établissez votre programme alimentaire axé sur les superaliments un repas à la fois. Ne sautez jamais ni un repas ni un goûter.
- Si vous voulez perdre le plus de graisse possible, consommez une partie de vos rations quotidiennes de protéines, de fibres, de glucides complexes à faible indice de glycémie et de matières grasses à chacun des trois repas et à un des deux goûters de la journée, pour maintenir votre production hormonale constante.

Une santé optimale par l'exercice

CONSIDÉRATIONS SUR LA SANTÉ

L'exercice est le seul moyen de soulager le stress qui ne fait pas grossir
et qui s'utilise à l'intérieur comme à l'extérieur.

*Si vous n'avez pas suffisamment de temps pour faire de l'exercice, réservez-en tout de
suite beaucoup pour être malade !*
Michael Colgan, *Optimum Sports Nutrition*

L'exercice physique rend le système d'auto-guérison plus efficace.
Andrew Wiel, *8 Weeks to Optimum Health*

Même si l'almanach prédit beaucoup de pluie pour le printemps, vous aurez
beau le tordre, vous n'en tirerez pas une goutte d'eau. Un menu peut être
agréable à lire et parfaitement adapté à nos besoins alimentaires mais, pour
savourer le goût des plats décrits et bénéficier de leurs éléments nutritifs, il
faut les manger. Les livres d'exercices, les articles de magazines et les vidéos
ainsi que la multiplication des gymnases et des centres de culture physique
peuvent nous encourager à faire de l'exercice, tout comme les recherches
démontrant les immenses avantages de l'effort physique pour une santé optimale mais, tant que ce type d'activité ne fait pas partie intégrante de notre
mode de vie, nous n'en retirons aucun bénéfice.

Maintenant ou jamais !

Vous ne faites peut-être pas d'exercice régulièrement et vous sentez que vous
avez perdu un peu de votre souplesse, mais rien ne vous empêche de vous y
mettre dès maintenant. Mon père, papa Joe, a commencé à faire de la marche
et de l'exercice à 86 ans. Ma belle-sœur, Lani, s'est inscrite à un programme de
culture physique après 35 ans de fauteuil roulant. Il faut simplement la soule-
ver de son fauteuil, la poser sur le sol et l'aider un peu pendant que, étendue

sur le dos, elle accomplit avec enthousiasme son entraînement avec des poids et ses exercices d'assouplissement. Ces deux exemples devraient tous nous encourager à faire de l'exercice.

C'est d'ailleurs le facteur le plus déterminant en ce qui concerne la longévité : sans exercice, la composition de l'organisme se modifie graduellement en faveur de la graisse et au détriment des muscles. Cette détérioration progressive est une des composantes principales mais non inéluctables du vieillissement. Dans *Biomarkers : The Ten Determinants of Aging You Can Control*, William Evans et Irwin H. Rosenberg démontrent que les gens qui font de l'exercice modérément sont en meilleure santé et vivent plus longtemps que les gens sédentaires. Une de leurs études porte sur un groupe de personnes âgées de 87 à 96 ans qui ont presque triplé la force des muscles de leurs cuisses et augmenté leur masse musculaire de 10 % en seulement huit semaines. Evans a aussi comparé des jeunes gens et des adultes de 45 à 60 ans ayant tous un entraînement d'endurance. Il a découvert que la capacité « aérobique » et le pourcentage de gras corporel étaient reliés au temps consacré à l'exercice, et non à l'âge. L'âge seul ne permettait de faire aucune prédiction acceptable, mais l'exercice, oui. Un manque d'exercice va de pair avec chaque aspect du vieillissement.

Usez vos souliers, pas votre corps

Vous n'avez besoin ni d'un programme de mise en forme compliqué ni d'un équipement coûteux. En fait, l'exercice que je recommande ne requiert rien de plus qu'une bonne paire de souliers, car c'est la marche. Malheureusement, nous vivons dans une société où les moyens d'économiser l'énergie sous toutes ses formes abondent, et il n'y a plus beaucoup de bons marcheurs. Pourtant, la marche tonifie et stimule le corps dans son entier. Elle permet d'exercer tous nos systèmes simultanément, que ce soit le cerveau ou la structure musculo-squelettique.

La marche est un mouvement contralatéral, c'est-à-dire un mouvement alternatif et simultané du bras droit et de la jambe gauche avec le bras gauche et la jambe droite. Le corps a été conçu pour cette forme de déplacement qui produit un effet d'harmonisation sur l'ensemble du système nerveux central. Dans votre prime enfance, vous avez peut-être eu de la difficulté à apprendre à coordonner avec précision les mouvements contralatéraux, mais maintenant que vous avez réussi, n'y renoncez pas ! À mesure que nous vieillissons, nous avons tendance à traîner les pieds. Maintenez un bon rythme de mouvements contralatéraux en marchant à pas rapides.

Lorsque vous recommencerez à marcher, vous aurez plus de vigueur et vous déborderez d'énergie. Vous dormirez mieux. Marcher n'use que vos souliers et, contrairement à votre corps, ils sont remplaçables. (Si vous préférez opter pour d'autres activités, la nage, le golf — lorsque vous marchez d'un trou à l'autre —, la danse aérobique, les cours d'aérobique, la bicyclette et l'entraînement avec poids sont aussi bénéfiques.)

Pour obtenir les meilleurs résultats possibles, marchez rapidement durant au moins une demi-heure chaque jour ou durant une heure, un jour sur deux. En avançant, tenez la tête droite, le menton relevé et regardez droit devant vous plutôt que vers le sol. Marchez fièrement! Gardez les épaules droites, à niveau et non inclinées vers l'avant ou voûtées. Détendez votre cou, votre dos et vos épaules. Balancez vos bras mais ne les élevez jamais au-dessus de vos épaules. Décrivez un arc avec vos mains, de votre taille jusqu'à la hauteur de votre poitrine. Maintenez les muscles de votre estomac légèrement contractés et le dos droit. En suivant ces recommandations, vous aurez une posture parfaite et des mouvements contralatéraux plus gracieux. Vous serez agréablement surpris de constater qu'une bonne technique vous permet de marcher avec aisance et sans entrave.

15 raisons de marcher chaque jour

Il faut marcher régulièrement durant au moins 30 minutes pour obtenir les 15 bénéfices suivants.

1. La marche vous remonte dans votre propre estime et vous procure un sentiment de bien-être.
2. Elle réduit les risques de maladies du cœur et de cancer.
3. Elle vous aide à perdre du poids, en particulier de la graisse.
4. Elle vous aide à préserver votre masse musculaire maigre.
5. Elle augmente la quantité maximale d'oxygène que vous absorbez.
6. Elle augmente la capacité et la résistance du cœur et des poumons.
7. Elle réduit l'anxiété, le stress et l'inquiétude.
8. Elle ralentit le rythme de détérioration des articulations.
9. Elle remonte le moral et atténue la dépression.
10. Elle aide à maintenir un transit intestinal régulier.
11. Elle améliore la circulation sanguine dans le cerveau et les organes.
12. Elle augmente le taux de bon cholestérol et réduit celui du mauvais cholestérol.
13. Elle augmente la densité des os et aide à prévenir l'ostéoporose.
14. Elle renforce les muscles.
15. Elle aide à maintenir la coordination et l'équilibre.

COMBIEN DE CALORIES ?

Pour déterminer combien de calories vous brûlez en marchant, appliquez la formule suivante.
1. Divisez votre poids en livres par 132 (un kilo = 2,20 livres).
2. Multipliez le résultat par le nombre de milles que vous marchez (un kilomètre = 0,62 mille).
3. Multipliez votre réponse par 75 pour obtenir le nombre de calories brûlées.

Ainsi, une personne qui pèse 160 livres et qui marche quatre milles brûle
1. 160 divisé par 132 = 1,22
2. 1,22 × 4 = 4,88
3. 4,88 × 75 = 366 calories.

Ravivez la flamme

Si vous décidez de marcher rapidement durant une demi-heure, un jour sur deux, ou, mieux encore, cinq jours par semaine, vous parcourrez environ 16 kilomètres (10 milles) chaque semaine. Cela représente environ 64,5 kilomètres (40 milles) par mois et près de 805 kilomètres (500 milles) par an. Non seulement vous améliorerez votre santé physique, mais vous brûlerez des calories de graisse et vous raviverez la flamme de votre métabolisme de base.

Le fait de faire de l'exercice le matin accélère le rythme de votre métabolisme de base, et ce, non seulement durant l'effort (la marche), mais encore pendant 16 à 18 heures après cette activité. Cela signifie qu'en plus des 150 calories que vous font perdre vos 30 minutes de marche matinale, celle-ci vous fait brûler encore des calories tout au long de la journée. Tenez un journal quotidien des distances que vous parcourez.

Établissez des objectifs

Pour acquérir l'habitude de marcher, fixez-vous des objectifs hebdomadaires, par exemple : a) marcher trois jours par semaine pendant 30 minutes ; b) marcher rapidement, deux jours par semaine, durant 60 minutes. Visez un total d'environ 210 minutes de marche par semaine. Faites des marches courtes d'une demi-heure et, deux jours par semaine, doublez ce temps. Profitez de ces « promenades » pour explorer des parcs, des sentiers le long des rivières, des campus de collèges, des secteurs sauvegardés ou des lieux sauvages. Marchez d'abord lentement, durant cinq minutes, pour vous réchauffer puis marchez 50 minutes à pas rapides. Ralentissez pendant les cinq dernières minutes pour vous détendre. Toutes les 15 minutes, essayez une minute-défi pendant laquelle vous marcherez le plus vite que vous pourrez.

Pour ajouter quelques minutes supplémentaires de marche à votre journée, prenez les escaliers au lieu de l'ascenseur. Laissez votre voiture à l'extrémité du parc de stationnement pour faire plus de chemin à pied jusqu'à votre destination. Invitez un voisin ou un ami à marcher avec vous chaque jour ou procurez-vous un chien que vous devrez promener. Inscrivez-vous à un club de randonnée pédestre dont les membres vont sensiblement au même rythme que vous. Rendez-vous jusqu'à votre lieu de travail à pas rapides.

Des combinaisons supérieures

Ne faites plus confiance aux régimes qui prétendent vous faire maigrir rapidement avec des filtres de sorcière ou la trouvaille de la semaine. Le seul moyen de brûler de la graisse de façon permanente est de faire de l'exercice et de réduire le nombre de calories que vous consommez chaque jour. Comme nous l'avons vu au chapitre 10, la graisse ne brûle que dans la mitochondrie, la « chaudière » de chaque cellule qui transforme le glucose en énergie. Plus vous avez de muscles maigres, plus votre capacité de brûler de la graisse s'accroît. Construisez-vous une masse musculaire maigre et consommez des protéines faibles en matières grasses.

Le docteur Neil McCartney et quelques-uns de ses collègues de l'Université McMaster à Hamilton, en Ontario, ont effectué pendant 10 semaines, sur des patients atteints de maladies coronariennes, une étude comparative portant sur les effets des exercices aérobiques seuls et des exercices aérobiques accompagnés d'entraînement avec poids. Les membres du groupe qui ne faisait que des exercices aérobiques ont augmenté leur capacité cardio-vasculaire de 2 % et leur endurance de 11 %, d'après les mesures de temps avant l'épuisement sur une bicyclette stationnaire. Pour le groupe qui combinait les exercices aérobiques et l'entraînement avec poids, la capacité cardio-vasculaire a augmenté de 15 % et l'endurance, d'un époustouflant 109 % ! Les résultats des tests du premier groupe n'ont révélé aucun accroissement réel de la force de pression et d'extension des jambes ou de repliement des bras. L'autre groupe, par contre, affichait des augmentations de 21 % pour la force de pression, de 24 % pour l'extension des jambes et de 43 % pour le repliement des bras. Auquel de ces deux groupes voudriez-vous appartenir ? Le principe d'une santé optimale, c'est que les bonnes choses se renforcent les unes les autres.

Marchez tous les jours mais effectuez aussi des exercices avec poids (« anaérobiques ») ou des exercices isométriques. L'entraînement avec des poids donne de la force, des os plus solides et de la souplesse. C'est le type d'exercice le plus fiable et le plus facilement mesurable ; c'est aussi le seul qui favorise à la fois la densité des os et une masse corporelle maigre. Enfin, il accroît l'équilibre et la force de tension, réduisant ainsi les risques de chute.

En outre, il s'agit d'un type d'exercice agréable qui n'exige pas de relever un défi. Si vous avez besoin d'aide, inscrivez-vous dans un centre de culture physique et recevez votre entraînement sous la surveillance d'un expert. L'entraînement à la force physique est devenu une science et peut être extrêmement complexe. Il vaut mieux acquérir une formation auprès d'un moniteur compétent avant d'entreprendre ce type d'entraînement, car il faut procéder selon les règles pour se construire des muscles maigres et éviter les blessures. Réchauffez toujours suffisamment vos muscles avant de commencer vos exercices.

Votre rythme cardiaque d'entraînement

D'après la plupart des tableaux de forme physique, il faut soustraire son âge de 220 puis calculer 70 % du résultat pour connaître son rythme cardiaque en cours d'entraînement. Ce nombre est censé représenter 70 % de votre rythme cardiaque maximal et le niveau parfait pour perdre du poids. (En ce qui me concerne, comme j'ai 51 ans, je fais le calcul suivant : 220 − 51 = 169 multiplié par 0,70 = 118.) Appliquez la formule 220 − votre âge × 0,70 = votre rythme cardiaque en entraînement. Ce résultat devrait correspondre au niveau le plus élevé d'exercice auquel votre organisme brûle surtout de la graisse, soit le seuil anaérobique. Je crois cependant que cette formule est incorrecte.

Si vous êtes à bout de souffle, vous manquez d'oxygène et vous avez dépassé le seuil aérobique (où vous utilisez de l'oxygène). À ce stade, vous ne brûlez plus de graisse, mais seulement du sucre et des protéines. D'après des recherches récentes, si, en marchant, vous atteignez de 40 % à 55 % de votre rythme cardiaque maximal, vous parvenez à une intensité optimale d'exercices pour brûler de la graisse. À ce rythme vous pouvez marcher tout en soutenant une conversation et il n'est pas nécessaire d'être un grand athlète pour y arriver, il suffit d'être patient et persévérant.

Faites-le avec d'autres

Outre votre entraînement avec des poids dans un centre de culture physique, un YMCA, un YWCA ou un centre d'activités communautaires, songez à vous inscrire à des cours d'exercices aérobiques qui vous aideront à stimuler votre rythme cardiaque et à augmenter votre apport en oxygène. Certains centres de culture physique, clubs de santé, piscines publiques, etc., offrent des cours d'exercices aquatiques. Considérez aussi l'idée de prendre des cours de yoga, de tai-chi ou de la technique Feldenkrais. Il s'agit de merveilleux exercices de concentration qui vous aideront à accroître en vous la souplesse, la sensibilité et la prise de conscience.

Introduction au yoga, au tai-chi et à la technique Feldenkrais

Pour certaines personnes, ces noms évoquent des images de pratiques exotiques, ésotériques et résolument étrangères. Toutefois, les gens qui ont fait du yoga, du tai-chi et de la technique Feldenkrais une partie intégrante de leurs exercices quotidiens savent que ces positions et ces mouvements traditionnels revigorants améliorent la circulation sanguine et assouplissent le corps tout en réduisant le stress. Il faut se livrer à ces types d'exercices avec un sentiment profond de confiance et d'appréciation. On y combine respiration consciente et mouvements pour atteindre l'attitude et l'état d'esprit qui s'imposent. Chaque aspect de la respiration, du mouvement et du repos fait l'objet d'une prise de conscience. Inscrivez-vous à un cours ou prenez des leçons privées avec un moniteur compétent de votre région.

Le yoga

Le terme «yoga» signifie jonction ou union, un effort contrôlé vers l'auto-intégration. Il existe différentes expressions du yoga. Le hatha-yoga concentre d'abord l'attention sur le corps. C'est un type d'exercice par lequel on atteint à la santé.

Chaque position (asana) du hatha-yoga est précédée de mouvements lents, délibérés et conscients soutenus par la respiration. Elle est gardée un certain temps, ce qui permet à la respiration de servir d'instrument pour relâcher et détendre les muscles qui travaillent à son maintien. L'abandon de chaque position est suivi d'une prise de conscience des mouvements et de la respiration. Entre deux positions ou poses, il y a une courte période de relaxation et de respiration.

Le hatha-yoga est fondé sur la croyance que lorsque le flux d'énergie corporel est bloqué par des tensions, la santé s'affaiblit et la maladie s'installe. En gardant certaines positions et en faisant des exercices de respiration profonde et de relaxation, on libère les tensions, et l'énergie peut ainsi circuler librement dans tout le système. Il s'agit d'une énergie vivifiante capable de guérir.

Le tai-chi

Le tai-chi a été créé en Chine par un moine taoïste, Chang San-feng, au XIIᵉ siècle. On le décrit souvent comme une forme de méditation en mouvement. Il requiert une grande concentration de l'esprit, car rien ne doit troubler le processus de la respiration et des mouvements. Il consiste en fait en une suite de mouvements naturels généralement lents, conçus spécifiquement pour renforcer la santé en réduisant la tension nerveuse, en favorisant la circulation sanguine et la respiration et en apaisant le cœur et l'esprit. Chaque mouvement permet d'exercer l'ensemble du corps de façon équilibrée et harmonieuse. Ils activent la circulation du sang et de l'oxygène dans toutes les parties du corps, aident à corriger l'alignement de la colonne vertébrale, utilisent les principaux groupes de muscles qui soutiennent l'ossature et permettent d'acquérir de l'équilibre, de la coordination et un meilleur contrôle de la motricité. En outre, comme dans le hatha-yoga et la technique Feldenkrais, certains aspects subtils du tai-chi jouent un rôle vital dans la santé et l'équilibre de ceux qui s'y adonnent.

La technique Feldenkrais

Moshe Feldenkrais, physicien, ingénieur et maître en judo, a élaboré la technique qui porte son nom comme un système éducatif destiné à faire prendre conscience aux gens de tous les aspects possibles du mouvement. Tous les mouvements visés sont effectués avec la plus grande application. Ils sont lents, coulants et généralement répétitifs avec certaines variations. Ce système accorde de l'importance à des détails très précis. Il ne vise pas à fatiguer, à tendre fortement ou à forcer les muscles ou les articulations, mais plutôt à améliorer les mouvements du corps, les plus infimes comme les plus amples. Il convient à tous les âges, quelles que soient vos capacités et vos incapacités, et s'adresse aussi bien aux athlètes qu'aux personnes atteintes de troubles neurologiques.

Les mouvements de la technique Feldenkrais sont essentiellement des mouvements réappris. Ils ont été conçus pour modifier les chemins ou les modèles qui leur sont associés dans le cerveau. L'idée peut paraître simpliste et peu digne d'intérêt, mais, croyez-moi, les résultats sont, dans certains cas, impressionnants. Ces mouvements réappris remplacent ceux que nous accomplissons machinalement malgré leur inefficacité et qui nous causent parfois des problèmes musculaires ou de structure osseuse, quand ils ne combinent pas douleur chronique et tension nerveuse. En modifiant nos habitudes de mouvements, nous pouvons aussi changer notre façon de penser et notre comportement. Il s'agit de substituer à nos vieilles habitudes, dans les domaines de la pensée, de la compréhension et du comportement, de nouvelles dimensions qui augmentent nos possibilités d'épanouissement personnel.

En résumé, la marche, un entraînement avec des poids et l'une ou l'autre des trois disciplines que sont le hatha-yoga, le tai-chi ou la technique Feldenkrais, constituent une combinaison parfaite d'exercices aérobiques, de force et d'assouplissement pour l'organisme. Réunis, ils ralentissent le processus physiologique du vieillissement.

Ajoutez du piquant à votre vie — essayez différentes activités de groupe et commencez votre processus de rajeunissement dès maintenant!

Quelques autres exercices

Voici d'autres exercices que vous pouvez intégrer à votre journée.

Exercices des yeux

Les yeux ont une lourde tâche à accomplir. En exerçant leurs muscles, vous réduisez la tension qu'ils subissent et vous attirez dans les tissus oculaires un sang riche en éléments nutritifs et à valeur curative. Les magasins d'alimentation naturelle vous offrent souvent des brochures portant sur les exercices des yeux. Ces exercices sont bénéfiques, faciles à faire et remarquablement efficaces. L'un d'eux consiste d'abord à exercer une pression sur vos tempes et à faire rouler vos yeux. Ensuite, il faut masser doucement le tour de l'orbite de chaque œil en appuyant fermement sur les points considérés comme sensibles en acupuncture. Fermez les yeux aussi fort que possible pendant 10 secondes puis ouvrez-les grands et laissez-les dans cette position encore 10 secondes. Répétez 10 fois ces mouvements alternants. Un autre exercice consiste à faire exécuter aux yeux de petits mouvements circulaires, puis à les faire tracer une grande boîte carrée imaginaire dans laquelle ils mettront ensuite un X.

Un lifting gratuit

Relevez vos sourcils et ouvrez vos yeux aussi grands que possible. En même temps, ouvrez votre bouche pour étirer les muscles autour du nez, du menton et des lèvres. Répétez l'exercice 10 fois en tenant la position durant 10 secondes chaque fois.

Les massages ont un effet particulièrement bénéfique pour le visage. À partir du menton, déplacez vos doigts en esquissant des mouvements de balayage vers le haut et en traçant de grands cercles autour de vos yeux. Ces gestes soulagent la tension et la fatigue et tonifient la peau autour des yeux. Concentrez-vous sur vos pommettes et vos tempes. Ces exercices stimulent le flot de *qi* (chi) — l'énergie vitale universelle que vous pouvez sentir dans votre corps — le long des méridiens oculaires de votre visage. Ils aident à tonifier la peau pendante, à maintenir son élasticité et sa souplesse ainsi qu'à revitaliser l'épiderme.

Le cuir chevelu

Posez le bout de vos doigts sur votre cuir chevelu. Plutôt que de frotter, massez vigoureusement, de telle manière que la peau bouge. Essayez ce massage à différents endroits de votre cuir chevelu pour stimuler les follicules qui font épaissir le bulbe des cheveux. Comme le sang circulera mieux jusqu'à leur racine, ceux-ci pousseront plus vite. Cet exercice a aussi un excellent effet sur leur épaisseur et leur brillant.

La peau

Avant de prendre un bain ou une douche, frottez tout votre corps vigoureusement et rapidement soit avec une débarbouillette de coton blanc sèche, soit avec une brosse à soies naturelles douces. Commencez par les pieds et remontez jusqu'à la tête. Frottez durant trois minutes pour activer la circulation du sang dans les cellules de l'épiderme, qui seront ainsi vivifiées par des éléments nutritifs, et aussi pour aider la peau à se débarrasser de ses toxines.

RÉSUMÉ EN CINQ POINTS

- Pour acquérir une santé à toute épreuve, vous devez réserver une place importante à l'exercice physique dans votre mode de vie.
- La marche consiste en des mouvements contralatéraux, c'est-à-dire des mouvements qui font appel à la coordination neurologique du corps.
- Les gens qui ne marchent pas régulièrement depuis l'âge mûr ont tendance, en vieillissant, à traîner les pieds plutôt qu'à vraiment marcher.
- La marche et un entraînement avec poids modéré constituent une excellente combinaison d'exercices pour le corps humain.
- Pour acquérir de la souplesse et maximiser votre sensibilité, songez à vous inscrire à des cours de hatha-yoga, de tai-chi ou de technique Feldenkrais.

PLAN D'ACTION EN TROIS POINTS

- Faites de la marche aérobique une activité quotidienne ; tenez un journal des distances que vous parcourez chaque jour.
- Inscrivez-vous dans un centre de culture physique et faites de l'entraînement avec des poids, peu importent votre sexe et votre âge.
- Inscrivez-vous à un cours de hatha-yoga, de tai-chi ou de technique Feldenkrais pour augmenter votre souplesse, votre sensibilité et votre conscience de ce qui se passe en vous et autour de vous.

12

Respirez pour vous détendre et gérer votre stress

CONSIDÉRATIONS SUR LA SANTÉ

La respiration canalise l'énergie et la vitalité.

Vivre, c'est jouir des dons de la vie, et non passer un certain nombre de jours sur terre.
Proverbe bouddhique

Si vous n'avez pas trouvé de meilleur moyen, c'est que vous n'avez pas pris la peine de chercher sérieusement.
Ann Louise Gittleman, *Supernutrition for Women*; *Supernutrition for Men*

C'est dimanche soir et la circulation est dense. Vous revenez chez vous après une fin de semaine de détente. Brusquement, un conducteur désinvolte vous coupe. Une montée subite d'adrénaline provoque la contraction de vos muscles du cou, des épaules et de l'abdomen. Votre respiration devient rapide et superficielle; elle soulève seulement le haut de votre poitrine. C'est ainsi que votre corps réagit à la peur, à la colère, au stress, à la tristesse et à la douleur physique.

Examinez d'autres situations de votre vie. Rappelez-vous un jour où vous n'aviez pas de soucis. Votre respiration était probablement profonde; vous vous sentiez calme et vous aviez un regain d'énergie. Dans ces moments-là, on a l'impression d'être en pleine possession de ses moyens et de ne pas être à la merci des événements. Pensez ensuite à des occasions où vous avez dû terminer une tâche importante, passer un examen final ou remettre un travail scolaire alors que vous ne dominiez pas la situation. Lorsque la panique, la peur ou l'angoisse se sont emparées de vous, vous avez probablement commencé à respirer de façon superficielle.

Malheureusement, ce mode de respiration est devenu une habitude pour la plupart des gens, de sorte que leur sang reçoit seulement une quantité limitée d'oxygène. La respiration superficielle provoque aussi de la fatigue, des flatulences, de l'insomnie, des crampes musculaires et des sentiments d'anxiété et de panique.

L'organisme est un champ d'énergie électromagnétique qui fonctionne à son propre niveau en ce qui concerne la fréquence ou la vitalité des vibrations. La respiration sert à canaliser l'énergie ou la vitalité. Dans la philosophie qui sous-tend le yoga, cette énergie porte le nom de *prana*. En philosophie chinoise, on parle de *qi* (chi), ce qui correspond au latin *spiritus*. Des habitudes de respiration profonde renforcent la vitalité tandis qu'une respiration superficielle l'affaiblit.

Pour être heureux, il est essentiel de savoir comment se détendre et comment neutraliser le stress. Lorsque vous respirez profondément et à pleine capacité, l'oxygène frais donne un rythme plus rapide et mieux équilibré aux vibrations de votre champ magnétique, ce qui vous permet de contrebalancer les effets des irritants engendrés par la vie moderne et de rendre le calme à votre esprit et à votre âme.

Heureusement, la nature fournit à chacun de nous la possibilité de jouir également des superaliments et d'une superrespiration. En respirant, non seulement vous oxygénez les 100 000 milliards de cellules de votre organisme, mais vous libérez les déchets de dioxyde de carbone qui se trouvent dans chacune d'elles. Une respiration régulière et profonde au niveau du diaphragme active la circulation du sang, masse doucement les organes intérieurs, favorise l'élimination du dioxyde de carbone, renforce le cœur et les poumons et aide à acquérir des habitudes favorisant un sommeil plus profond. L'oxygénation stimule également les cellules du cerveau et augmente la capacité de la mémoire. Enfin, respirer à fond nous aide à nous sentir plus calmes et plus en possession de nos moyens, à la fois sur les plans physique et émotif.

Nous pouvons survivre sans nourriture pendant 40 à 50 jours, sans eau pendant trois à cinq jours, mais sans oxygène, seulement trois minutes. L'oxygène est de l'énergie vitale.

Respirez avec énergie

Pendant des siècles, les philosophies orientales ont souligné l'importance de respirer à fond, paisiblement et de façon contrôlée. L'Église orthodoxe orientale recommande la prière de Jésus ou l'une de ses variations telles que «Seigneur Jésus Christ, je t'aime», qui se psalmodie consciemment et mentalement au rythme de chaque inspiration et de chaque expiration. Les personnes qui pratiquent le yoga, les arts martiaux, le tai-chi, la lutte contre le stress, l'aikido, le massage thérapeutique, la détente totale et la méditation se servent de la respiration pour accumuler de l'énergie qu'ils concentrent en vue de leurs mouvements physiques et mentaux. Le fait de psalmodier et de respirer rythmiquement en s'abandonnant à l'inspiration divine nous libère de l'étreinte de la peur, de l'angoisse, de l'accessoire et de la panique pour nous amener au centre de nous-mêmes. Une respiration paisible a également un effet alcalifiant sur l'organisme.

La plupart d'entre nous considèrent le nez comme un passage à une seule voie et ne prêtent aucune attention au fait qu'il se divise en deux narines, la gauche et la droite. Les yogis voient les narines non pas comme des portes d'entrée passives pour l'air, mais comme des lieux de jonction conduisant vers l'intérieur jusqu'à un vaste système d'énergie. Placez votre main, paume ouverte, à cinq centimètres (deux pouces) de vos narines. Inspirez et expirez fortement à trois reprises. Vous devriez expirer l'air avec autant de force par une narine que par l'autre, mais, après des années de respiration superficielle et inconsciente, la plupart d'entre nous respirent plus vigoureusement par une des deux narines. Il faut débloquer ces conduits et équilibrer le flux d'énergie vitale qui entre dans notre corps.

D'après d'anciennes études sur le yoga, les deux narines ont des potentiels d'énergie différents. La narine gauche donne à l'air qui entre une charge négative et la narine droite, une charge positive. C'est la même «ronde» des ions qui crée la puissance électrique au niveau des cellules lorsque le sodium et le potassium chargés positivement entrent et sortent d'une cellule de charge négative. Comme les contraires s'attirent, le flux unifié d'air chargé de potentiel énergétique donne de l'énergie au corps et aux nerfs.

La respiration diminue l'anxiété

Des exercices de respiration paisible combinés à des techniques de visualisation jouent un rôle important dans la prévention ou le soulagement de l'anxiété. La plupart du temps, l'anxiété se manifeste sous forme de détresse émotive, mais elle peut aussi déclencher de sérieux symptômes physiques comme un pouls rapide, un souffle court, une tension dans les muscles et dans la région abdominale.

Pour diminuer votre anxiété, faites l'exercice suivant. Étendez-vous sur le dos, les genoux repliés et les pieds légèrement écartés. Inspirez et expirez par le nez. Gardez la bouche fermée sans effort. Inspirez profondément en tâchant de visualiser l'air aux vertus curatives qui entre dans vos poumons. En inspirant, détendez votre estomac et les muscles de votre abdomen. Essayez de sentir l'air qui se rend de vos poumons à chacune des cellules de votre corps. Expirez tout votre souffle par la bouche. Ce faisant, détendez tous vos muscles et voyez vos cellules se débarrasser de leurs toxines, de leurs déchets, de leur fatigue et de leur tension dans les poumons qui, à leur tour, les expulsent de votre corps. Utilisez toute la puissance de vos poumons à chaque inspiration-expiration profonde. Répétez cette séquence 10 fois. À la fin de l'exercice, votre corps tout entier devrait s'être détendu.

La purification du système respiratoire

Il s'agit de respirer par une narine à la fois pour forcer celle-ci à s'ouvrir et à dégager les passages de l'énergie. Lorsque votre respiration en provenance du diaphragme (respiration profonde) est devenue un flux régulier qui alterne d'une narine à l'autre, elle calme et renforce votre système nerveux, vous apportant la détente et soulageant votre stress. Cette technique de respiration comporte une légère expansion de la cage thoracique, mais elle repose surtout sur la contraction et l'expansion du diaphragme. Elle ne requiert que deux à trois minutes de votre temps, et vous devriez l'utiliser le matin, aussitôt que vous vous réveillez, et le soir avant de vous endormir.

1. Asseyez-vous confortablement dans une chaise de manière que votre tête, votre cou et votre corps forment une ligne droite, ou encore étendez-vous sur le dos, les bras formant un angle de 45° avec votre corps et les paumes vers le haut. Détendez-vous.

2. Continuez de respirer profondément et régulièrement. Concentrez votre attention sur l'expansion et la contraction de vos muscles au niveau de l'abdomen, des côtes, du bas du dos et de la poitrine, à chaque inspiration et à chaque expiration.

3. Élevez lentement votre main droite jusqu'à votre nez. Avec le pouce, fermez délicatement votre narine droite. Fermez les yeux. Expirez par la narine gauche puis commencez une série de trois respirations (inspiration-expiration) par cette narine. Assurez-vous que vos respirations sont profondes, complètes, régulières, silencieuses et d'égale longueur.

4. Appuyez ensuite le quatrième doigt de votre main droite contre la narine gauche tandis que vous retirez votre pouce de sur la narine droite. Expirez profondément et recommencez une série de trois respirations profondes constituées d'inspirations et d'expirations d'égale longueur. Alternez ainsi neuf fois pour chacune d'elles. Lorsque vous avez terminé, prenez conscience du flux profond et rafraîchissant qui entre et qui sort de vos deux narines.

Une respiration profonde, complète et à pleins poumons aide à établir l'harmonie entre le corps et l'esprit. Au moins une fois par jour, essayez d'effectuer cet exercice de purification du système respiratoire, au grand air.

L'esprit, la respiration et l'énergie première

Vous respirez maintenant sans effort, calmement et de façon détendue, et vous pouvez facilement vous concentrer. Concentrez-vous sur votre respiration jusqu'à ce qu'aucune autre pensée ne puisse distraire votre esprit. Vous pourrez alors fixer votre attention là où vous l'aurez dirigée. À ce stade, abandonnez-vous à la respiration. L'univers bienveillant qui vous a donné l'existence vous accorde maintenant le «souffle» de la vie. Laissez-le inspirer et expirer à votre place. Soyez calme, disponible. Cette pratique permet d'accélérer les guérisons physiques et émotives. Sentez-vous que vous devenez pure énergie? Les limites de votre corps ne sont plus une entrave. Vous êtes en relation avec l'univers. Lorsque vous êtes vraiment en contact avec la réalité, vous pouvez commencer à accepter la vie telle qu'elle est. Lutter contre chaque instant, c'est comme lutter contre l'univers physique tout entier. Concentrez votre attention sur ce qui est. Sachez voir et apprécier la plénitude de chaque moment.

En allant au-delà du dialogue incessant de notre turbulence interne, nous pouvons changer notre programmation antérieure. Essayez de ne pas porter de jugements, de cultiver le silence et le calme, de vous libérer de votre esprit. Détachez-vous de vos croyances, de vos hypothèses, de vos opinions, de vos peurs, de vos attentes et de l'image de la personne que vous pensez être. Consacrez-vous du temps et apprenez à découvrir qui vous êtes vraiment.

C'est dans de telles conditions que le miracle de l'existence se renouvelle chaque jour. Essayez dès aujourd'hui. N'hésitez pas.

Occupe-toi de la journée qui vient,
car elle est la vie,
la vie même de la vie.
Son cours si bref recèle
toutes les réalités et les vérités de l'existence,
la félicité de la croissance,
la splendeur de l'action,
la gloire de la puissance —
car hier n'est qu'un rêve,
et demain, seulement une vision.

Mais aujourd'hui, s'il est bien vécu,
fera de chaque hier un rêve de bonheur,
et de chaque demain, une vision d'espoir.
Alors, occupe-toi bien de la journée qui vient.
(Proverbe sanscrit)

RÉSUMÉ EN SIX POINTS

- Une respiration superficielle est une réaction de votre corps à la peur, à la colère, au stress, à la tristesse et à la douleur physique.
- La respiration canalise l'énergie, qui est synonyme de vitalité.
- Une respiration adéquate oxygène vos 100 000 milliards de cellules et expulse ses propres résidus, c'est-à-dire du dioxyde de carbone.
- La plupart du temps, vous ne respirez que par une seule narine parce que l'autre est bouchée.
- Une respiration adéquate peut accélérer la guérison physique ou émotive et diminuer l'anxiété émotive ou physique.
- Le fait de respirer à fond et de façon consciente favorise l'harmonie du corps et de l'esprit.

PLAN D'ACTION EN QUATRE POINTS

- Lorsque vous éprouvez de l'angoisse, consacrez deux minutes à faire des exercices de respiration pour réduire cet état.
- Pour déboucher vos deux narines et oxygéner votre organisme, employez une technique de respiration avec alternance de l'une et l'autre narine. Faites-le le soir avant de vous endormir et le matin en vous réveillant.
- Lorsque vous avez terminé l'exercice de purification du système respiratoire, consacrez quelques minutes de tranquillité à essayer de vous connaître vous-même.
- Au moins une fois par jour, essayez d'inspirer et d'expirer à l'extérieur pour faire entrer de l'air frais dans votre organisme et accélérer son oxygénation et sa guérison.

Superaliments et supernutrition pour les femmes

CONSIDÉRATIONS SUR LA SANTÉ

Le principe d'une santé optimale, c'est que toutes les bonnes choses
se renforcent les unes les autres.

*Il faut commencer quelque part. Ne faites pas une obsession de votre état actuel,
pensez plutôt à celui que vous voulez atteindre.*
Jesse Lynn Hanley, M.D., directrice du Malibu Health and Rehabilitation Center et auteur de *The Definitive Guide for Women*

*Les femmes doivent adopter des programmes alimentaires mieux conçus.
Il faut viser à intégrer les différents aspects — physiques, mentaux, émotifs et
spirituels — de la santé.*
Dʳ Gayle Black, directrice du Breast Cancer Survival Clinic de New York et auteur de *The Sun Sign Diet*

*La quantité et la qualité des aliments que vous consommez sont
d'une importance capitale pour déterminer votre niveau d'énergie.
Trop de femmes ne se nourrissent pas correctement. Certaines d'entre elles
ne s'allouent même pas le temps nécessaire pour se reposer et se récréer.*
Carolyn DeMarco, M.D., auteur de *Take Charge of Your Body*

Au cours de mes 25 années de recherche en nutrition, j'ai remarqué que les
femmes sont mieux renseignées que les hommes dans ce domaine et qu'elles
sont plus désireuses que ces derniers de consommer dix portions de légumes
et deux portions de fruits par jour. Elles s'intéressent aux thérapies nouvelles
et ont pris la tête du mouvement des consommateurs qui prône l'achat de produits biologiques, d'aliments non transformés et de nouvelles sources de protéines bonnes pour la santé. Elles ont réclamé que le corps médical traditionnel

modifie certaines de ses pratiques et en explore de nouvelles pour s'adapter au développement des thérapies naturelles. Et ce sont elles encore qui, le plus souvent, doivent persuader, inspirer, pousser et encourager les hommes à apporter certains changements bénéfiques dans leur mode de vie.

Plusieurs fonctions biologiques constituent un défi pour la santé des femmes. Ces dernières sont seules à accoucher, à allaiter et à vivre la ménopause. Elles seules aussi peuvent être sujettes au syndrome prémenstruel, à l'endométrite, aux fibromes et à la périménopause, toutes conditions ou maladies qui sont épargnées aux hommes. Il est donc essentiel qu'elles se préoccupent de tous les aspects de leur santé — sur les plans physique, mental, émotif et spirituel.

Des progrès considérables ont été réalisés et, de nos jours, on éprouve beaucoup plus de respect pour l'impressionnant fardeau que la nature impose aux femmes.

Aimez votre corps tel qu'il est

Beaucoup de femmes sont désappointées par différents aspects de leur apparence physique, par exemple leur taille ou leur poids, leurs cuisses, leur nez ou leurs cheveux. Si c'est votre cas, dites-vous que vous n'êtes pas la seule. Presque toutes les femmes pensent que leur corps pourrait avoir une meilleure apparence.

En outre, les femmes ont longtemps été victimes de préjugés, d'attitudes paternalistes et d'attentes irréalistes. Un bon nombre de celles qui éprouvent des sentiments inexplicables de dépression, de malaise ou de colère se font répondre qu'il s'agit probablement de leurs hormones et qu'elles ne doivent pas se comporter en hystériques. Il y a un siècle, la chirurgie de la région pelvienne était un traitement fréquent pour l'instabilité émotionnelle (le terme « hystérie », dérivé du grec *hystera,* signifie utérus).

Beaucoup de femmes s'imposent des objectifs irréalistes et, obsédées par l'idée d'avoir une peau jeune ou des cuisses bien galbées, deviennent la cible rêvée de spécialistes de la publicité astucieux qui misent sur leur peur de vieillir.

Les femmes ont besoin, plus que jamais, de programmes alimentaires qui raniment leur confiance en elles-mêmes et leur donnent la capacité de s'accepter telles qu'elles sont. Les éléments de ces programmes, axés sur une santé et un bien-être optimaux, grâce aux superaliments, doivent être combinés par chaque personne individuellement et appliqués avec une bonne dose de discipline. Votre meilleur ami, votre meilleur allié dans la quête d'une santé optimale, reste votre corps.

Les plans physique, mental, émotif et spirituel

Naturellement, il est beaucoup plus facile de conserver ses bonnes vieilles habitudes que de les changer pour s'aventurer en terrain inconnu. En vieillissant, on a de plus en plus de difficultés à faire des choix spontanés et à poursuivre sa croissance personnelle. Toutefois, une prise de conscience peut modifier nos idées, nos espoirs, nos forces et nos habitudes. En adoptant volontairement de nouvelles façons de faire, vous pouvez renforcer la nouvelle femme en vous et faire disparaître d'anciens gestes inconscients, répétitifs et souvent destructeurs. La nouvelle expérience d'apprentissage crée aussi son propre carburant. Une femme renouvelée crée un nouveau modèle de prise de conscience.

Une femme ne parvient à s'épanouir que lorsqu'elle possède assez de maturité pour comprendre que tout ce qui vient de l'extérieur — événements, images, idéaux et apparences — ne peut la blesser. Une fois affranchie des émotions et des interprétations autodestructrices, des blessures non cicatrisées, des images et des jugements sur soi négatifs, la nouvelle femme découvrira la vraie réalité, qui est toujours l'instant présent. Lorsqu'elle sera à l'écoute de sa vie intérieure et animée par la vérité qu'elle y trouvera, elle donnera libre cours à son potentiel latent et se libérera des attentes de la société. Elle acceptera d'être guidée par son intuition infaillible plutôt que de se laisser imposer les interprétations des autres.

Dans ses moments de détachement et de silence, elle fera l'expérience de la paix intérieure. Dans ses moments d'activité, ses gestes seront porteurs d'amour, le baume le plus profondément nourricier. Elle partagera sa réalité sans se ménager car elle est inépuisable — non pas que ses ressources physiques le soient, mais parce qu'elle aura touché cette partie infiniment féconde d'elle-même qui éclipse l'aspect physique et qu'elle sera prête à la nourrir et à la soutenir. Elle sera à la fois médecin et patient.

Il est important de déceler tôt les facteurs de déséquilibre. Un symptôme sert à indiquer un déséquilibre ; il n'est pas le déséquilibre lui-même. En corrigeant les déséquilibres sous-jacents, on soulage automatiquement les symptômes.

Le cancer du sein

Le cancer du sein est une maladie destructrice qui emporte un grand nombre de femmes. Toutefois, il y a de l'espoir. Après avoir constamment augmenté pendant des décennies, le taux de mortalité lié à ce cancer a commencé à décliner, selon les statistiques. Comme le rapporte un article récent (1997) de la *University of California at Berkeley Wellness Letter*, entre 1990 et 1995, le taux d'incidence du cancer du sein a diminué de 3 % en moyenne et les spécialistes croient que, d'ici 20 ans, il pourrait encore baisser de 25 %, car les gens adoptent des régimes alimentaires qui les protègent mieux contre cette maladie. Par contre, les taux d'incidence des cancers des poumons et du système lymphatique augmentent chez les femmes. Pour ne pas contracter ces cancers, celles-ci devraient s'abstenir de fumer et manger des superaliments qui nettoient le système lymphatique.

D'après une étude dirigée par Inger Thune à l'Institut de médecine communautaire de l'Université de Tromso, en Norvège, faire de l'exercice régulièrement fournit une certaine protection contre le cancer du sein. Quelque 25 624 femmes âgées de 20 à 54 ans ont participé à cette étude. En faisant de l'exercice quatre heures par semaine, elles ont diminué de 37 % leur risque d'être atteintes d'un cancer du sein. D'après les observations des chercheurs, plus les femmes faisaient de l'exercice, moins elles étaient vulnérables à cette maladie. Selon une de leurs principales hypothèses, plus la quantité d'œstrogène est faible, moins le risque de cancer du sein est élevé. C'est peut-être la raison pour laquelle, par exemple, les femmes qui commencent à avoir des menstruations plus tard que la moyenne et celles qui ont leur ménopause plus tôt ont moins tendance que les autres à développer ce type de cancer. Les recherches démontrent que l'exercice diminue la quantité d'œstrogène en provenance des ovaires. En 1996, *The Journal of the National Cancer Institute* signalait que certaines modifications du régime alimentaire peuvent réduire les taux d'œstrogène dans l'organisme. On a constaté une diminution du taux d'œstrogène chez des femmes qui ont adopté pendant sept à dix semaines une alimentation comportant seulement 20 % des calories sous forme de matières grasses et 40 grammes de fibres par jour. Ce régime est à peu près identique au programme axé sur les superaliments et au plan d'élaboration des menus basé sur une proportion de 55/25/20, recommandé au chapitre 9. En combinant des exercices physiques à ce type de programme alimentaire, qui inclut des éléments phytochimiques protecteurs avec ses trois à cinq portions d'aliments à base de soja par semaine, et aux exercices de respiration et de méditation suggérés au chapitre 12, il est possible d'agir avant même de développer les symptômes du cancer.

Un programme axé sur les superaliments pour les femmes

La meilleure forme de prévention consiste à suivre les conseils suivants.
- Mangez au moins 10 portions de légumes de culture biologique chaque jour et deux fruits mûrs entiers.

- Consommez chaque jour du miso, du lait de soja, du tofu, du tempeh, de la protéine végétale texturée, de l'isolat de protéine de soja en poudre, un breuvage vert, des légumes marins, pas de produits du blé mais des pains de céréales complètes au levain ainsi qu'une à deux cuillers à soupe d'acides gras essentiels oméga 3 sous forme d'huile de lin et une cuiller à soupe d'huile d'olive extra-vierge de culture biologique dans vos salades.

- Chaque jour, prenez un supplément de multivitamines-minéraux-anti-oxydants de qualité contenant 200 microgrammes de sélénium, 200 micro-grammes de picolinate de chrome, toute la gamme des caroténoïdes et au moins 400 UI de toute la gamme des tocophéryls de la vitamine E, comme antioxydants alimentaires et éléments nutritifs pour aider vos cellules à se défendre contre le cancer (voir l'annexe pour des sources).

- Chaque jour, mangez des légumes marins et du sel marin de Bretagne, qui contiennent de l'iode et du sodium essentiels au bon fonctionnement de la thyroïde et facilement absorbables.

- Prenez un breuvage vert de qualité comme GREENS+ pour vous aider à avoir un rendement optimal et à guérir rapidement.

- Prenez les mesures nécessaires pour que vos aliments soient de culture bio-logique et votre eau, pure. Il semble y avoir un lien direct entre les produits chimiques toxiques et le taux d'incidence du cancer du sein. Dans les régions où l'on utilise beaucoup de pesticides et où la seule source d'eau potable est une eau souterraine fortement contaminée, l'incidence de ce type de cancer est particulièrement élevée. Il faut éviter les produits chi-miques cancérigènes présents dans les eaux non filtrées.

- Évitez de boire de l'alcool. Il semble y avoir une corrélation entre la con-sommation d'alcool et le cancer du sein. La Harvard School of Public Health a étudié les habitudes alimentaires d'un groupe d'environ 90 000 infirmières, pendant quatre ans. Le risque de ce type de cancer chez celles qui consom-maient entre trois et neuf verres de boissons alcoolisées par semaine présen-tait un accroissement de près de 150 %.

- Buvez chaque jour de 6 à 12 verres de 225 millilitres (huit onces) d'eau avec six cuillers à soupe de jus de citron ou de lime fraîchement pressé, pour vous préhydrater adéquatement.

- Faites de l'exercice de trois à cinq fois par semaine en y incorporant des exercices aérobiques et un entraînement avec poids.

- Exercez-vous quotidiennement à des techniques de visualisation : fermez les yeux et imaginez une énergie saine et revivifiante qui nettoie et guérit vos seins, vos ovaires et votre utérus. Représentez-vous une grande quan-tité d'éléments nutritifs, bons pour les tissus, qui affluent dans vos seins, et sentez la chaleur qu'y apporte leur énergie concentrée.

- Chaque jour, en vous réveillant et avant de vous endormir, pratiquez les exercices de respiration et de méditation décrits au chapitre 12.
- Les mouvements du hatha-yoga, du taï-chi ou de la technique Feldenkrais sont particulièrement efficaces lorsqu'il s'agit de maintenir un rendement optimal sur les plans mental et physique. Ces activités recanalisent les habitudes d'utilisation de l'énergie dans le corps.

(Note : si vous souffrez d'un cancer du sein, vous devrez peut-être éliminer tous les produits laitiers de votre alimentation, sauf le lait fermenté nature de source biologique qui est nécessaire au maintien d'une bonne flore intestinale et dont l'effet est très alcalifiant. Évitez la viande rouge (une source de matières grasses saturées), le sucre raffiné et les huiles hydrogénées. Mangez des quantités modérées de céréales complètes ainsi que davantage de fèves et de légumes qui diminuent les taux d'œstrogène.)

Les hormones

Les superaliments ont un rôle à jouer dans l'équilibre du système hormonal. Ils renferment des phytoestrogènes, soit de la génistéine, des inhibiteurs de protéases et de la daidzéine, qui aident à contrôler les niveaux d'œstrogène. Les graines de soja, les aliments à base de soja, les pois verts, les fèves, les pois cassés, les lentilles, les pois chiches et les haricots verts sont particulièrement bénéfiques.

La meilleure source de phytoestrogène non chauffée se trouve dans les pousses de soja germées de culture biologique, qui sont également présentes dans les breuvages verts de qualité (voir l'annexe pour des sources). Les superaliments ont une faible teneur en matières grasses, mais ils contiennent les acides gras essentiels et les fibres nécessaires pour faciliter la production hormonale.

Chez les femmes asiatiques, qui ont une alimentation traditionnellement pauvre en matières grasses et riche en fibres, l'incidence du cancer du sein est entre 400 % et 600 % moins élevée que chez les Nord-Américaines. Le régime alimentaire des Asiatiques comporte généralement 20 % de calories sous forme de matières grasses et 35 grammes de fibres. Une Nord-Américaine typique consomme souvent jusqu'à 40 % de ses calories sous forme de matières grasses et seulement 15 grammes de fibres. Les fibres réduisent les taux d'œstrogène en se liant à cette hormone dans le petit intestin pour permettre son élimination. S'il n'y a pas suffisamment de fibres dans l'alimentation, l'œstrogène est réabsorbé et ce surplus d'hormone présent dans l'organisme pourrait être responsable de l'apparition du cancer du sein.

Les graines de lin contiennent un produit phytochimique, la lignine, qui, comme les phytoestrogènes du soja (isoflavones), se lie aux récepteurs d'œstrogène et aide à prévenir le développement de cancers dus à cette hormone de la même façon que les produits phytochimiques (phytoestrogènes) du soja, la daidzéine et la génistéine. Ajoutez donc chaque jour deux cuillers à soupe de graines de lin, que vous aurez préalablement réduites en poudre dans un moulin à café, à vos céréales, à vos soupes ou à vos salades. Les superaliments crucifères, comme le brocoli, le chou-fleur et les choux de Bruxelles, contiennent des produits chimiques protecteurs appelés indoles et isothiocyanates, les premiers aidant à inactiver l'œstrogène et les seconds, à stimuler le travail des enzymes qui servent à désintoxiquer les produits cancérigènes.

Les produits d'hygiène personnelle

Les tampons et les serviettes hygiéniques qui sont d'une blancheur éclatante contiennent de la rayonne. On fait subir à cette matière dérivée de la pâte de bois un traitement de décoloration au chlore pour lui donner son aspect éminemment sanitaire. Toutefois, un sous-produit de ce mode de blanchiment, la dioxine, est un agent cancérigène bien connu. Elle s'accumule dans les tissus adipeux, et des chercheurs l'associent au cancer, à l'endométrite et à l'affaiblissement du système immunitaire.

La rayonne pourrait aussi être en partie responsable de l'amplification du TSS-T1 (la bactérie staphylocoque *aureus*) qui provoque le syndrome du choc toxique. D'après une étude parue en 1994 dans la revue *Infectious Disease in Obstetrics and Gynecology*, les personnes qui utilisent des serviettes et des tampons entièrement en coton courent moins de risques de souffrir de ce syndrome que celles qui se servent de produits en rayonne ou contenant de la rayonne. On peut se procurer des produits d'hygiène personnelle fabriqués avec 100 % de coton non blanchi dans les magasins d'alimentation naturelle, les pharmacies et les bonnes épiceries.

Le syndrome prémenstruel

Le syndrome prémenstruel comprend une gamme d'environ 150 symptômes qui peuvent apparaître une ou deux semaines avant les menstruations. Les plus fréquents sont le gonflement, l'augmentation du poids, l'acné, les migraines, une humeur maussade, l'irritabilité et une hypersensibilité des seins. Voici quelques conseils qui peuvent aider à soulager ces symptômes.
- Diminuez ou cessez votre consommation de café, d'alcool, de sucre et de sel de table, car ces substances ont tendance à aggraver vos malaises.

- Mangez des aliments riches en fibres car ils se lient à l'œstrogène et aident à l'éliminer de l'organisme. Les symptômes du syndrome prémenstruel sont dus à la circulation d'une trop grande quantité d'œstrogène dans l'organisme.

- Mangez quotidiennement une grosse salade colorée, dix portions de légumes, des herbes aromatiques pour garnir vos plats et deux à trois portions de fruits frais de saison ou de baies.

- Prenez des huiles de lin, de chanvre, de bourrache, de cassis et d'onagre ou consommez des poissons gras (ou leur huile), comme le saumon, qui aident à soulager une grande variété de symptômes grâce aux propriétés anti-inflammatoires de leurs acides gras essentiels.

- Buvez de 6 à 12 verres de 225 millilitres (huit onces) d'eau tous les jours et essayez une tisane composée de feuilles de pissenlit, de toque bleue et de persil. Le mille-pertuis et le kava sont deux plantes qui peuvent également aider à réduire le stress.

- Utilisez une crème naturelle de progestérone deux semaines avant les menstruations. Les symptômes du syndrome prémenstruel sont causés par un manque de progestérone, qui, d'une façon ou d'une autre, produit un déséquilibre de l'oestrogène. Consultez un professionnel de la santé pour déterminer vos besoins précis en progestérone.

La grossesse

La grossesse est une autre période de la vie d'une femme où des mesures préventives se révèlent particulièrement bénéfiques. Grâce à un programme alimentaire axé sur les superaliments, les femmes enceintes peuvent donner aux nouveau-nés, dès le départ, les meilleures chances possibles de mener une vie saine mentalement et physiquement.

Si vous pouvez planifier votre grossesse, commencez à suivre un programme d'alimentation axé sur les superaliments avant d'être enceinte. En se développant, le fœtus peut épuiser vos réserves d'éléments nutritifs; par conséquent, plus vous en aurez, mieux vous vous porterez, vous et votre bébé. Toutefois, il n'est jamais trop tard pour commencer.

En plus de suivre assidûment un programme alimentaire axé sur les superaliments, vous devez prendre des suppléments pour vous assurer que le fœtus reçoit suffisamment de vitamines et de minéraux provenant de vos réserves et qu'il les incorpore rapidement à son cerveau et à ses organes en développement.

Il vous faut aussi un supplément de multivitamines-minéraux-antioxydants qui contienne au moins 50 milligrammes de chacune des vitamines du complexe B, 400 UI de vitamine E, la gamme complète des tocophérols et des caroténoïdes comme l'alpha et le bêta-carotène. En outre, vous auriez avantage à prendre aussi 800 microgrammes d'acide folique et 30 milligrammes de zinc sous forme d'acide aminé chélaté. La plupart des suppléments de multivitamines-minéraux-antioxydants ne contiennent que 400 microgrammes d'acide folique, de sorte que vous devrez peut-être y ajouter 400 microgrammes de plus. Vous pourrez également avoir besoin de 2000 à 4000 milligrammes de vitamine C par jour, répartis en plusieurs doses. Si vous prenez un supplément de fer, faites-le seulement sous la supervision d'un professionnel de la santé. La dose sera probablement de 30 milligrammes par jour. Prenez-la avec une de vos doses de vitamine C, pour mieux l'absorber. La vitamine C et le fer doivent être pris entre les repas, tandis que tous les autres suppléments devraient l'être avec le repas du matin ou, mieux encore, la moitié d'entre eux avec le petit-déjeuner et l'autre moitié, avec le souper. (Adressez-vous à votre médecin et à votre sage-femme pour qu'ils vous conseillent de bonnes sources de ces suppléments. Voir aussi l'annexe.)

Faites de l'exercice régulièrement et surveillez votre poids durant votre grossesse. Selon des chercheurs de la Boston University School of Public Health, l'incidence des défauts dans le tube neural des nouveau-nés s'élève en proportion de l'augmentation du poids de la mère durant la grossesse.

L'allaitement maternel

Une femme en santé devrait allaiter son enfant dans la mesure du possible. Les enfants nourris au sein souffrent moins d'infections, d'allergies, de coliques et de diarrhées que les autres. L'argument le plus convaincant en faveur de cette pratique est que le lait maternel constitue l'aliment parfait pour un bébé, et si sa mère suit un programme axé sur les superaliments, son lait sera bien supérieur à n'importe quelle préparation achetée au magasin. En outre, le lait maternel est adapté aux besoins de chaque enfant, c'est-à-dire qu'il variera selon que l'enfant est né prématurément ou à terme, et que sa composition se modifie avec l'âge du nourrisson. Les préparations vendues dans le commerce ne peuvent pas reproduire cette qualité de lait fait sur mesure !

Les enfants nourris au sein ont un avantage sur ceux à qui l'on donne une préparation lactée : ils absorbent les composés immunitaires du lait maternel. La nature protège les nouveau-nés au moyen d'un élixir qui leur permet de lutter contre l'infection et qui est conçu pour les aider à survivre aux premières années de leur existence. Dans un article du *Pediatric Infectious Diseases Journal* de 1993, des chercheurs ont noté que les personnes ayant été nourries au sein dans leur petite enfance courent moins de risques que les autres de contracter le diabète et certains types de cancer.

Le cerveau et le système nerveux des bébés se forment rapidement. Il est donc essentiel que ceux-ci reçoivent les éléments nutritifs nécessaires à un développement neurologique adéquat, et donc que leur mère les ait reçus avant eux.

La ménopause

Bien avant la ménopause et la fin des cycles menstruels, bon nombre de femmes dans la trentaine et la quarantaine souffrent de certains symptômes pénibles. Le passage de la fécondité à la stérilité, appelé périménopause, est une période de déséquilibre hormonal important. L'organisme produit alors de moins en moins d'œstrogène, ce qui peut déclencher toute une série de problèmes et, entre autres, des bouffées de chaleur, l'assèchement de la peau, des taches sur le visage, de l'insomnie, de la dépression et des pertes de mémoire.

Durant des années, les femmes ont cru n'avoir que deux choix, soit refuser les hormones synthétiques et souffrir des effets parfois débilitants de la ménopause ou prendre du Premarin (un œstrogène extrait de l'urine de jument enceinte) et du Provera (de la progestérone synthétique), tout en sachant qu'elles augmentaient ainsi leurs risques de développer certains cancers. Quant aux personnes dans la trentaine, les médecins leur prescrivaient des pilules contraceptives. Toutefois, beaucoup de femmes n'étaient pas satisfaites des solutions que leur offrait la médecine traditionnelle.

Il existe pourtant d'autres choix que ceux-là. Les superaliments comme les graines de lin et les produits dérivés du soja, dont le tofu, le tempeh, le lait de soja et le miso, renferment des produits phytochimiques, connus sous le nom de phytoestrogènes, c'est-à-dire de l'œstrogène fabriqué à partir de plantes. Cette hormone de source végétale a les mêmes effets que l'œstrogène ordinaire et aide à compenser la diminution de celui-ci dans l'organisme, qui commence généralement à se faire sentir vers l'âge de 30 ans. Dans son ouvrage intitulé *Dr. Susan Love's Hormone Book*, le docteur Love remet en question l'efficacité des traitements hormonaux substitutifs traditionnels. Elle a elle-même commencé sa périménopause à l'âge de 49 ans. Pour rester en santé, elle fait de l'exercice quotidiennement, consomme des superaliments riches en phytoestrogènes, comme le soja (ou ses dérivés) et les graines de lin et boit des tisanes d'actée à grappes pour équilibrer ses hormones de façon naturelle. Dans *Natural Woman, Natural Menopause*, le docteur Marcus Laux et Christine Conrad recommandent eux aussi fortement de prendre des hormones de sources végétales présentes dans certains superaliments, soit le soja et les graines de lin.

Vous pouvez adopter ces suggestions pour augmenter vos taux d'œstrogène et les équilibrer. Pour équilibrer votre taux de progestérone, appliquez une pommade topique (voir l'annexe pour les sources). Consultez votre médecin concernant l'utilisation d'autres hormones comme la DHEA et la testostérone.

N'oubliez surtout pas que rien ne vaut une bonne alimentation. Chaque jour, prenez deux cuillers à soupe de graines de lin de culture biologique, que vous aurez moulues dans un moulin à café, et parsemez-en vos céréales, vos soupes ou vos salades. Buvez du lait de soja à faible teneur en matières grasses et mangez du tofu ferme, du miso ou du tempeh comme source végétale de protéines et de phytoestrogènes.

Les germes de soja contenus dans les breuvages verts de qualité renferment les deux phytoestrogènes les plus actifs — la génistéine et la daidzéine. Il s'agit en fait de la seule source de phytoestrogènes non chauffée. Et parce que ces germes ne sont pas chauffés, ils possèdent également toute une gamme de vitamines, de minéraux, de fibres et d'enzymes à l'état naturel. Buvez un breuvage vert mêlé à un liquide de votre choix deux fois par jour, le matin avant le petit-déjeuner et au milieu de l'après-midi, vers 16 heures.

Certains superaliments végétaux peuvent aussi aider à mieux vivre les changements qui surviennent à la ménopause. Les magasins d'alimentation naturelle vous offrent toutes sortes de combinaisons de plantes, comme la toque bleue, les racines de réglisse et d'angélique, les feuilles de framboisier rouge, le ginseng de Sibérie, le dong quai, l'actée à grappes, le trèfle rouge, le chardon-Marie, l'igname velue, le vitiate et le fruit du gattilier, qui semblent contenir des hormones végétales capables d'augmenter les taux d'œstrogène et de progestérone dans l'organisme et, par conséquent, d'aider à réduire les bouffées de chaleur et les sautes d'humeur.

L'ostéoporose

On estime que, en 1993, 1,8 million de Canadiennes souffraient d'ostéoporose, une détérioration de la masse osseuse qui peut entraîner des fractures et des déviations de la colonne vertébrale. En plus des souffrances qu'elle cause, cette maladie a coûté au moins 465 millions de dollars en traitements intensifs et coûtera plus de 800 millions de dollars en soins à long terme selon le docteur Carolyn DeMarco. Un examen des os au scanner est le moyen le plus précis pour savoir si votre tissu osseux se raréfie.

Un programme alimentaire axé sur les superaliments peut vous protéger contre les ravages de l'ostéoporose. Le facteur le plus important de prévention reste un régime composé à 75 % d'aliments alcalifiants et à 25 % d'aliments acidifiants. En Afrique centrale et au Japon, où l'alimentation est naturellement conforme à ce principe et où les femmes ne prennent en moyenne que 300 milligrammes de calcium par jour, il y a peu de cas d'ostéoporose. Vérifiez le pH de votre urine pour déterminer si celle-ci est légèrement alcaline. Un régime acidifiant pousse votre organisme à aller chercher du calcium dans vos os pour aider à neutraliser l'effet de certains acides fortement corrosifs (voir chapitre 5). Mangez également des aliments riches en calcium comme le petit goémon de Nouvelle-Écosse, les graines de tournesol, les graines de sésame, les légumes vert foncé, du lait fermenté biologique et du fromage cottage sans matières grasses, des céréales complètes et du poulet ou du poisson grillés.

Dans *Preventing and Preserving Osteoporosis*, le docteur Alan Gaby insiste sur l'importance d'adopter un programme holistique complet incluant un régime alimentaire spécial, de la marche, un entraînement avec des poids, une exposition minimale aux toxines de l'environnement comme les pesticides et les herbicides répandus sur les produits alimentaires et un traitement aux hormones naturelles. Il recommande également une vaste gamme de suppléments nutritifs, par exemple des doses quotidiennes de 1200 à 1500 milligrammes de calcium et de 600 à 800 milligrammes de magnésium pour les personnes qui mangent de la viande, ou des doses de 1000 milligrammes de calcium et de 500 milligrammes de magnésium pour les végétariens qui ne prennent ni viande ni produits laitiers.

L'exercice aide les os à conserver leur calcium. Marchez à pas rapides durant 30 minutes cinq jours par semaine ou encore tous les jours, mais marchez pendant une heure un jour sur deux. Une fois par semaine, faites une marche de deux heures. Idéalement, il vous faudrait exercer vos bras et vos jambes pour conserver des os solides. Des recherches indiquent que les femmes qui font de l'exercice, même lorsqu'elles s'y mettent après le début de leur périménopause ou de leur ménopause, peuvent augmenter la masse de leurs os. Dans son ouvrage intitulé *Strong Women Stay Young*, Miriam Nelson, du Tufts Centre for Aging de Boston, écrit que les femmes qui s'entraînent avec des poids au moins deux fois par semaine, à 40 minutes par séance, ont une augmentation de masse osseuse supérieure à celle qu'obtiennent les femmes qui marchent tous les jours mais qui ne font aucun entraînement avec des poids.

De la vingtaine jusqu'au début de la quarantaine, les femmes sont à l'apogée de leur capacité reproductive. C'est la période tout indiquée pour prendre des mesures préventives destinées à renforcer les os et pour adopter un programme alimentaire axé sur les superaliments, qui assurera leur santé et leur solidité.

Les kystes au sein

Les kystes au sein sont des grosseurs remplies de liquide qui causent des douleurs, une hypersensibilité, un gonflement et parfois un écoulement du mamelon. Ils apparaissent généralement avant ou pendant les menstruations et peuvent être dus soit à un surplus d'œstrogène, soit à un accroissement de la sensibilité du tissu mammaire à la présence d'œstrogène local. Les symptômes se manifestent au moment des variations mensuelles dans les taux d'œstrogène de l'organisme. Ces grosseurs sont des modifications normales de l'anatomie du sein et n'ont rien à voir avec la croissance d'une tumeur dans le cancer du sein. Toutefois, celles qui perdurent après les menstruations devraient être examinées par un médecin.

Le traitement des kystes au sein

Les traitements naturels peuvent grandement atténuer les symptômes dus à ces kystes. Essayez quelques-unes des suggestions suivantes.

- Comme c'est le foie qui transforme l'œstrogène et permet à l'organisme de l'excréter, suivez un régime qui facilite la tâche de cet organe, par exemple un programme alimentaire alcalifiant (voir chapitre 5). Les granules de lécithine de soja, la choline et l'inositol ont des effets antioxydants qui désintoxiquent le foie. La racine de réglisse aide à protéger et à régénérer ses cellules. Trois autres plantes stimulent le fonctionnement du foie: les pissenlits, la bardane et la racine de chicorée. Mangez-les en salade ou consommez-les sous forme de tisanes non sucrées.
- Consommez de la levure nutritionnelle (par exemple Red Star), qui contient toutes les vitamines du complexe B.
- L'huile d'onagre ou des acides gras essentiels oméga 3 sous forme d'huile de lin de culture biologique — le meilleur choix, à mon avis — aident à équilibrer toutes les hormones, y compris l'œstrogène.
- Les légumes marins ou le sel de mer de Bretagne sont de bonnes sources d'iodure de potassium, un composé efficace pour réduire l'hypersensibilité des seins.
- Les femmes qui ont un kyste au sein devraient éviter la caféine et même les boissons décaféinées, auxquelles beaucoup d'entre elles sont sensibles. Un des responsables de vos ennuis se cache dans votre café, votre thé, votre cola ou votre chocolat (des sources de caféine); il s'agit d'un composé

appelé méthyl-xanthine qui stimule la formation de kystes mammaires chez certaines femmes.

- Si vous mangez de la viande, assurez-vous que les bêtes dont elle provient ont été nourries biologiquement et élevées sans hormones et sans antibiotiques. Plus de la moitié des antibiotiques utilisés sont donnés aux animaux. Ces substances peuvent influer sur la production des hormones naturelles dans l'organisme, en particulier l'hormone rBGH (pour la croissance des bovins) administrée aux vaches laitières. Si vous buvez du lait, demandez à votre marchand de vérifier qu'il ne contient pas de rBGH, car la loi n'oblige pas le producteur à l'indiquer sur l'emballage.

- Pour vous protéger du cancer du sein et des kystes mammaires, évitez de consommer de l'alcool.

- Assurez-vous de dormir suffisamment et diminuez votre stress en faisant de l'exercice et des séances de respiration-méditation.

- Essayez le massage thérapeutique, les massages, la réflexologie ou l'acupuncture pour stimuler la circulation sanguine et l'afflux d'énergie curative vers les seins. Les exercices aérobiques favorisent la circulation lymphatique dans la région de la poitrine, ce qui aide chaque sein à se débarrasser de ses résidus métaboliques et y augmente le flux des éléments nutritifs.

- Demandez à un professionnel de la santé de vous montrer comment procéder à l'auto-examen de vos seins. Vous saurez ainsi exactement comment doit être un sein en santé au palper.

- Appliquez une crème de progestérone naturelle (par exemple Pro-Gest, qui contient plus de 400 milligrammes de progestérone par 30 millilitres (une once) de crème — consultez l'annexe pour les sources) sur les grosseurs sensibles ou appliquez-en en frottant sur les parties douces de la peau comme l'intérieur des avant-bras, pour soulager l'hypersensibilité des seins. Au début, ce traitement augmente leur sensibilité puisqu'il y accroît le nombre de récepteurs d'œstrogène, puis il le diminue, de sorte que la sensibilité disparaît.

L'insuffisance thyroïdienne — tourner à vide

Avez-vous l'impression de ne plus être sur la même longueur d'ondes que vos amis, vos enfants et votre compagnon, ou que votre travail ne satisfait pas votre patron et que vous ne pouvez plus vous concentrer? Il se peut que cela soit dû à un mauvais fonctionnement de votre thyroïde. Si vous êtes trop épuisée pour vous lever de votre fauteuil favori, que vous êtes constipée et que vous ne pouvez plus vous rappeler ce que vous avez mangé la veille au dîner, si vous avez toujours froid, que vous passez la fin de semaine à dormir et que vous vous sentez déprimée ou carrément stupide, vous pourriez bien avoir des problèmes de thyroïde.

Les troubles de la thyroïde, auxquels les femmes sont particulièrement sujettes, sont faciles à traiter mais difficiles à identifier, et ils donnent souvent lieu à de mauvais diagnostics. On peut les détecter grâce à un test sanguin consistant en l'évaluation de l'hormone qui stimule les sécrétions thyroïdiennes. Beaucoup de femmes aiment à subir ce test en même temps que celui du cholestérol. En le passant tous les cinq ans dès l'âge de 30 ou 35 ans, vous pourrez découvrir et traiter vos problèmes de thyroïde avant que les symptômes n'apparaissent. Si vous souffrez de toute une série de symptômes, si vous vous sentez apathique, facilement fatiguée ou déprimée, vous devriez peut-être faire vérifier le niveau de l'hormone en question.

Le problème le plus fréquemment observé est celui d'une thyroïde qui travaille au ralenti, ou hypothyroïdie. Selon certains experts, une femme sur cinq souffre d'hypothyroïdie. Pour vérifier vous-même si vous souffrez d'insuffisance thyroïdienne, gardez un thermomètre au chevet de votre lit. Le matin en vous réveillant, placez-le sous votre aisselle et laissez-le là 15 minutes. Restez calme et immobile. Le moindre mouvement peut influer sur les indications du thermomètre. C'est le moment idéal pour faire vos exercices de respiration et de méditation. Si votre température est égale ou inférieure à 36,55 °C (97,6 °F), votre thyroïde n'est probablement pas suffisamment active. Répétez ce test cinq jours de suite, et si vos résultats sont constamment aussi bas, soumettez-vous à une évaluation.

Des moyens d'aider la thyroïde

- Si vous vous sentez fatiguée ou constamment à plat ou que vous avez froid sans raison, prenez une tisane de cirier de Pennsylvanie et d'alcée à grappes pour aider votre thyroïde à mieux fonctionner. Des produits riches en iode comme les fruits de mer, les légumes marins et les breuvages verts constituent des ajouts recommandables à tout programme alimentaire visant à stimuler la thyroïde.

- Prenez de la levure nutritionnelle comme source naturelle de tout le complexe des vitamines B.

- Vous auriez avantage à prendre un acide aminé — la L-tyrosine. La plupart des professionnels de la santé suggèrent d'en consommer 500 milligrammes deux fois par jour avec 50 milligrammes de vitamine B_6 et 100 milligrammes de vitamine C pour faciliter son absorption.

Les infections à la levure

La levure vit dans notre organisme en tant que partie intégrante de sa flore intestinale. Elle se trouve principalement dans nos 8,84 mètres (29 pieds) d'intestins dont le climat humide, sombre et chaud constitue un milieu idéal pour son développement. Les personnes en santé en ont aussi dans la bouche, dans le vagin, pour les femmes, sur la peau et dans le conduit intestinal, où elle est tenue en respect par les «bonnes» bactéries. Lorsque la levure triomphe des autres bactéries et devient prédominante, on ressent des irritations, des démangeaisons et des échauffements. En général, cette infection est due à l'utilisation d'antibiotiques, qui tuent les bactéries ordinaires du vagin et des intestins, permettant ainsi à la levure de se développer de façon incontrôlée. Le cas échéant, vous avez l'impression d'endurer les pires tourments de l'enfer. Les principaux symptômes sont la fatigue, le mal de tête, les douleurs musculaires, la dépression et un dérangement des systèmes endocrinien, immunitaire et nerveux.

Toute femme qui prend des antibiotiques devrait aussi prendre régulièrement une culture bactérienne à effets bénéfiques, comme l'acidophilus, (je prends moi-même un produit de culture vivante, le Bio-K+) ou un remède homéopathique vers la fin de son traitement et pendant les quelques jours qui suivent. En outre, immédiatement avant les menstruations, les infections à la levure sont fréquentes parce que le taux de progestérone augmente dans l'organisme et que cette hormone favorise le développement de la levure. Les pilules anticonceptionnelles accroissent considérablement l'incidence de ce type d'infection chez certaines personnes. On estime que 65 % des femmes souffrent d'infections chroniques à la levure, parfois même à leur insu.

Pour venir à bout de la levure, ou *Candida albicans*, vous devez inclure à votre programme alimentaire un traitement anti-*candida* rigoureux. Je vous conseille de consulter un professionnel de la santé compétent et de prendre en considération les recommandations présentées ci-dessous.

Un plan anti-*candida*

Il est impossible d'éliminer complètement la *candida*. Votre objectif doit être d'en empêcher la prolifération et de revenir à un état de santé protégé par un système immunitaire qui a retrouvé son efficacité.

- Éliminez tous les sucres — sans exception. Un Nord-Américain typique consomme 52 cuillers à thé de sucre par jour, la plupart du temps dissimulé dans des aliments traités ou des produits de boulangerie. Vous devez éviter le sucre, les boissons gazeuses, les produits du soja et le tofu, le vin, la bière, l'alcool, le vinaigre, tous les fruits sauf le jus de citron et de lime, les produits à base de farine, les noix, et les beurres de noix car ils nourrissent ce type de champignons.

- Suivez le programme axé sur les superaliments à la lettre. Si vous mangez de la viande, choisissez du poulet et de la dinde élevés sans antibiotiques.

- Parmi les plantes dont les huiles essentielles aux effets puissants peuvent tuer la *candida*, citons l'ail, le gingembre, l'échinacée, le pau d'arco, la cannelle, le thym et le romarin. Selon vos préférences, prenez-les crues en salades, sous forme de tisane, dans un supplément vitaminique, ou servez-vous-en dans la préparation de vos plats.

- Utilisez un supplément probiotique comme le *Lactobacillus acidophilus* quotidiennement (essayez Bio-K+). On a découvert que cette substance empêche la croissance de la *candida*. Les breuvages verts de qualité contiennent 2,5 milliards de «bonnes» bactéries par cuiller à thé, provenant de sept types différents de bactéries qui aident à repeupler le conduit intestinal avec des bactéries saines normales. Lorsque ces micro-organismes ont réintégré leur demeure naturelle et se sont installés sur les parois de l'intestin, le surplus de *candida* diminue rapidement.

- Parmi les autres substances comestibles qui peuvent vous aider à lutter contre la *candida*, il y a l'extrait de graines de pamplemousses, les produits contenant de l'acide caprylique, l'argile Bentonite, qui absorbe les bactéries, et l'huile de théier diluée (quelques gouttes) dans 125 millilitres (une demi-tasse) d'eau et utilisée comme gargarisme. Cette huile diluée dans de l'eau est un agent fongicide efficace lorsqu'on l'avale.

- Un ingrédient contenu dans la spiruline, le calcium spirulan, est particulièrement efficace contre différents champignons, bactéries et virus. Deux fois par jour, buvez un breuvage vert renfermant de la spiruline et combiné à de l'eau.

- Consommez 40 grammes de fibres par jour pour nettoyer vos intestins et conserver leur flore en santé. Relisez les renseignements sur les fibres et les glucides au chapitre 9. Les galettes de riz soufflé, malgré leur air innocent, nourrissent la *Candida albicans* car le traitement qu'elles ont subi a décomposé les cloisons de leurs cellules et elles libèrent leur glucose quasi instantanément, favorisant ainsi une croissance rapide de ce type de levure.

- Évitez le glutamate monosodique, une substance présente dans de nombreux produits préemballés et dans la cuisine asiatique.

- Essayez l'acupuncture. Cette forme de thérapie donne parfois des résultats remarquables quand il s'agit de rétablir l'équilibre des bactéries.

- Des techniques de visualisation (assise tranquillement, représentez-vous les bactéries devenant de moins en moins nombreuses et de moins en moins actives) se sont révélées extrêmement utiles pour certaines femmes. Rappelez-vous que, pour qu'une technique de visualisation réussisse, il faut y croire.

- Les remèdes homéopathiques (aquaflora, candex et autres) sont bénéfiques pour certaines personnes lorsque le traitement se fait sous la surveillance d'un médecin homéopathe qualifié.

- Trouvez un dentiste intéressé par les problèmes de nutrition et demandez-lui d'enlever vos plombages contenant un amalgame au mercure. Le mercure qui s'en libère est un antibiotique capable de tuer un grand nombre de bactéries, mais celles qui lui échappent se transforment en éléments d'une lignée supérieure et se multiplient alors sans opposition. La *Candida albicans* est une des bactéries qui bénéficient de cet effet du mercure.

Soyez patiente lorsque vous souffrez d'une infection comme la candidose. Il faut parfois de trois à six mois pour rééquilibrer la flore du conduit intestinal et réduire à la fois les symptômes de cette maladie et la prolifération des bactéries elles-mêmes.

Quelques autres considérations pour les femmes

Un programme alimentaire à base de superaliments peut rajeunir toutes les parties de votre corps. Chaque jour, vous serez émerveillée de sentir l'énergie qui vous habite ainsi que la clarté et l'acuité de vos facultés intellectuelles. Vous pourrez désormais contrôler les aspects les plus fondamentaux de la chimie de votre corps : les antioxydants qui circulent dans votre sang pour maintenir votre vision, les fibres qui absorbent les surplus d'œstrogène dans vos intestins, des produits phytochimiques, les triterpénoïdes, qui éliminent des cellules cancéreuses, les micro-éléments nutritifs chargés de supprimer les produits chimiques cancérigènes qui ont pénétré dans votre système, le sulforaphane ou l'indole, qui vous aident à vous débarrasser des bactéries, des virus et des parasites, la bactérie aux effets bénéfiques, ou *acidophilus*, qui permet à vos intestins et à votre système immunitaire de se défendre eux-mêmes contre les infections à la levure, et la chlorophylle, qui met toute sa vigueur à vous protéger des ravages d'un vieillissement prématuré. Vous serez agréablement surprise par vos progrès et vous pourrez jouir d'une vie plus normale. Tous ces éléments sont fournis par la nature, il suffit de savoir s'en servir !

Votre santé, votre apparence et la qualité de votre vie dépendent en grande partie de la façon dont vous alimentez votre corps et votre esprit. Une femme consciente des vraies valeurs, qui s'est libérée des images subtiles et astucieuses comme des manipulations psychologiques de la publicité de même que de ses anciens comportements destructeurs s'alimentera-t-elle avec de la nicotine, de l'alcool, du sucre, du glutamate monosodique, du sulfate d'aluminium sodique (les poudres à pâte), du mercure ou des méthyl-xanthines qui peuvent provoquer toutes sortes de maladies graves et d'aberrations dans ses cellules ? Défiez les génies de la publicité, qui n'ont aucun respect pour la beauté et la complexité de votre organisme. Leurs aliments transformés et obtenus par manipulation génétique peuvent paraître appétissants, avoir arôme et bon goût, mais ils pourraient vous coûter votre santé. Ne payez pas un prix aussi exorbitant.

En peu de mots, votre comportement d'aujourd'hui influera sur vos réactions physiologiques de demain. Ne prenez pas de risques inutiles ! Misez plutôt sur votre santé et votre capacité de guérison. Vous ne le regretterez jamais.

Ce que vous avez, puissiez-vous toujours le garder. Ce que vous faites, puissiez-vous toujours le faire et ne jamais y renoncer.

Toutefois, puissiez-vous, marchant d'un pied rapide et léger qui ne vacille jamais, de telle façon que même vos pas ne soulèvent aucune poussière, aller de l'avant sans risque, joyeusement et agilement, sur la voie des sages découvertes.

Sainte Claire d'Assise (1195-1253),
amie et disciple de saint François d'Assise

Il était une fois une vieille femme sage qui dînait de lentilles et de croûtes de pain. Une jeune fille qui vivait confortablement au palais comme danseuse s'approcha d'elle et lui dit : « Vieille femme, si tu apprenais l'art savant de plaire au roi, tu ne serais plus jamais obligée de te contenter d'un vieux croûton de pain et de quelques lentilles. »

La vieille femme lui sourit en lui disant : « Si tu apprenais à vivre d'un simple croûton de pain et de lentilles, tu n'aurais plus jamais besoin de plaire au roi. »

Vieille histoire sufie

RÉSUMÉ EN TROIS POINTS

- Plus que jamais, les femmes ont besoin d'adopter des programmes alimentaires qui leur redonnent confiance en elles et leur permettent d'établir un plan d'ensemble pour assurer leur propre conservation.
- Les femmes doivent se libérer des émotions et des interprétations autodestructrices, des blessures morales non cicatrisées, des images d'elles-mêmes et des jugements négatifs et prendre conscience du merveilleux potentiel qui dort en elles.
- Il existe des programmes progressifs axés sur les superaliments qui protègent les femmes du cancer du sein, des kystes mammaires, de l'insuffisance thyroïdienne et des infections à la levure.

PLAN D'ACTION EN SIX POINTS

- Faites les exercices de respiration et de méditation suggérés au chapitre 12 pour vous aider à développer votre propre intuition et à entreprendre votre voyage intérieur vers une prise de conscience totale.
- Chaque jour, consacrez un peu de temps à réfléchir à ce que vous allez manger, aux raisons pour lesquelles vous le mangerez et aux effets des aliments que vous avez choisis sur votre rendement physique et mental.
- Prenez chaque jour un supplément de multivitamines-minéraux-antioxydants de qualité pour vous assurer que votre organisme reçoit tous les micro-éléments nutritifs dont il a besoin.
- Évitez de consommer des aliments transformés.
- Mangez dix portions de légumes de culture biologique et deux ou trois portions de fruits mûrs complets chaque jour.
- Mangez chaque jour une grosse salade colorée faite de légumes frais.

14

Superaliments et supernutrition, surtout pour les hommes

CONSIDÉRATIONS SUR LA SANTÉ

Le pardon et la reconnaissance ouvrent la porte à l'amour inconditionnel et à une santé toujours meilleure.

Un régime de superaliments permet à votre système d'auto-guérison de donner sa pleine mesure pour vous aider à faire face aux multiples difficultés de la vie quotidienne.
Zoltan Rona, M.D., *Return to the Joy of Health*

Tout ce que j'ai vu m'apprend à faire confiance au Créateur pour tout ce que je n'ai pas vu.
Ralph Waldo Emerson

L'une des surprises les plus cruelles de l'âge mûr est de découvrir qu'il y a dans la vie des situations auxquelles aucune période de temps passée sur un simulateur d'escalier ne peut nous préparer.
Jerry Adler, écrivain, collaborateur à *Newsweek*

Les hommes vivent généralement moins longtemps que les femmes et ils sont souvent plus réticents qu'elles à recourir à des soins médicaux lorsqu'ils sont malades. En outre, ils sont les victimes les plus nombreuses de 8 des 10 principales causes de décès en Amérique du Nord (maladie cardiaque, hypertension, cancer, cancer de la prostate, cancer du sein, attaque d'apoplexie, défaillance grave du foie, maladie du rein, maladies pulmonaires, troubles circulatoires). Comme leur poids se trouve concentré au milieu de leur corps, ils sont plus vulnérables que les femmes aux maladies cardio-vasculaires, aux crises cardiaques et aux stress émotifs qui mettent leur vie en danger dans la quarantaine, la cinquantaine et la soixantaine.

Les hommes hésitent à demander conseil à des professionnels ou à faire partie de groupes d'entraide pour confier aux autres leurs angoisses et leurs frustrations. Ils constituent environ 25 % seulement de la clientèle des psychologues et des cliniques de perte de poids et de lutte contre le stress. En surface, ils se sentent sûrs d'eux dès qu'ils peuvent discuter de l'équipe de baseball locale, de leur emploi ou d'un récent voyage de pêche, mais au plus profond d'eux-mêmes, ils ont l'impression d'être seuls avec leurs problèmes.

Les hommes souffrent parce qu'ils se sentent limités et qu'ils ne savent pas à quel point, en réalité, ils sont illimités. Essayer de limiter l'illimité, de contrôler l'incontrôlable et de conditionner l'inconditionnel, leur donne la sensation d'être impuissants ou malheureux. Prendre conscience du fait que chacun d'eux ne connaît et ne comprend que très peu de chose peut procurer aux hommes l'inspiration nécessaire pour aller de l'avant. Au lieu d'exploiter, les hommes conscients des vraies valeurs explorent de nouvelles possibilités. En admettant qu'ils sont imparfaits, ils peuvent s'habituer à rendre des comptes et à assumer des responsabilités.

Inventez votre propre avenir

Les hommes ont désespérément besoin de modifier leur mode de vie. Pour être en meilleure santé et resserrer leurs liens avec le monde, ils doivent s'efforcer d'adopter un programme alimentaire axé sur les superaliments et, en particulier, de limiter leur consommation de protéines et de matières grasses — donc éviter les biftecks de 350 grammes (12 onces), les grosses tranches de fromage et les salades disparaissant sous leur vinaigrette. La plupart des hommes ne prennent pas d'acides gras essentiels oméga 3 pour équilibrer leurs hormones, ne boivent pas 8 à 12 verres de 225 millilitres (huit onces) d'eau pure et ne consomment pas de fibres qui protégeraient leur côlon ni les superaliments qui leur éviteraient le cancer ou une crise cardiaque. À cause de leur alimentation inadéquate, la majorité des hommes ont une perception des choses subtilement mais profondément inexacte qui les empêche de parvenir au meilleur rendement mental et physique possible. L'homme sensible aux vraies valeurs doit réduire au minimum sa consommation de matières grasses saturées, dont les effets sont si néfastes pour son cœur et ses artères. Avec l'âge, il doit s'efforcer de manger plus de fruits, qui aident à réduire le stress, plus de céréales complètes, qui sont capables de neutraliser les radicaux libres, plus de légumes, qui peuvent prévenir le cancer, et il doit faire de certains mets végétariens ses plats principaux. Il doit aussi manger plus lentement pour éprouver le plaisir de savourer des aliments sains et qui entretiennent la vie.

Il faut réfléchir avant d'avaler un repas et remercier Dieu et la terre nourricière pour les aliments qu'on va manger, ceux qui les ont préparés, apprécier le moment présent et sans limite, puis songer à tous les êtres humains qui n'ont pas de quoi se nourrir.

Les hommes doivent participer activement aux différentes étapes de l'élaboration de leur bien-être. Il est réjouissant de voir que, de plus en plus, ils cherchent à améliorer leur santé par une alimentation plus saine. Inventez votre propre avenir! N'attendez pas que des statisticiens vous inscrivent dans la colonne des morts prématurées!

Des programmes à succès

Comment faire pour être constamment à la hauteur? Êtes-vous de ceux qui croient qu'il suffit de faire de son mieux? Avez-vous remarqué toutefois que ce «mieux» ne satisfait personne, ni vous, ni vos amis, ni votre conjointe, ni vos collègues de travail? Ce cycle malsain, engendré par votre besoin d'exceller à tout prix, est alimenté par votre ego. Plus vous travaillez fort, plus vous vous sentez frustré et plus votre travail vous paraît vide de sens. Malheureusement, vous recherchez l'approbation des autres et vous voudriez dominer la situation. Faites les exercices de respiration décrits au chapitre 12. L'angoisse qui s'accumule dans votre organisme peut être soulagée efficacement par ce type d'exercices.

Étudiez et appliquez les recommandations suivantes pour vous débarrasser de votre stress et améliorer votre santé.

- Deux fois par jour, arrêtez-vous deux minutes et respirez profondément pour vous assurer que vos deux narines sont débouchées et que vous oxygénez complètement votre organisme.
- Conservez au travail un contenant d'eau pure avec un bon couvercle et une paille à portée de la main et buvez-en régulièrement de petites gorgées au cours de la journée.
- Mangez moins d'aliments transformés, comme les friandises et les croustilles. Prenez plutôt des pommes, des oranges, des baies ou des bâtonnets de céleri ou de carottes comme goûter.
- Au dîner, mangez une salade colorée, avec de l'huile d'olive de culture biologique, et une petite portion de protéines sous forme de fromage cottage sans matières grasses, de petit goémon de Nouvelle-Écosse conservé dans l'eau, de tofu ferme ou de poitrine de poulet sans peau.

- Faites de l'exercice. Seulement 4 % des travailleurs nord-américains se rendent à leur travail à pied. Nos ancêtres chasseurs-cueilleurs dépensaient 2900 calories par jour. Aujourd'hui, une personne ordinaire brûle seulement 1800 calories quotidiennement. En faisant de l'exercice le matin ou en marchant pour vous rendre au travail, vous élèverez votre métabolisme de base et donnerez aux moteurs de vos cellules l'impulsion dont ils ont besoin.
- Évitez de prendre des antidépresseurs (les prescriptions de ces médicaments ont augmenté de 102 % depuis 1992).
- Faites une séance de méditation ou de prière avec vos exercices de respiration en vous réveillant le matin ou avant de vous endormir le soir. Découvrez votre moi intérieur, familiarisez-vous avec lui, faites-lui confiance et savourez la paix que vous procurera l'épanouissement de votre vie spirituelle.
- Demandez de l'aide si vous avez des problèmes particuliers. Recherchez les groupes de soutien comme les Alcooliques anonymes ou des gens encourageants qui vous soutiendront et vous féliciteront de vos succès quotidiens.
- Trouvez quelqu'un avec qui marcher !

L'alcool me soulage

L'alcool impose un lourd tribut à l'humanité. Il est la cause de près de 50 % des accidents de la route et constitue souvent un facteur dans les crimes violents. Il peut endommager tout notre organisme, mais il s'attaque particulièrement au cerveau, en détruisant des neurotransmetteurs, c'est-à-dire les messagers qui assurent la communication entre le siège de nos facultés mentales et le corps. Il détruit aussi des acides aminés comme le tryptophane, ce qui cause de la dépression, de l'insomnie et de la confusion mentale. Mais il y a pire encore. L'alcool déséquilibre les taux de sérotonine, une substance chimique élaborée par le cerveau et qui joue un rôle dans l'activité neurale, remplaçant le sentiment naturel de calme intérieur par de l'anxiété.

Il y a pourtant de l'espoir puisqu'il est toujours possible de renoncer à cette substance. Beaucoup d'hommes ont abandonné la consommation d'alcool après des années d'abus et ont pu constater par la suite une amélioration considérable de leur vie affective et de leurs fonctions physiques et mentales.

Si vous voulez diminuer votre consommation d'alcool ou tout simplement y renoncer, suivez quelques-unes des recommandations présentées ci-dessous.

- Évitez les boissons caféinées qui créent une dépendance ou causent un stress physiologique.
- Exercez-vous à contrôler la grosseur de vos portions et consommez moins de sucre.

- Buvez de 8 à 12 verres d'eau pure par jour pour désintoxiquer votre foie et vos cellules et éliminer les toxines.
- Suivez mes suggestions concernant une journée de désintoxication, une fois par semaine, ou essayez l'une des cures présentées au chapitre 8. Ces méthodes ont un effet reconstituant.
- Prenez un supplément de multivitamines-minéraux-antioxydants de qualité (voir l'annexe pour les sources). Vous auriez peut-être avantage à utiliser des remèdes homéopathiques. Renseignez-vous à ce sujet dans un magasin d'alimentation naturelle.
- Mangez davantage de produits frais de culture biologique pour favoriser la désintoxication de votre organisme.
- Prenez quotidiennement du chardon-Marie ou un breuvage vert de qualité qui en contient. La médecine traditionnelle ne propose pour le foie aucun remède aussi efficace que cette plante.
- Faites de l'exercice régulièrement ; vous vous sentirez mieux et vous soulagerez votre foie d'une partie de son stress.
- Trouvez un sauna, un établissement de bains de vapeur ou une étuve à proximité de chez vous et allez-y deux fois par semaine. La sueur permet de faire sortir les toxines de l'organisme. N'oubliez pas de boire un supplément d'eau après chaque séance. Prenez un sauna dans la soirée, juste avant votre période de méditation et votre sommeil.

Votre corps est votre allié. Aidez-le au jour le jour.

Les problèmes de prostate

La prostate est une glande de l'appareil génital masculin de la grosseur d'une noix qui entoure l'urètre, directement sous la vessie. La plupart des hommes de plus de 50 ans souffrent d'une légère augmentation du volume de la prostate, ou hypertrophie prostatique, ce qui les oblige à uriner fréquemment, même la nuit, et diminue la force du jet urinaire. Cette situation met en péril la fertilité de millions d'hommes et perturbe grandement leur sentiment d'identité sexuelle.

Toutefois, ne vous découragez pas, car la nature offre plus de moyens de soulager ce mal que la médecine avec ses médicaments et sa chirurgie. Voici quelques suggestions.

- Adoptez un régime alimentaire alcalifiant tel que celui défini au chapitre 5.
- Mangez sept portions de produits du soja par semaine, et en particulier du tofu, du lait de soja, du tempeh, de la soupe au miso, des germes et des graines de soja ainsi que de l'isolat de protéines de soja en poudre. Le soja contient des isoflavones naturels, la génistéine et la daidzéine, qui aident à

désintoxiquer le dihydrotestostérone, un métabolite nocif de l'hormone mâle, lié au développement excessif du tissu prostatique.

- Réduisez votre consommation de matières grasses saturées.

- Prenez chaque jour une cuiller à soupe comble de graines de citrouille, puis de graines de tournesol de culture biologique. Ces graines aident à réduire les symptômes de l'hypertrophie prostatique.

- Mangez 10 portions de tomates par semaine (elles sont remplies de lycopène) et 10 portions de produits rouge-orangé (ils contiennent de l'alpha et du bêta-carotène).

- Prenez quotidiennement un supplément de 150 milligrammes (300 milligrammes au total) de chacune des herbes suivantes : le *Pygeum africanum* (l'écorce d'un conifère africain) et des baies de chou palmiste nain (les fruits d'un arbre qui croît en abondance dans le sud-est des États-Unis). L'extrait de chou palmiste nain inhibe activement la formation de dihydrotestostérone à partir de la testostérone en neutralisant les effets de l'enzyme alpha-réductase-5 nécessaire à sa conversion. Cette plante réduit aussi l'inflammation de la prostate ; selon les recherches, elle donne de bons résultats en deux mois dans 90 % des cas. Le *Pygeum africanum* sert aussi à limiter la formation de dihydrotestostérone et constitue un antibiotique léger. Vous devez prendre de ces deux herbes (voir l'annexe pour les sources).

- Améliorez la circulation du sang dans la prostate en marchant ou en faisant de l'exercice quotidiennement. Pensez aussi aux massages thérapeutiques et à l'acupuncture, pour réduire le gonflement et apporter de l'énergie curative à cette partie de votre corps, ainsi qu'à la stimulation de toute la région pelvienne par la chiropratique.

- La constipation empire la situation en augmentant encore le volume de la prostate. Buvez donc de 10 à 12 verres de 225 millilitres (huit onces) d'eau pure par jour et mangez un grand nombre de superaliments pour vous assurer une consommation suffisante de fibres.

- Prenez un breuvage vert quotidiennement.

- Prenez des suppléments contenant des éléments nutritifs connus pour favoriser le bon fonctionnement de la prostate. Le zinc règle la production de l'hormone qui convertit la testostérone en dihydrotestostérone. Prenez 75 milligrammes de zinc chélaté chaque jour ou assurez-vous qu'il y en ait dans votre supplément de multivitamines-minéraux-antioxydants.

- Faites preuve de vigilance et prenez chaque jour soit deux cuillers à soupe d'huile de lin, soit des capsules d'huile de poisson AEP, soit une cuiller à thé d'huile de foie de morue comme source d'acides gras essentiels.

- Le sélénium est un micro-élément nutritif qui est vital pour le fonctionnement de la prostate. Prenez quotidiennement 200 microgrammes de Selenomax, une levure naturelle riche en sélénium, ou assurez-vous que vos capsules de multivitamines-minéraux-antioxydants en contiennent. Les suppléments de qualité contiennent du Selenomax et du Chrommax, un chrome organique dont vous avez également besoin.
- Si vous êtes prêt à tout pour prévenir la possibilité d'un cancer de la prostate, prenez 250 milligrammes des trois acides aminés suivants, deux fois par jour, entre les repas : l'alanine, la lutamine et la lysine.
- Exercez-vous à retenir votre urine pendant 5 à 10 secondes au milieu du jet, afin de renforcer les groupes musculaires autour de la vessie.

La colère et la violence

Beaucoup d'hommes ont des problèmes de colère et de violence. Si vous êtes de ceux-là, essayez les suggestions suivantes.

- Faites de l'exercice dans un centre de culture physique cinq à six jours par semaine, de préférence le matin. Mettez-vous à l'entraînement aérobique avec tapis roulant, bicyclette stationnaire, simulateur d'escalier ou machine à ramer. De courtes séances intensives d'exercices anaérobiques avec des poids, pendant lesquelles vous prêterez attention à votre forme physique, vous feront le plus grand bien. Terminez ces séances par des exercices d'étirement qui réduisent la tension.
- Prenez de l'extrait de mille-pertuis ou de SAMe comme supplément. Ces substances calment l'esprit et le système nerveux central (voir l'annexe à la section *Des trucs concernant les superaliments*).
- Prolongez vos séances de respiration et de méditation du matin et du soir jusqu'à 15 minutes et augmentez-les progressivement jusqu'à une demi-heure chacune. Les fins de semaine, consacrez-y 45 minutes.
- Adoptez un régime alimentaire alcalifiant (voir chapitre 5). Vous vous sentirez plus satisfait, plus calme et moins irrité. Évitez les films et les vidéos violents ainsi que les bulletins de nouvelles quotidiens à la télévision et dans les journaux.

La chute des cheveux

Lorsque leur crâne se dégarnit, certains hommes ont l'impression de perdre leur virilité. Pour arrêter une perte de cheveux prématurée, diminuez les occasions de stress dans votre vie. En effet, le stress déclenche la sécrétion d'une hormone, le cortisol, qui dévore la masse musculaire maigre et peut être associée à la perte des cheveux. Voici quelques suggestions pour retarder ce phénomène.

- Activez la circulation vers la tête par le tai-chi, le hatha-yoga, la réflexologie, l'acupuncture et un massage vigoureux du cuir chevelu deux fois par jour avec des huiles essentielles de romarin et de gingembre, en vente dans les magasins d'alimentation naturelle. Ces huiles stimulent la circulation sur et sous le cuir chevelu, au niveau de la racine des cheveux.
- Mangez plus de produits du soja.
- Buvez de plus grandes quantités d'eau pure.
- Prenez suffisamment de sommeil.
- Utilisez des taies d'oreiller en coton blanc (les tissus colorés laissent lentement échapper leur teinture synthétique, qui est absorbée par le cuir chevelu et les racines des cheveux) et évitez les shampoings synthétiques à base de pétrole qui irritent le cuir chevelu.
- Assurez-vous que votre shampoing ne contient pas de sulfate de sodium lauryl (un agent moussant extrait de l'huile de noix de coco, qui n'est pas recommandable).

Un cœur en santé

En Amérique du Nord, les maladies cardio-vasculaires tuent chaque année environ 500 400 femmes et 557 200 hommes. Il y a 20 ans, les femmes étaient rarement victimes de crises cardiaques mais, de nos jours, elles comptent pour une part importante des décès reliés à cette maladie. Chaque année, 20 000 d'entre elles meurent d'une crise cardiaque avant d'avoir atteint 65 ans ; de ce nombre, 30 % ont moins de 55 ans.

L'hôpital universitaire de Haukeland à Bergen, en Norvège, a effectué une étude qui indique une très forte corrélation entre des taux élevés d'homocystéine et les décès par maladies coronariennes. L'homocystéine n'est certes pas la seule coupable, mais c'est l'une des complices de cet état de choses contre laquelle vous pouvez lutter. Il s'agit d'un acide aminé utilisé par l'organisme dans la fabrication de protéines et dans le fonctionnement du métabolisme cellulaire. Lorsqu'elle est présente en trop grandes quantités, l'homocystéine semble provoquer un agglutinement des plaquettes du sang et la décomposition des parois des vaisseaux sanguins. Les aliments riches en protéines contiennent un acide aminé, la méthionine, qui se transforme en homocystéine. À partir de 45 ans, nos artères, peu à peu abîmées par des niveaux élevés de cette hormone, fournissent au surplus de cholestérol qui y circule une place où il peut s'accrocher et s'accumuler. Trois vitamines du complexe B, les vitamines B_6, B_{12} et l'acide folique, permettent de transformer la méthionine en une

forme moléculaire utilisable par l'organisme. Je vous recommande donc fortement d'augmenter votre consommation d'un vaste éventail de superaliments
et, entre autres, de légumes à feuilles vertes, de fruits, de fèves, de pois, de
céréales complètes, de lait fermenté biologique sans matières grasses et de
poisson nordique frais, qui contiennent ces vitamines en abondance et vous
permettront de réduire la production d'homocystéine.

Le message commence enfin à se faire entendre : mieux vaut prévenir que
guérir. Nous savons maintenant que nos choix de mode de vie influent sur la
santé de notre cœur. Il est possible de faire disparaître les causes des maladies
cardio-vasculaires — l'obésité, les taux élevés de «mauvais» cholestérol,
l'hypertension et l'accumulation de plaques de cholestérol dans les artères —
grâce à l'exercice, à la relaxation et à une saine alimentation. Tout cela est de
notre ressort.

Des recommandations pour le cœur

Pour réduire les risques de souffrir d'une maladie cardio-vasculaire, appliquez
les suggestions suivantes.

- Adoptez un régime alimentaire axé sur des superaliments colorés de culture biologique qui varient selon les saisons, en mangeant des fruits et des
  légumes de culture locale riches en antioxydants et en produits phytochimiques bons pour le cœur comme le sulforaphane, la lignine, le cabinol,
  l'indole, le polyphénol, la proanthocyanidine, les terpénoïdes.
- Prenez chaque jour de la bonne huile d'olive (de culture biologique et extra-
  vierge) et de l'huile de lin de culture biologique. Évitez toutes les marga-
  rines, les huiles et les matières grasses traitées et hydrogénées ainsi que les
  produits cuits vendus dans le commerce et les produits préemballés pour le
  goûter.
- Prenez un minimum de 100 milligrammes de coenzyme Q10 (CoQ10) par
  jour avec de l'huile d'olive ou un acide gras essentiel oméga 3 (huile de lin)
  pour favoriser son absorption. Ce coenzyme aide à stabiliser les membranes
  des cellules du cœur et à protéger leur «chaudière», la mitochondrie, où
  votre organisme produit de l'énergie sous forme d'adénosine triphosphate
  (ATP) et d'adénosine diphosphate (ADP). En 1994, on pouvait lire dans *The
  Journal of the American Medical Association* que les personnes ayant des
  niveaux élevés d'alpha et de bêta-carotène présentaient moins de risques de
  maladies coronariennes que les autres. En 1969, *The Lancet* rapportait une
  diminution de 77 % dans les crises cardiaques non mortelles grâce à un
  supplément de 200 UI de vitamine E par jour. Prenez quotidiennement un
  supplément de multivitamines-minéraux-antioxydants de qualité contenant

toute la gamme des tocophéryls de la vitamine E et des caroténoïdes de sources naturelles.

- Mangez des aliments à forte teneur en magnésium et en potassium.
- Buvez de 6 à 12 verres de 225 millilitres (huit onces) d'eau pure par jour.
- Utilisez chaque jour des plantes qui renforcent le muscle cardiaque, comme l'aubépine, l'agripaume cardiaque et l'ail.
- Prenez un *acidophilus* de culture vivante. On a démontré que cette bactérie diminue le cholestérol et aide à régulariser le rapport bon cholestérol/mauvais cholestérol. Le produit Bio-K+ en est une source.

Quelques autres considérations pour les hommes

Tirez profit de la capacité de votre organisme à s'auto-diagnostiquer et à accélérer sa guérison. Découvrez vos vraies valeurs. Soyez créatif et réinventez-vous à neuf. Vous avez le pouvoir de rajeunir vos cellules, vos muscles, vos organes, vos tissus et votre équilibre hormonal. L'humanité est sur le point de créer un nouveau type d'homme — peut-être meilleur, pleinement conscient de sa véritable nature et qui assume entièrement la responsabilité de ses choix et de ses actes.

Adoptez un mode de vie qui vous protégera d'un vieillissement prématuré, d'une maladie dégénérative et de l'invalidité. Perfectionnez votre programme alimentaire pour obtenir un meilleur rendement physique et mental. Un programme axé sur les superaliments permet au système d'auto-guérison de votre organisme de fonctionner avec une merveilleuse efficacité. Il peut charger à bloc votre santé physique, mentale et spirituelle. Non seulement vous paraîtrez en pleine forme et vous vous sentirez mieux, mais vous ralentirez le processus de vieillissement physiologique de votre corps. Enfin, et surtout, vous serez en mesure de faire face aux multiples difficultés de la vie quotidienne et vous exercerez une profonde influence sur le développement de la paix, de la joie, de l'acceptation, de la compassion, de l'accueil inconditionnel et de l'harmonie dans votre famille et auprès de vos amis et de vos collègues de travail, de même que dans votre milieu, dans votre pays et à l'intérieur de vous-même.

Utilisez le programme alimentaire axé sur les superaliments de façon judicieuse. Il s'agit simplement de prêter attention à ce que vous mangerez à votre prochain repas, puis au suivant. Vous ne le regretterez jamais !

PRIÈRE POUR LA PAIX

Seigneur, fais de moi un instrument de ta paix.
Là où est la haine, que je mette l'amour.
Là où est l'offense, que je mette le pardon.
Là où est le doute, que je mette la foi.

Seigneur, fais de moi un instrument de ta paix.
Là où est le désespoir, que je mette l'espérance.
Là où sont les ténèbres, que je mette la lumière.
Là où est la tristesse, que je mette la joie.

Fais, Seigneur, que je ne cherche pas tant
d'être consolé que de consoler.
D'être compris, que de comprendre.
D'être aimé, que d'aimer.
Parce que c'est en se donnant que l'on reçoit.

Saint François d'Assise
(traduction, édition Fides 1979)

LA RECETTE DU BONHEUR

Un riche marchand de passage dans un petit village paisible au bord de la mer aperçut un pêcheur en train de manger un repas frugal composé de poivrons rouges crus, de quelques légumes tendres, d'un croûton de pain noir sans levain et de poisson grillé. Il lui dit : « Si tu remplaçais tes voiles par un moteur, ces vieux filets par d'autres plus modernes, en nylon par exemple, et que tu utilisais des appâts artificiels, non seulement tu serais plus occupé et tu ferais beaucoup plus d'argent, mais tu mangerais mieux et tu serais bien plus heureux. »

Le pauvre pêcheur regarda tranquillement le riche marchand et lui répondit : « Mais, mon cher monsieur, je suis déjà aussi heureux que possible ! »

Conte des Îles Canaries

RÉSUMÉ EN TROIS POINTS

- Beaucoup d'hommes peuvent paraître sûrs d'eux, mais au fond, ils se sentent seuls avec leurs problèmes.
- Plutôt que de se sentir limités, les hommes doivent prendre conscience de leurs capacités illimitées. Ils ne doivent pas essayer de contrôler l'incontrôlable.
- Les hommes doivent songer sérieusement à apporter des changements à leur mode de vie, c'est-à-dire à éliminer certaines sources de protéines contenant des matières grasses fortement saturées, à consommer de plus grandes quantités de fibres naturelles et à manger plus de produits de culture biologique quotidiennement.

PLAN D'ACTION EN CINQ POINTS

- Demandez de l'aide pour parvenir à modifier votre mode de vie. Vous pouvez vous adresser à un centre de culture physique, à un centre spécialisé en perte de poids, à un groupe religieux, à une association comme les Alcooliques anonymes ou à un psychologue.
- Consacrez 10 minutes, chaque matin et chaque soir, à vos exercices de respiration et de méditation ; les fins de semaine, prolongez ces séances jusqu'à 45 minutes.
- Intégrez à vos activités les exercices suggérés au chapitre 11, pour améliorer votre rendement et faire face calmement aux irritants causés par les difficultés de la vie quotidienne.
- Prenez chaque jour un supplément de multivitamines-minéraux-antioxydants (voir l'annexe pour les sources).
- Choisissez consciencieusement parmi les superaliments les dix portions de légumes et les deux ou trois portions de fruits frais, mûrs et de culture biologique que vous devez consommer chaque jour. Savourez le plaisir de manger et prenez le temps de bien mastiquer vos superaliments.

La santé spirituelle*

CONSIDÉRATIONS SUR LA SANTÉ

C'est notre sens inné de la quête qui nous éclaire sur le chemin
menant à la lumière. Une santé physique optimale et la capacité
de se guérir rapidement nous viennent de l'extérieur, mais une santé
spirituelle optimale et la possibilité de nous libérer de nos perceptions
contraignantes nous viennent de l'intérieur.

Vous connaîtrez alors la vérité et la vérité vous rendra libres.
Jean, 8, 32

*C'est le fait de rechercher de la perfection à l'extérieur de nous-mêmes
qui est la cause de toutes nos souffrances.*
Bouddha

*La cloche du temple s'est tue, mais les fleurs continuent
de nous faire entendre son chant.*
Basho, poète zen

*Je ne suis pas allé chez mon maître pour me pénétrer de la sagesse de ses paroles,
mais pour voir comment il lace et délace ses souliers.*
Un rabbin hassidique

Une santé parfaitement équilibrée inclut forcément une vie spirituelle active.
De même qu'un programme alimentaire axé sur les superaliments et des

---

* Note de Daniel Crisafi: En tant que chrétien, je ne suis pas d'accord avec certaines des
idées avancées par mon ami Sam Graci dans ce chapitre et je me dois d'en faire part au
lecteur. Par contre, je suis entièrement d'accord avec Sam pour souligner l'importance
de la spiritualité dans toute démarche visant à maintenir et à améliorer la santé.

formes d'exercice adéquates sont essentiels pour conserver le corps en santé, une quête personnelle qui débouche sur une plus grande sagesse est nécessaire à la santé de l'âme. Un profond sentiment d'équilibre intérieur et d'ouverture au spirituel permet d'accéder à une santé mentale et physique toujours meilleure. D'après certaines recherches, les gens qui souffrent d'hypertension légère ou modérée et qui apprennent à se détendre et à atteindre la paix intérieure pourraient diminuer, sinon cesser, toute médication. Des chercheurs de la University of California, à Los Angeles, ont enseigné à 22 patients à se servir de techniques de respiration profonde, de biofeedback et de représentations mentales apaisantes pour gérer leur stress. Après un an, 12 d'entre eux avaient cessé de prendre des médicaments pour l'hypertension et 4 autres avaient pu réduire leurs doses. Rappelez-vous que la santé physique optimale vient de l'extérieur et rayonne vers l'intérieur, tandis que la santé spirituelle vient de l'intérieur et rayonne vers l'extérieur.

La santé spirituelle se définit comme la capacité de comprendre notre relation avec Dieu, la Nature, l'Être ou le Moment éternel. Dieu est présent dans tout ce qui est immortel, éternel et infini. Notre corps, étant fini, a ses limites et ne peut pénétrer dans le domaine de l'infini. Seule cette partie de nous qui transcende notre enveloppe physique — la partie aimante, vibrante, qui porte témoignage — peut parcourir la voie sans chemin. Selon leur culture et leur religion, les gens disposent de toutes sortes de moyens pour enrichir leur vie spirituelle : la lecture de textes inspirants, la prière fervente, la mélopée, la réflexion sur soi-même, la méditation, les gestes charitables et altruistes, la musique, la danse ou le chant communautaire. Ces pratiques constituent de véritables conversations ou communions avec Dieu. Elles peuvent présenter différents degrés d'intensité et se situer à différents niveaux, mais il s'agit toujours du même type fondamental d'activité — communier ou converser avec Dieu.

D'autres types de pratiques spirituelles peuvent prendre une forme d'aide humanitaire : prêter main-forte aux victimes d'une inondation, faire du bénévolat dans une résidence pour personnes âgées, veiller au bien-être des animaux, protéger nos forêts et nos étendues d'eau de la dévastation, maintenir une atmosphère affective favorable au sain développement des enfants, visiter des patients dans les foyers d'accueil, les hôpitaux et les centres psychiatriques, ou des prisonniers. Certaines personnes consacrent un temps précieux à chercher des solutions à toutes sortes de problèmes concernant l'environnement, l'avenir de la planète ou, tout bonnement, les tensions dans leur milieu de travail. Il y a aussi le simple geste d'aider un ami dans le besoin ou de réserver du temps pour communier avec la Nature. Chacune de ces activités, lorsqu'on s'y engage avec altruisme, sans rechercher ni éloge ni gain, nous permet de trouver la paix en profondeur. Toutefois, pour être sincères, ces activités doivent être inspirées par un amour inconditionnel.

Chaque acte, petit ou grand, peut constituer un exercice de mise en forme spirituelle ou une occasion d'apprentissage pour remettre de l'ordre en nous-mêmes et entrer en communication avec Dieu. En témoigne le frère Laurence, un moine chrétien du XVe siècle, qui disait : « Il n'est pas nécessaire d'accomplir de grandes choses. Je retourne ma petite omelette dans la poêle pour l'amour de Dieu. » Les exercices spirituels détournent notre attention du monde extérieur fini pour la diriger vers le monde intérieur infini. Marc Aurèle, l'empereur romain philosophe, traitait déjà de cette question lorsqu'il affirmait : « Si vous vous affligez de quoi que ce soit d'extérieur à vous, la douleur que vous éprouvez n'est pas due à la chose elle-même, mais à l'appréciation que vous en faites ; or, cette appréciation, vous avez le pouvoir de la révoquer en tout temps. »

La santé spirituelle et la santé physique

Ces pratiques spirituelles ou ces conversations avec Dieu peuvent-elles avoir des effets sur notre bien-être physique ? Des travaux scientifiques démontrent la puissance de la prière, et l'un de ses champions les plus convaincants est probablement le docteur Larry Dossey, de Santa Fe au Nouveau-Mexique. Ses deux ouvrages intitulés *Healing Words* et *Prayer Is Good Medecine* constituent une véritable mine de preuves scientifiques des propriétés curatives de la prière et de la méditation. Le docteur Dossey cite également un bon nombre d'études qui indiquent que la prière a une influence bénéfique sur la santé physique et mentale.

En 1990, F. C. Craige et ses collègues ont examiné tous les numéros du *Journal of Family Practice* de 10 années consécutives. Ils ont découvert que les études mesurant la participation à des cérémonies religieuses et à des activités d'aide sociale, de prière et de relation avec Dieu faisaient état d'effets positifs sur la santé physique dans 83 % des cas. Dans un autre survol d'études portant sur la santé mentale, on a constaté que 92 % des travaux notaient des résultats encourageants découlant de la participation à une pratique spirituelle quelconque.

Lorsqu'on veut parvenir à une santé physique optimale, il faut consacrer une partie de son attention à son mode de vie et à son choix de superaliments. De même, pour atteindre à une santé spirituelle optimale, il faut s'occuper de l'aspect infini et spirituel de soi-même. Notre objectif est de nous relier à notre « noyau » spirituel. À mesure que notre vie spirituelle prend de l'ampleur, elle exerce un effet de plus en plus positif sur notre bien-être physique et mental.

Elle peut aussi servir de moyen pour canaliser vers les autres nos pensées protectrices, notre amour, notre force, notre bonne volonté, nos espoirs et notre lumière, sous forme de prière.

Avez-vous une vie spirituelle active ?

La vie spirituelle est importante, sinon vitale, pour atteindre une bonne santé «globale», au même titre qu'une saine nutrition et des exercices adéquats. Pour évaluer la santé de votre vie spirituelle, répondez aux huit questions suivantes.

	Oui	Non
1. Lisez-vous chaque jour des textes d'inspiration religieuse ou spirituelle ?	❏	❏
2. Chaque soir, repassez-vous mentalement votre journée avec objectivité ?	❏	❏
3. Dans vos réflexions du soir, cherchez-vous à tirer une leçon de vos expériences de la journée et êtes-vous toujours disponible pour en vivre de nouvelles ?	❏	❏
4. Envoyez-vous chaque jour des pensées aimantes aux autres ou consacrez-vous du temps à faire quelque chose pour aider des personnes, pour votre milieu social, pour la Nature ou pour la communauté internationale ?	❏	❏
5. Avez-vous l'impression que tout ce qui touche les humains vous concerne ?	❏	❏
6. Éprouvez-vous une joie sincère en apprenant les succès des autres sur les plans financier, professionnel, de la forme physique ou des relations humaines ?	❏	❏
7. Choisissez-vous vos mots de façon que vos propos soient encourageants et positifs ?	❏	❏
8. La prière ou la méditation font-elles partie de votre horaire quotidien ?	❏	❏

Pour connaître votre résultat, additionnez les « oui ». Si vous en avez obtenu sept ou huit, la spiritualité tient une place prépondérante dans votre vie et vous la nourrissez adéquatement. Par contre, un total de six « oui » ou moins indique que votre vie spirituelle est importante à vos yeux, mais que vous avez encore besoin de modifier certains aspects de votre façon de vivre pour favoriser un meilleur épanouissement spirituel.

Une vie spirituelle active n'a pas de limites. Quel que soit votre résultat au test précédent, vous devriez vous engager à approfondir davantage cette facette de vous-même : c'est un trésor inestimable. De même que vous prenez des suppléments pour rester en bonne santé physique, cherchez des moyens de redonner de la vigueur à votre vie spirituelle.

État d'esprit et santé spirituelle

Voici une vieille histoire racontée par le grand sage Vivekananda. Elle met en lumière l'attitude que nous devons adopter pour parvenir à une vie spirituelle intense.

Ayant subi des revers, un marchand de pierres précieuses traversait une période difficile. Totalement exténué, abattu et n'ayant rien mangé depuis la veille, il entra dans une auberge pour se restaurer et se reposer un peu. Il avait peine à rester éveillé et son corps tremblait de fatigue. Alors qu'il se rendait à sa chambre, il entendit une conversation par laquelle il apprit que son voisin de chambre possédait des bijoux extrêmement rares valant des millions de dollars. Brusquement, il en oublia sa faim et sa fatigue et concentra son attention sur la fortune qui se trouvait dans la chambre à côté de la sienne. À la seule pensée de ces bijoux, l'adrénaline se mit à couler à flots dans ses veines et revigora son corps et son esprit. Il ne put dormir de la nuit tant il se plaisait à imaginer toutes les manières de dépenser cette immense fortune. La morale de cette histoire se trouve dans une phrase du Christ : « Car où est votre trésor, là aussi sera votre cœur » (Luc, 12, 34).

Nous ne devons pas permettre que notre vie extérieure utilise toutes nos ressources d'énergie, d'enthousiasme et de courage. Il nous faut prendre le temps d'amasser un trésor d'expériences et nous en servir pour notre épanouissement spirituel. Nous devons y accorder une telle valeur que le temps consacré à ces activités spirituelles pourra nous raviver, nous réorienter, nous refaire, nous réformer et nous équilibrer, en établissant une relation privilégiée entre nous et Dieu et une parfaite harmonie entre notre corps, notre esprit et notre âme. Cette attitude nous guérira également de toute « maladie spirituelle du cœur» en même temps qu'elle nous ouvrira à notre vraie nature — l'amour.

Des suppléments pour la santé spirituelle

Voici sept suppléments importants pour favoriser une santé spirituelle optimale :

1. Les lectures spirituelles ou inspirantes ;
2. L'attention à ce qui nous entoure (y compris des gestes humanitaires) ;
3. L'écriture de poèmes, de récits ou de lettres à caractère spirituel ;
4. Le retour sur la journée écoulée ;
5. La prière (y compris la musique ou le chant) ;
6. La méditation ;
7. La recherche de guides spirituels (ou de groupes d'aide).

Les lectures spirituelles ou inspirantes

Les lectures spirituelles ou inspirantes procurent à l'âme la nourriture dont elle a besoin. Il peut s'agir des Saintes Écritures, de vies de saints ou de récits qui s'adressent directement à votre cœur. Chaque personne a des besoins différents à différentes périodes de sa vie. Le livre, la cassette ou le vidéo qui convient est celui qui apporte à votre âme une profonde sagesse, qui vous permet de jouir d'une plus grande perspicacité et vous donne l'impression de mieux comprendre les choses. Cela vous aide à accéder à votre intelligence de l'infini et vous fournit explication, inspiration, interprétation et définition d'un mode de vie spirituel. Pour vous stimuler davantage, goûtez le plaisir d'une lecture qui vous inspire au bord de la mer ou d'un lac, dans un pré au flanc d'une montagne ou à l'ombre d'un arbre. Vous pouvez aussi lire un certain temps à heure fixe chaque soir avec votre conjoint, ou un ami. Ayez toujours un petit livre de textes qui vous inspirent sur vous, dans votre poche, votre sac à main, votre mallette ou votre sac à dos.

L'attention à ce qui nous entoure

Notre inconscient (ou subconscient) est rempli des germes de tout ce que nous avons pensé, dit ou fait. Lorsque nous vivons sans nous rendre compte de nos motivations inconscientes, nous les laissons délibérément nous gouverner. Toutefois, en accordant de l'attention à notre passé et à l'influence qu'il peut avoir sur nos paroles, nos pensées et nos actes, nous acquérons de nouvelles dimensions et faisons reculer nos limites. Nous devons faire un effort particulier pour voir le bleu du ciel, les arbustes en fleurs, les arbres majestueux et le potentiel de tous les êtres humains. En tout lieu et en tout temps, il nous est possible de savourer le moment qui passe en y apportant un sentiment de paix. L'idéal, c'est de diriger toute notre attention sur chaque moment de conscience, l'un après l'autre.

Si vous vous surprenez à manquer d'attention, à traverser la vie sur «le pilotage automatique», arrêtez-vous et rendez-vous compte que votre tâche la plus importante est de jouir du moment présent. Inspirez profondément et dites-vous: «Le moment présent c'est maintenant.» Expirez et ajoutez: «C'est un moment unique et merveilleux.» L'attention à tout ce qui nous entoure peut aussi prendre la forme d'un geste humanitaire ou d'un don en argent pour aider un service ou une cause essentiels. Une des meilleures façons de manifester cette attention est de sourire, d'être bienveillant et pacifique. Le fait de porter attention à ce qui nous entoure nous permet de développer la capacité de sourire, d'éprouver une certaine paix intérieure et d'étendre cette paix à chaque moment, l'un après l'autre.

L'écriture de poèmes, de récits ou de lettres à caractère spirituel

Nous devons comprendre non pas seulement une petite fraction de la vie, mais la vie tout entière. C'est pourquoi il faut lire, regarder le ciel, chanter, danser, rire, se tourner vers les autres avec compassion et aller au fond des choses pour les comprendre — parce que tout cela fait partie de la vie. Conservez à portée de la main un carnet dans lequel vous noterez vos pensées ou celles des autres et vos poèmes: ils vous serviront de repères pour indiquer les étapes de votre cheminement vers la lumière. Dans vos lettres, gardez-vous bien de blâmer les autres ou de les mettre au défi. Contentez-vous de faire part de votre nouvelle prise de conscience à des amis très chers. Ils s'en réjouiront avec vous. Le but de la poésie est de parvenir à transformer des choses compliquées en choses simples en éveillant la mémoire de notre vraie nature — l'âme immuable.

Le retour sur la journée écoulée

Les quelques minutes de silence et de tranquillité qui précèdent le sommeil sont précieuses pour revoir ce que vous avez fait pendant la journée et y réfléchir. Il peut être constructif de découvrir des regrets et des insatisfactions concernant vos pensées, vos actes et vos réactions, s'ils servent à amorcer une amélioration spirituelle. Ne cherchez pas désespérément à tout changer en une seule soirée de réflexion. Prenez la résolution de réfléchir chaque soir avec une patience et une persévérance inébranlables. Examinez les zones où le désespoir, l'égoïsme, le refoulement, le fanatisme ou l'angoisse auraient pu s'enraciner profondément dans votre vie. Vous vous guérirez de ces états pathologiques en ramenant chacun d'eux dans le champ de votre conscience. Vous verrez alors clairement qu'ils ne vous apportent rien de bon, ni à vous ni aux autres. Débarrassez-vous-en parce qu'ils font obstacle à votre épanouissement. Ce travail silencieux et sans éclat vous apportera «la paix qui dépasse l'entendement».

Enfin, examinez vos paroles, vos pensées, vos actes et vos réactions envers ceux que vous aimez et chérissez inconditionnellement. Représentez-vous-les dans votre esprit et reportez un ou deux des sentiments, pensées, gestes ou réactions qu'ils vous inspirent sur d'autres personnes avec lesquelles vous n'entretenez pas de rapports privilégiés. Ce processus permet de construire un sain amour de soi et un sentiment de sécurité qu'on peut ensuite transférer à une relation plus superficielle et moins solide. Chaque être humain compte quelques relations qui ont besoin d'être consolidées. Même si cela vous coûte des efforts, prenez la résolution de faire preuve d'un caractère aimant en tout lieu et envers tous ceux avec qui vous devez travailler.

Avez-vous trouvé en vous des zones qui réclament une attention particulière? Posez maintenant des gestes de bonté dans cette direction.

La prière

L'objectif de la prière est d'engager une conversation intime avec Dieu. Il est essentiel de croire que Dieu participe à part égale à cette conversation. Nous supposons que nos sens et leurs perceptions ne doivent servir qu'à l'exploration du monde extérieur. Imaginez les régions infiniment vastes de lumière et de béatitude qui attendent d'être découvertes à l'intérieur de notre âme!

La prière reprogramme notre subconscient et nous aide à découvrir toute l'étendue de notre potentiel. Elle nous donne un sentiment de plénitude et nous empêche de nous complaire dans un comportement autodestructeur pour remplir le vide de notre existence. Elle peut prendre différentes formes: prière de reconnaissance, de louange ou de simple communion avec le Divin. Elle peut aussi servir à demander de l'aide dans un domaine particulier, pour soi ou pour quelqu'un d'autre qui en a besoin.

Ajoutez des chants ou de la musique à vos séances de prière. Chanter ou écouter de la musique apaisante peut élever votre esprit, vous soulager du stress et intensifier vos bonnes dispositions.

La prière vous permet d'entrer quotidiennement en relation avec votre moi spirituel. Pratiquée chaque jour, elle peut changer votre vie jusqu'au plus profond de votre être et vous faire trouver la paix et l'amour.

La méditation

La méditation permet d'établir tranquillement et paisiblement un lien avec le Créateur — une relation que nous négligeons et galvaudons trop souvent ou, pis encore, à laquelle nous restons indifférents. De même que notre corps a besoin de superaliments, notre âme réclame une nourriture de nature cosmique. Rien ni personne, sauf Dieu, ne peut la rassasier. Lorsque nous nous sentons insatisfaits, pleins d'incertitude ou mal à l'aise à l'intérieur de nous-mêmes, nous nous tournons généralement vers l'extérieur pour trouver la paix, la sécurité, le réconfort et l'amour — n'importe quoi qui puisse nous distraire de la tension ou du désordre qui règnent en nous. Rien de tout ce que nous pourrions conquérir dans la création n'apaisera notre âme. La satisfaction que celle-ci recherche ne se trouve qu'en voyageant vers l'intérieur de nous-mêmes, et c'est la méditation qui lui permet d'entreprendre cette quête.

L'objectif principal de cet exercice est de nous arrêter et de renverser la tendance de notre esprit à s'ouvrir vers l'extérieur. Considérez la région de votre cœur comme le centre de vous-même. C'est le lieu de la concentration, le refuge de votre âme. Asseyez-vous dans un endroit paisible et silencieux. Fermez les yeux et respirez régulièrement. Oubliez les troubles et les turbulences de votre esprit. N'essayez pas d'accomplir ou de conquérir quoi que ce soit. Une pièce est plongée dans l'obscurité depuis 1000 ans. Comment allez-vous l'illuminer ? Vous ne pouvez pas faire jaillir la lumière de l'obscurité. Il faut ouvrir une porte ou une fenêtre pour chasser les ténèbres et faire entrer la lumière. C'est à cela que sert la méditation. Mettez-vous en méditation sans attentes ni idées préconçues — jouissez simplement de la lumière qui brille en vous. Une vie spirituelle active requiert des périodes de tranquillité, sans désirs ambitieux ni satisfactions égoïstes. Si vous offrez simplement ce temps à Dieu, toutes vos actions extérieures deviendront graduellement des exercices de vie spirituelle intense.

La recherche de guides spirituels

Demander l'aide, les conseils ou les suggestions de quelqu'un qui a fait le même cheminement avant vous peut se révéler extrêmement bénéfique.

Les guides spirituels ne se ressemblent pas tous et viennent parfois de domaines très différents. Vous pouvez vous adresser à votre pasteur, à votre curé, à votre rabbin, à un aîné, à un aïeul sage ou à un conseiller spirituel reconnu.

Faites preuve d'attention, d'ouverture et de vigilance. La pire erreur que vous puissiez commettre est de croire que vous avez une vie spirituelle intense et que l'épanouissement souhaité et la prise de conscience spirituelle ne se produiront que de la façon que vous avez imaginée. Imposez-vous plutôt l'obligation divine de rester à l'écoute de vos guides. Ne faites jamais preuve de suffisance : conservez toujours l'état d'esprit d'un néophyte avide d'apprendre. Vous aurez ainsi toujours des guides quand vous en aurez besoin.

Par « guides », je sous-entends aussi bien un livre (la Bible, par exemple) qu'un conférencier, une sainte personne, une nouvelle idée, le regard d'un inconnu, une branche d'arbre qui s'agite ou un beau coucher de soleil. Les guides, ce sont des gens, des événements ou des lieux qui nous orientent vers une plus grande sagesse, nous poussent à prendre nos responsabilités, nous inspirent la foi en Dieu et une plus grande profondeur dans nos échanges spirituels avec Lui.

RÉSUMÉ EN CINQ POINTS

- Une vie spirituelle active est l'aspect le plus important de l'harmonisation du corps, de l'esprit et de l'âme.
- L'éveil à une vie spirituelle intense accélère notre retour à la santé mentale et physique.
- Un lien harmonieux relie chaque exercice de spiritualité à notre « noyau » spirituel.
- Les exercices de spiritualité ont une influence positive sur notre santé mentale et physique.
- Parmi les exercices de spiritualité, on compte les lectures spirituelles ou inspirantes, la prière, la méditation, la mélopée, la réflexion sur soi-même, l'attention à ce qui nous entoure, l'écriture de poèmes, de récits ou de lettres à caractère spirituel, la danse, le chant, l'interprétation ou l'écoute de musique apaisante ou encore les gestes charitables et altruistes et la recherche de guides spirituels.

PLAN D'ACTION EN DEUX POINTS

- Intégrez une forme quelconque d'exercices de spiritualité à votre programme de santé « globale ».
- Ajoutez à vos exercices quotidiens de spiritualité un ou plusieurs des sept suppléments d'une vie spirituelle active décrits précédemment. Il s'agit de véritables pratiques de spiritualité, et non de simples méthodes pour améliorer votre santé physique.

Votre pharmacie verte

par Daniel-J. Crisafi

Introduction

Il y a des décennies, nos grand-mères utilisaient des remèdes maison à base de plantes pour aider à soulager les maux courants. Il y avait des formules pour la grippe, les douleurs articulaires, l'insomnie et les problèmes de digestion. Avec l'apparition de la médecine dite scientifique, nous avons malheureusement mis de côté ces remèdes ancestraux. Je dis « malheureusement », parce que de plus en plus d'études scientifiques modernes démontrent que plusieurs de ces recettes étaient efficaces, tout en ayant un minimum d'effets secondaires et en représentant un coût considérablement moindre que celui des médicaments brevetés.

Je ne veux pas laisser entendre ici que nos médicaments modernes ne sont pas efficaces ou utiles, loin de là. Par contre, un nombre imposant d'études scientifiques démontrent hors de tout doute que les plantes ont leur place dans la « pharmacie » domestique. Celles-ci sont surtout utiles pour traiter des problèmes mineurs comme le rhume ou la grippe, ou pour aider les personnes qui souffrent de maux chroniques tels que l'arthrite. Dans bien des cas, surtout dans les maladies chroniques, on peut utiliser des plantes comme compléments à des approches thérapeutiques classiques.

Ce que je vous suggère dans ce chapitre, ce sont des outils thérapeutiques simples, à base de plantes, que vous pouvez fabriquer vous-même ou acheter là où l'on vend des produits naturels.

Phytothérapie et science

Malgré ce qu'en pensent certains professionnels de la santé, les plantes sont efficaces pour améliorer la santé. Il est intéressant de noter que, entre autres, la France, l'Allemagne, et la Grande-Bretagne, trois pays modernes, incluent plusieurs produits à base de plantes dans leur arsenal médical. La Commission E, une commission du gouvernement allemand, reconnaît la valeur de plus de 250 remèdes à base de plantes. Le remède le plus prescrit en Allemagne, et par des médecins, est une plante, le ginkgo bilobé.

Il y a quelques années, j'ai eu le plaisir, à titre de maître herboriste, de naturopathe et de biochimiste, de faire partie du conseil consultatif qui avait été créé pour élaborer un cours d'éducation continue pour pharmaciens. Ce cours, *Le pouvoir des plantes*, qui a été approuvé par le Conseil canadien d'éducation continue en pharmacie, est l'un des plus populaires auprès des pharmaciens. En tant que membre de ce conseil, j'ai pu donner des sessions d'information sur les plantes à des centaines de pharmaciens à travers le pays, et ce fut un vrai régal de pouvoir les informer sur la validation scientifique de la phytothérapie.

Donc, votre mère ou votre grand-mère avait peut-être raison lorsqu'elle vous suggérait quelques remèdes maison à base de plantes. Et il est possible que ce remède qu'elle vous avait recommandé soit maintenant validé par la science médicale.

Restrictions

Les recommandations que je vous ferai plus loin dans ce chapitre incluent parfois des restrictions. Si les plantes sont généralement très sécuritaires, et ce, beaucoup plus que la majorité de nos remèdes de synthèse, elles peuvent avoir des contre-indications. Il est important de prendre celles-ci en considération avant d'utiliser une plante. De plus, il faut se rappeler que ces recommandations sont générales, et que, dans les maladies graves ou les maladies chroniques, il est important de consulter un professionnel de la santé. Dans la majorité des cas, sauf quelques exceptions notées plus loin, les femmes enceintes ne devraient pas consommer de plantes médicinales.

La pharmacie naturelle

L'ail

L'ail est sans contredit l'une des plantes médicinales et culinaires les plus utilisées dans le monde entier, et aussi l'une des plus polyvalentes. Malheureusement, l'odeur que dégage l'individu qui consomme de l'ail n'est pas toujours appréciée en Amérique du Nord. Il faut savoir, par contre, qu'il existe des façons de réduire cette odeur (en le consommant avec du persil frais, par exemple) et qu'il existe des suppléments d'ail vraiment inodores.

L'ail s'est révélé efficace pour réduire la production de mucus dans les tubes respiratoire et intestinal. Ce bulbe s'est aussi avéré efficace pour éliminer les vers (vermifuge), les champignons ou la levure (antifongique), pour aider à combattre les infections bactériennes (antibactérien) et virales (antiviral). Finalement, l'ail est souvent recommandé pour aider à améliorer la santé cardio-vasculaire. Il diminue les risques de caillots sanguins, réduit la tension artérielle et protège les artères par son effet antioxydant.

Pour prévenir la grippe, vous pouvez consommer deux à trois gousses d'ail cru tous les jours. Si vous préférez les suppléments d'ail, choisissez des suppléments de qualité, en capsules, en poudre ou en liquide. Le jus cellulaire, ou suc, d'ail est aussi recommandé. Vous pouvez consommer des préparations d'ail que vous pouvez confectionner chez vous.

Jus de légumes à la centrifugeuse

2 gousses d'ail   4 carottes
une tranche d'environ 7 cm (1/4 po) de racine de   1 poignée de persil frais
    gingembre frais

Utilisation

Immunité : grippe, rhume
Système respiratoire : asthme, bronchite, sinusite

Teinture d'ail

250 ml (1 t.) d'eau pure (de source, distillée ou purifiée)   Gousses d'ail hachées au robot culinaire (250 g)
250 ml de vinaigre de cidre brut

Mélanger l'eau et le vinaigre dans un bocal de vitre, y incorporer l'ail aussitôt haché. Laisser dans un endroit sombre et frais pendant 14 jours, en s'assurant de bien brasser une fois par jour. Après 14 jours, bien filtrer et ne garder que le liquide, dans une bouteille en verre. Conserver au réfrigérateur. En prendre 1 à 3 c. à thé, trois fois par jour.

Utilisation

Immunité : grippe, rhume
Système respiratoire : asthme, bronchite, sinusite
Système génito-urinaire : candidose
Général : désintoxication générale

Huile d'ail

Dans un bocal en verre, incorporer les ingrédients suivants :

Gousses d'ail hachées au robot culinaire (125 g)   Assez d'huile d'olive extra-vierge pour bien couvrir l'ail

Laisser dans un endroit sombre et frais pendant 14 jours, en s'assurant de bien brasser une fois par jour. Après 14 jours, bien filtrer et ne garder que l'huile, dans une bouteille en verre. En prendre 1 à 3 c. à thé, trois fois par jour.

Utilisation

Immunité : grippe, rhume
Système respiratoire : asthme, bronchite, sinusite
Système génito-urinaire : candidose
Général : désintoxication générale
ORL : otites, par voie interne et en en mettant quelques gouttes dans l'oreille

La consommation d'ail, les recettes d'ail recommandées ci-dessus et les suppléments d'ail traditionnels devraient être évités chez les petits enfants, les personnes souffrant d'irritations gastriques, les femmes enceintes et celles qui allaitent. L'ail vieilli vendu en supplément ne cause pas de problème chez ces personnes puisqu'il ne contient pas d'allicine, la substance irritante qui donne aussi son odeur caractéristique à l'ail. Quant aux personnes qui souffrent d'une insuffisance de la coagulation sanguine ou qui prennent des médicaments pour « liquéfier » le sang, elles devraient consulter un praticien de la santé avant de prendre de l'ail comme supplément.

Le gel d'aloès

La Bible fait mention de l'aloès, tout comme le font les traditions médicinales de l'Inde et de l'Amérique. Cette plante a une valeur particulière en raison de son gel, qui a des effets cicatrisants. Il peut être utilisé sur des blessures ou par voie interne, pour des irritations gastriques ou intestinales. Certaines compagnies offrent même des suppositoires de gel d'aloès.

Appliquer le gel d'aloès, pris directement de la plante ou provenant de produits commerciaux de qualité, sur des brûlures, des égratignures et des blessures de tous genres. Ce produit peut être utilisé par voie interne, à raison d'une ou deux cuillerées à thé avant un repas, pour des ulcères buccaux ou gastriques. Il est préférable d'avoir recours aux produits commerciaux pour son utilisation par voie interne.

Dans son livre *Aloe Vera, Jojoba and Yucca*, le docteur John Heinerman recommande de prendre du gel d'aloès par voie interne pour une variété de problèmes, dont l'anémie, les bronchites, l'énurésie.

Vous pouvez garder une plante d'aloès chez vous. En cas de besoin, prenez une feuille, coupez-la et retirez-en le gel afin de l'appliquer sur une blessure. Pour utilisation interne, préférez un gel d'aloès commercial.

L'échinacée

L'échinacée est devenue l'une des plantes les plus populaires de l'arsenal naturel. Cette plante, qui provient de l'Amérique du Nord, s'est révélée à la fois sécuritaire et efficace dans le soulagement des symptômes de la grippe, du rhume et d'autres infections, particulièrement celles d'ordre viral. Selon le docteur Rudolph Weiss, cette plante est efficace contre tous les virus, mais particulièrement contre ceux de la grippe et de l'herpès.

L'échinacée est absolument sécuritaire pour tous, quel que soit l'âge. Par contre, les personnes souffrant de maladies auto-immunes devraient consulter un professionnel de la santé avant d'utiliser toute plante qui stimule l'immunité. De plus, les personnes qui ont subi des greffes d'organes devraient toujours s'abstenir de consommer des produits naturels (vitamines ou minéraux) qui augmentent l'immunité, afin d'éviter des rejets.

L'échinacée peut être utilisée sous différentes formes : en teinture à base d'alcool, en suc ou jus de plante, en comprimés ou en capsules.

Certains auteurs laissent entendre que l'échinacée ne doit jamais être prise pendant de longues périodes. On suggère généralement de l'utiliser au besoin seulement. Si l'on veut en prendre à long terme, il est généralement recommandé d'entrecouper sa consommation de périodes d'arrêt. On peut donc prendre de l'échinacée pendant deux semaines, arrêter une semaine, puis recommencer ce cycle.

Les petits enfants ne devraient pas prendre de teintures à base d'alcool. Lorsque vous optez pour cette forme, placez le nombre de gouttes recommandées dans un peu d'eau tiède et laissez l'alcool s'évaporer.

L'échinacée devrait faire partie de votre « pharmacie » pour soutenir le système immunitaire lors d'infections, et particulièrement pour combattre les premiers symptômes de la grippe ou du rhume.

La menthe poivrée et la camomille

La menthe poivrée est l'une des plantes les plus polyvalentes. Elle est recommandée pour soulager les problèmes digestifs éprouvés à la suite d'un repas. Elle a un léger effet anesthésique sur les muqueuses de l'estomac. Elle améliore sensiblement le fonctionnement du foie et de la vésicule biliaire et elle prévient la fermentation qui peut causer gaz, ballonnements et éructations.

Sous forme de tisane, la menthe poivrée est très sécuritaire et efficace si elle est de qualité. La tisane peut être prise à tout âge. Par contre, l'huile essentielle de menthe poivrée ne devrait jamais être consommée durant la grossesse.

La camomille allemande (*Anthemis nobilis*) a des effets anti-inflammatoires et antispasmodiques. Elle peut réduire la flatulence, les spasmes et les inflammations mineures de l'estomac. La tisane peut aider, en tant que complément thérapeutique, dans les cas d'ulcères d'estomac.

Les tisanes de camomille et de menthe poivrée devraient donc faire partie de votre garde-manger.

La réglisse

Il n'est pas question ici des bonbons à la réglisse, mais bien de la racine ou des extraits de réglisse. La réglisse, en tisane ou en teinture à base d'alcool, est traditionnellement utilisée pour les bronchites, les grippes et l'élimination du mucus des voies respiratoires. Elle est d'ailleurs cataloguée comme étant expectorante.

Elle est excellente pour traiter les petits enfants qui ont des problèmes respiratoires ou intestinaux bénins. C'est aussi chez les petits que son effet laxatif doux sera le plus apprécié. Mills souligne que la réglisse est parfois le seul remède à base de plantes que les enfants aiment prendre. Son goût agréable et sa polyvalence thérapeutique en font donc un remède de choix pour les toutpetits. Qui plus est, l'hypertension, parfois associée à la prise à long terme de la réglisse, ne se manifeste pas chez les jeunes. Certains parents font une tisane à base de réglisse, puis congèlent cette tisane dans des moules à « Popsicle ». Les enfants qui ont la grippe, le rhume ou des problèmes intestinaux aimeront cette friandise beaucoup plus que la tisane elle-même.

Pour faire une tisane à partir de bâtons de réglisse, prendre un morceau d'environ 30 centimètres (un pouce), le placer dans de l'eau que l'on amène à ébullition et laisser mijoter à feu bas pendant 15 à 20 minutes, puis laisser refroidir avant de boire. Si vous utilisez de la réglisse en poudre, placez la poudre dans une tasse, versez-y de l'eau chaude et laissez reposer pendant 15 à 20 minutes.

La réglisse est extrêmement sécuritaire. Par contre, elle peut causer une rétention anormale de sodium, ce qui peut à son tour augmenter la tension artérielle et causer de l'œdème. Les personnes sujettes à l'œdème devraient s'abstenir de consommer de fortes quantités de réglisse. Les femmes enceintes et les personnes souffrant de maladies rénales graves devraient l'éviter.

Le charbon activé

Le charbon activé n'est pas le résidu que vous trouvez après avoir fait un barbecue ou un feu de foyer. Il s'agit d'un charbon de qualité médicinale qui provient de la carbonisation du bois. À la suite de celle-ci, le charbon est à nouveau soumis à de fortes températures en présence de vapeur ou d'air. Grâce à ce deuxième procédé, le charbon de bois devient «activé», ce qui lui permet alors d'absorber différentes molécules. C'est cette qualité qui fait du charbon activé un outil de premier plan pour traiter les empoisonnements et les divers désordres intestinaux et gastriques.

Dans leur livre *Rx: Charcoal*, les médecins américains Agatha et Calvin Thrash affirment ceci: «Chaque maison devrait avoir à sa disposition du charbon activé comme antidote à l'empoisonnement, comme agent pour nettoyer les infections, ainsi que comme traitement de choix pour les diarrhées, les nausées, les vomissements et les infections intestinales.» (Ma traduction.)

Donc, la grande qualité du charbon activé, que l'on peut trouver là où se vendent les produits et suppléments naturels, est qu'il neutralise et absorbe les substances intoxicantes ou toxiques dans le tube digestif. Le charbon activé est si polyvalent que l'auteur québécois Danièle Starenkyj lui a consacré un livre qu'elle a intitulé *Mon Petit Docteur*. Gardez-en sous la main et consommez-le selon les indications placées sur étiquette.

Voilà donc quelques outils qui peuvent aider en cas de problèmes bénins, mineurs, de santé. Ces outils ne remplacent jamais le recours à des professionnels de la santé, mais ils peuvent vous dépanner, ils sont efficaces, et ils sont sécuritaires.

Vingt conseils pour vivre plus longtemps et en meilleure santé, dès maintenant !

CONSIDÉRATIONS SUR LA SANTÉ

Les aliments dont vous nourrissez votre corps aujourd'hui influent
sur votre niveau de rendement et votre capacité d'auto-guérison.

La seule façon de parvenir à la santé, c'est d'adopter un mode de vie sain.
Daniel-J. Crisafi, Ph.D., auteur et conférencier

Les superaliments améliorent constamment votre santé
de façon raisonnable et mesurable.
Susan Stockton, M.A., auteur de *Book of Life*

Si puissants qu'ils soient, les superaliments ne peuvent ni empêcher ni résoudre tous les problèmes de santé. Ils peuvent toutefois aisément transformer votre santé mentale et physique, améliorer vos perspectives d'avenir et reprogrammer les effets de votre passé.

Dans ce dernier chapitre, nous examinerons vingt façons de procéder qui peuvent exercer une influence extraordinaire sur la santé globale de votre corps et sur sa capacité d'auto-guérison. La plupart sont basées sur les pouvoirs des superaliments, mais d'autres constituent des stratégies additionnelles pour renforcer votre santé et améliorer votre rendement mental et physique.

Vingt façons de procéder pour vivre plus longtemps et en meilleure santé

1. *Commencez chaque repas par un bénédicité ou une prière d'action de grâces.* Le rituel du bénédicité ou de l'action de grâces avant le partage de la nourriture crée un sentiment de saine fraternité qui s'étend au-delà du repas pour englober le reste de la journée. La cuisine et l'alimentation sont

véritablement un art qui combine science et spiritualité et dans lequel la philosophie et la technologie se rejoignent.

2. *Mangez comme si votre vie en dépendait.* S'alimenter est une activité à caractère très intime. Pensez à chaque aliment avant de le manger. Analysez-le rapidement mais soigneusement. Posez-vous la question suivante : « Est-ce que je veux que cet aliment s'intègre aux 100 000 milliards de cellules de mon organisme ? »

3. *Mastiquez soigneusement vos aliments pour bien amorcer le processus de digestion.* La mastication est indispensable à la formation de certains agents anticancéreux présents dans les aliments, qui ne sont libérés qu'à cette étape de la digestion. Rappelez-vous que votre estomac n'a pas de dents. Mangez avec plaisir. Prenez quelques minutes supplémentaires pour bien mastiquer vos aliments et pour jouir de la texture, de la couleur, de l'arôme et de la saveur de chaque bouchée. Ne vous privez pas de cette merveilleuse expérience. Les superaliments vous revivifient de deux manières : d'une part, lorsque vous prenez plaisir à les manger et, d'autre part, lorsque leurs éléments nutritifs vitaux pénètrent dans votre organisme pour aider au métabolisme des cellules. L'indole-3-carbinol (I_3C) et le sulforaphane sont deux puissants produits phytochimiques inhibiteurs de cancer présents dans les légumes crucifères comme le chou, les choux de Bruxelles, les radis, les navets, la moutarde, le chou frisé, le chou-rave et le chou rosette. Lorsque ces légumes sont bien mastiqués, un enzyme appelé myrosinase est libéré des parois de leurs cellules et se transforme en indole-3-carbinol et en sulforaphane.

4. *Pour digérer complètement, laissez toujours 20 % de votre estomac vide.* Exercez-vous à contrôler la grosseur de vos portions à chaque repas. Ne remplissez pas votre estomac à capacité. Les enzymes digestifs ont besoin de se mêler aux aliments et de se déplacer pour accélérer la digestion. Laissez-leur un peu d'espace libre, sinon ils ne pourront pas tout digérer complètement.

5. *Combinez les aliments correctement pour bien les assimiler.* Je vous recommande fortement de respecter deux règles. La première est de manger les fruits séparément et de ne jamais les combiner à des protéines, à des matières grasses ou à des glucides. La seule exception concerne le jus de céleri, que vous pouvez mêler à des jus de fruits comme du jus de pomme de culture biologique. En général, mieux vaut manger chaque fruit séparément et au complet. La seconde règle concerne les rations de protéines, de fibres et de glucides, qui doivent être suffisantes, établies suivant des proportions adéquates et réparties sur vos trois repas de la journée. Essayez le programme 55/25/20, qui inclut 55 % de glucides complexes (des

légumes colorés), 25 % de protéines faibles en matières grasses et 20 % de matières grasses. Utilisez des produits de céréales complètes comme assaisonnement ou comme plat d'accompagnement, mais non comme source principale quotidienne de glucides dont l'indice glycémique est bas ou modéré (voir le chapitre 10 pour des explications complètes). Consommer les bons aliments dans de mauvaises proportions est autant à déconseiller que de manger de mauvais aliments. Rappelez-vous que le nombre total de calories importe moins que leur provenance. Ne passez jamais plus de quatre heures sans manger l'un de vos trois repas ou de vos deux goûters de la journée.

6. *Buvez de 6 à 12 verres de 225 millilitres (huit onces) d'eau pure par jour.* L'eau pure est l'élément nutritif le plus important dont vous ayez besoin chaque jour. Selon votre taille et votre niveau d'activité, buvez de 6 à 12 verres de 225 millilitres d'eau pure quotidiennement avec une paille. Ne laissez jamais votre corps se déshydrater. Hydratez-le en lui donnant son quota d'eau par petites gorgées tout au long de la journée. Prenez aussi chaque jour six cuillers à soupe de jus de citron ou de lime fraîchement pressé dans votre eau: deux le matin en vous levant, deux au milieu de l'après-midi et deux autres dans la soirée. Évitez les boissons gazeuses ou à saveur artificielle de fruit, le café et l'alcool — ils sont étrangers à votre organisme. L'eau est une superboisson qui vous fournit de l'énergie.

7. *Adoptez un régime composé à 75 % d'aliments alcalifiants et à 25 % d'aliments acidifiants.* Assurez-vous de consommer, en volume, 75 % d'aliments alcalifiants et 25 % d'aliments acidifiants pour avoir une bonne dose d'énergie et une capacité d'auto-guérison optimale. Sur le plan chimique, votre organisme atteindra son équilibre (homéostasie) et fonctionnera au meilleur de sa capacité. Vérifiez votre niveau de pH en analysant votre urine ou votre salive du matin et adaptez votre régime alimentaire de façon à obtenir le parfait équilibre entre les aliments alcalifiants et les aliments acidifiants.

8. *Mangez des fruits, des légumes et des céréales complètes de culture biologique.* Ajoutez des légumes marins et des suppléments à votre alimentation. Essayez, autant que possible, d'acheter des aliments qui n'ont pas été exposés à des pesticides, à des herbicides, à des fongicides ou à des produits chimiques qui retardent le mûrissement. Évitez aussi le lait et les produits laitiers qui contiennent de l'hormone de croissance bovine (rBGH). Méfiez-vous de cette nouvelle vague d'aliments fabriqués par manipulations génétiques et de ceux qui ont reçu des radiations. Évitez les aliments remplis de produits chimiques ou exagérément transformés qui renferment du glutamate monosodique, des quantités excessives de sucre

et des huiles hydrogénées. Incorporez des légumes marins à vos menus deux ou trois fois par semaine. Parsemez de granules de lécithine de soja vos céréales, vos soupes ou vos salades. Prenez quotidiennement un supplément naturel de multivitamines-minéraux-antioxydants de qualité qui contient 400 UI de tocophérols naturels mélangés (vitamine E) et des caroténoïdes naturels comme l'alpha et le bêta-carotène. Vous devriez peut-être prendre aussi 500 milligrammes de vitamine C sous forme d'ascorbate six ou huit fois par jour, pour un total de trois à quatre grammes.

9. *Mangez dix portions de légumes et trois portions de fruits par jour.* Faites preuve d'invention et utilisez une vaste gamme de légumes colorés de culture biologique ainsi que des fruits mûrs et frais de saison, cultivés dans votre région. Une portion équivaut à environ 125 millilitres (une demi-tasse). Chaque jour, incorporez des aliments crus à vos salades et pour accompagner vos entrées, comme des bâtonnets de carotte, de céleri, de courgette ou de navet, des tranches de poivron rouge ou de tomate ou des rondelles d'igname. Râpez des betteraves, des radis, du raifort, des patates douces, du chou rouge ou du daikon (radis du Japon) et employez-les comme garnitures pour vos entrées. Répandez des graines et des noix ou des graines de citrouille ou de lin moulues sur vos céréales à grains entiers chaudes. Utilisez de bonnes quantités d'herbes aromatiques et de jeunes pousses pour donner du piquant à vos aliments et renouveler l'apparence de vos plats. Servez-vous de votre imagination avec les aliments crus. Ces superaliments fournissent à vos cellules d'innombrables couches d'antioxydants et de produits phytochimiques qui, dans le plan divin, ont été conçus pour protéger votre organisme de façon optimale.

10. *Prenez soin de votre milieu intérieur.* Chaque jour, consommez 225 millilitres (une tasse) de lait fermenté (yogourt) nature blanc biologique sans matières grasses qui contient une culture bactérienne vivante, ou du yogourt non lacté au soja. Mangez ce produit sans fruit et sans édulcorant. Il aidera à maintenir une quantité suffisante de « bonnes » bactéries dans vos intestins et assurera l'hygiène de ces conduits. Les bactéries à effets bénéfiques participent à la digestion des aliments et à la fabrication des vitamines du complexe B. Elles décomposent efficacement les virus, les bactéries et les parasites qui pénètrent dans la chaîne alimentaire ou les réservoirs d'eau. Les breuvages verts de qualité en renferment 2,5 milliards par cuiller à soupe, qui appartiennent à sept types logeant dans différents endroits spécifiques des parois du système gastro-intestinal. Ces micro-organismes proviennent de sources non lactées cultivées sur du riz brun. Les breuvages verts contiennent également des fructo-oligosaccharides qui nourrissent

les « bonnes » bactéries et leur permettent de bien se développer pour composer une flore intérieure en santé.

11. *Veillez à la propreté de votre côlon.* Le corps a besoin d'exercice pour permettre aux intestins de se nettoyer adéquatement. La marche est un mouvement contralatéral qui masse tous les systèmes de l'organisme. Marchez durant au moins une demi-heure, cinq jours par semaine, et considérez l'idée de vous inscrire à un club de culture physique pour entreprendre un entraînement avec poids sous la surveillance d'un moniteur. Dans le hatha-yoga, le tai-chi et la technique Feldenkrais, des mouvements précis harmonisent le travail de vos organes, de vos intestins et de votre charpente osseuse et musculaire. Prenez quotidiennement deux ou trois portions de fruits mûrs de saison et de culture biologique, des céréales complètes et des légumes colorés. Ces aliments vous fourniront les fibres supplémentaires qui, après avoir gonflé dans vos intestins, nettoieront doucement le côlon de son surplus d'œstrogène, d'hormones, de toxines et de résidus du métabolisme cellulaire et ils absorberont l'excès de cholestérol. Ces aliments vous assureront aussi un transit régulier. Maintenez l'hygiène de vos intestins en consommant quotidiennement 35 à 40 grammes des sept sources de fibres (son, cellulose, gomme, hémicellulose, lignine, mucilage et pectine) pour nettoyer ces conduits en profondeur et rétablir leur transit normal.

12. *Consommez à chaque repas des protéines faibles en matières grasses, des lipides de qualité et des glucides complexes dont l'indice glycémique est bas.* Votre programme alimentaire axé sur les superaliments doit inclure la combinaison de légumes, de lipides et de protéines à chacun des trois repas de la journée, dans des quantités et des proportions qui aident à stabiliser votre glycémie (niveau de sucre dans le sang) et à réduire la production d'insuline par l'organisme. Il est essentiel que vous consommiez les protéines et les glucides dans les bonnes proportions pour équilibrer votre production hormonale (voir chapitre 10). Choisissez des coupes de viande maigre et enlevez tout le gras visible avant de les cuire. Ôtez toute la peau et le gras sous-cutané d'un poulet avant de le faire griller. Mangez du saumon, du maquereau, des sardines ou de la truite deux ou trois fois par semaine. Ne consommez que des produits laitiers sans matières grasses et des œufs de la ferme cuits à la coque, durs ou mous, ou pochés.

Si vous avez un régime végétarien, essayez de combiner vos sources de protéines végétales de façon à en utiliser une grande variété. La levure nutritionnelle, la spiruline, la chlorelle et soit la protéine de petit-lait en poudre, sans lactose, soit l'isolat de protéine de soja en poudre, ajoutent des protéines biologiquement complètes à n'importe quel régime alimentaire. Si vous mangez de la viande, remplacez-la par des sources de protéines végétales de trois à sept fois par semaine pour éviter les excès de matières grasses saturées.

Évitez le sucre et utilisez le miel avec beaucoup de modération. On peut substituer avantageusement à ces deux ingrédients la *Stevia rebaudiana*, une plante au goût sucré, sans calorie et à indice glycémique peu élevé, en vente dans les magasins d'alimentation naturelle. Remplacez chaque portion de 225 millilitres (une tasse) de sucre par deux cuillers à soupe de poudre de cette plante ou par un quart de cuiller à thé de son extrait, également en poudre, dans n'importe quelle recette.

13. *Respirez profondément — diminuez votre stress de façon naturelle.* Nettoyez vos narines plusieurs fois par jour de manière à pouvoir les utiliser toutes les deux pour respirer. Une respiration consciente redonne de la vitalité à l'organisme en lui procurant de l'oxygène et de l'énergie. Vous respirez de façon superficielle en réaction à de la tension nerveuse, de la peur, des soucis, de l'anxiété, de la dépression ou de la douleur. Votre respiration devient plus profonde dans les moments de joie et de bonheur. Chaque matin et chaque soir, consacrez cinq minutes à respirer calmement et à faire vos exercices de respiration. Il faut absolument être soulagé de son stress pour atteindre une santé optimale. C'est la façon dont vous réagissez aux facteurs de stress qui détermine si vous souffrez du stress ou non.

14. *Faites de l'exercice quotidiennement.* L'exercice peut vous aider à vivre plus longtemps. Nos corps ont été conçus pour se déplacer d'une manière naturelle et neurologiquement coordonnée. La marche est un mouvement particulièrement bénéfique qu'il faut pratiquer chaque jour. Elle a un effet d'harmonisation sur tout notre système nerveux central. Elle diminue également le stress et nous permet de respirer au grand air tout en nous adaptant au changement des saisons. Faites aussi des exercices des yeux quotidiennement pour renforcer vos réactions optiques. Prévoyez un séjour dans une station thermale, une randonnée pédestre ou une excursion à l'aventure dans une région peu fréquentée, lors de votre prochain congé. Massez votre cuir chevelu ou les points de réflexologie de vos pieds ou de vos mains. Même votre peau peut faire de l'exercice si vous utilisez une brosse douce, à soies naturelles, ou une débarbouillette sèche pour la frictionner avant de prendre votre douche ou votre bain de la journée.

15. *Exposez-vous au soleil et au grand air.* Exposez votre peau au soleil, sans lunettes noires, lunettes ou verres de contact, durant 10 minutes tôt le matin et/ou 10 minutes en fin d'après-midi. Ne regardez jamais directement le soleil mais laissez ses rayons pénétrer vos yeux indirectement. Les

bains de soleil produisent de la vitamine D dans l'organisme et, pris en quantité modérée, renforcent la tolérance de votre peau. Ne vous laissez jamais brûler et évitez le soleil au milieu du jour. À cause de leur mode de vie, beaucoup de gens manquent de soleil. La lumière solaire devrait être considérée comme un élément photo-nutritif. La peau, qui est aussi un organe d'excrétion, expulse environ un kilo (deux livres) de déchets par jour! Une exposition modérée au soleil tôt le matin ou tard l'après-midi lui redonne de la vitalité grâce aux courants d'air naturels.

16. *Utilisez des vêtements et des produits de beauté et d'hygiène naturels.* Les bactéries et les virus se multiplient rapidement sur les surfaces dont l'état varie continuellement entre l'humidité et la sécheresse. Mettez du peroxyde d'hydrogène sur votre brosse à dents avant et après son utilisation. Rincez-la avec de l'eau chaude. Ne vous servez pas d'éponges car elles favorisent la prolifération des bactéries; employez plutôt des papiers essuie-tout recyclés. Deux ou trois fois par jour, après vous être bien lavé les mains et avoir utilisé une brosse pour nettoyer vos ongles, aspergez ceux-ci avec un peu de peroxyde d'hydrogène en veillant à ce qu'il pénètre sous vos ongles. Attendez 30 secondes puis rincez avec de l'eau chaude. Ce procédé tue les parasites et les bactéries qui se réfugient sous vos ongles en attendant de s'introduire dans votre organisme lorsque vous vous toucherez les oreilles, les yeux, le nez ou la bouche.

L'un des pires nids de bactéries est le linge à essuyer la vaisselle. À la fin de chaque journée, mettez-le dans le panier à lavage. N'essayez pas de le faire sécher et de le réutiliser le lendemain. Servez-vous plutôt d'un linge propre chaque jour.

Votre peau peut absorber la teinture de vos vêtements et de vos draps. Utilisez donc des taies d'oreillers, des draps et des sous-vêtements de coton naturel non blanchi. Utilisez aussi des produits de beauté ou des cosmétiques naturels contenant peu de produits chimiques et, dans le cas des femmes, des produits d'hygiène personnelle en coton pur non blanchi. Assurez-vous que votre shampoing, vos savons, votre dentifrice, votre rince-bouche et votre désodorisant ne contiennent pas des quantités industrielles de sous-produits du pétrole et de produits chimiques. Achetez-les plutôt dans les magasins d'alimentation naturelle et demandez au personnel de vous guider dans vos choix.

17. *Réservez les antibiotiques pour des maladies graves.* Vous n'avez pas besoin d'antibiotiques pour un rhume ordinaire. Consultez toujours un professionnel de la santé compétent avant de prendre ce type de médicament. Toutefois, si vous en prenez, faites-le en combinaison avec un remède homéopathique approprié, du lait fermenté de culture vivante biologique

ou un breuvage vert qui contient beaucoup de cultures probiotiques, pour rétablir la population des «bonnes» bactéries dans vos intestins. Refusez de faire plomber vos dents avec des amalgames au mercure. Si vous en avez déjà, demandez à un dentiste sensibilisé à la nutrition de vous les enlever. Mangez de l'ail cru chaque jour comme antibiotique naturel. Vous pourrez ainsi désintoxiquer votre corps et le protéger contre les infections en renforçant son système immunitaire. Voici le truc que j'utilise pour maximiser les excellents effets de la lutte menée par l'ail contre les bactéries, les virus et les parasites. Avant de me coucher le soir, je hache finement une ou deux gousses d'ail, je les mets dans une cuiller à soupe et je les avale avec de l'eau sans les mastiquer. De cette manière, votre haleine ne gardera aucune odeur désagréable. Votre premier transit intestinal du matin aura par contre une odeur d'ail. Ce sera le signe que ce superaliment a été actif dans votre conduit intestinal tandis que vous dormiez et que vous vous régénériez. Toute la nuit, l'ail patrouille sans relâche vos intestins à la recherche de déchets toxiques et aide à neutraliser, à décomposer et à éliminer les bactéries, les virus, les parasites et les agents cancérigènes.

18. *Dormez suffisamment.* Déterminez le nombre d'heures de sommeil dont vous avez besoin pour régénérer vos cellules. Comme je l'ai dit plus haut, utilisez des draps, des taies d'oreiller et des vêtements de nuit en coton naturel non blanchi. Laissez de l'air frais entrer dans la pièce où vous dormez. Certaines personnes se sentent revigorées après une courte sieste de 20 minutes durant la journée. Faites des exercices de respiration et de méditation avant de vous endormir pour vous détendre et approfondir votre quête intérieure. Payez rigoureusement votre dette de sommeil : le fait de respecter scrupuleusement ses heures de lever et de coucher aide à réduire la somnolence pendant la journée.

19. *Ajoutez un supplément à votre programme d'activité spirituelle.* Une méditation bien préparée calme nos anxiétés et nos émotions tout en apaisant notre esprit et notre corps. La prière, à l'intérieur d'un cycle naturel comprenant aussi la méditation, est un processus altruiste qui approfondit notre connaissance de l'âme immuable.

Rappelez-vous qu'il est plus fatigant de se renfrogner que de sourire. Cultivez la bonté, faites le bien et disposez-vous à rendre des comptes et à prendre vos responsabilités. Considérez l'idée de faire du bénévolat dans une prison, une école ou un hôpital, ou encore pour travailler à un projet environnemental. Vous pourriez ajouter à votre programme de vie spirituelle quotidien des lectures inspirantes, du chant, l'écoute de musique apaisante ou l'écriture de récits, de poèmes ou de lettres.

20. *Les superaliments doivent faire partie de votre alimentation.* Protégez vos cellules contre le vieillissement grâce aux superaliments! Pourquoi vous alimenter avec des carburants à faible indice d'octane qui vous garantissent moins de kilomètres au litre et un rendement prévisible qui laisse à désirer? Incorporez à votre alimentation des fruits frais, des légumes, de petites quantités de céréales complètes, des légumes marins, des pousses, des produits dérivés du soja, des légumineuses, du fromage cottage sans matières grasses, des œufs de la ferme, des graines, des noix, de la viande maigre, du gibier et de la volaille élevée sans antibiotiques ni hormones de croissance. Prenez des poissons frais mais évitez la plupart des fruits de mer qui pourraient être contaminés.

Mangez des aliments crus à chaque repas pour profiter de leur contenu en enzymes, par exemple des noix et des graines répandues sur des céréales de grains entiers, des salades, des bâtonnets ou des tranches de légumes croquants, des herbes aromatiques comme garnitures ou des légumes colorés comme assaisonnements.

Essayez d'inclure dans vos menus, au moins trois fois par semaine, une source de protéines à base de soja comme le miso, le tempeh, le tofu ferme, la protéine de soja texturisée, un breuvage au soja ou de l'isolat de protéines de soja en poudre. Utilisez des légumes marins comme assaisonnement et des herbes aromatiques fraîches comme garnitures. Employez de petites quantités de beurre non salé, mais jamais de margarine. Versez chaque jour une cuiller à soupe d'huile d'olive verte extra-vierge et pressée à froid sur votre salade et, selon votre taille, une à deux cuillers à soupe d'huile de lin ou de chanvre pressée à froid et de culture biologique, non chauffée, sur vos légumes. Achetez ces huiles dans des contenants opaques qui ont été nettoyés et scellés avec un gaz inerte comme l'azote ou l'argon.

Lisez les étiquettes avec attention et évitez les aliments qui contiennent des huiles hydrogénées ou partiellement hydrogénées ou des huiles de palme, car, à long terme, leur utilisation peut causer des dommages cumulatifs. Si vous êtes incapable de prononcer le nom d'un ingrédient sur une étiquette, ne mangez pas de ce produit. Réduisez autant que possible votre consommation d'aliments frits. Rappelez-vous que «sans matières grasses» ne signifie pas «sans problèmes».

Prenez un breuvage vert comme GREENS+ quotidiennement. Il s'agit d'un aliment alcalifiant qui vous permet d'inclure dans votre alimentation une grande variété de légumes marins, d'herbes de culture biologique, de plantes et d'aliments riches en produits phytochimiques et en antioxydants ainsi qu'un vaste éventail de «bonnes» bactéries (non extraites de produits laitiers) qui protègent vos intestins en empêchant, par exemple, la prolifération de levures comme la *Candida albicans*.

Votre programme alimentaire axé sur les superaliments est un moyen naturel de prévenir les maladies et d'accélérer leur guérison. La médecine moderne a fait de remarquables progrès, mais elle reste un piètre substitut à la prévention basée sur un régime alimentaire sain. Manger des superaliments, c'est choisir les meilleures ressources alimentaires possibles. Si vous négligez d'adopter un tel programme, vous n'atteindrez jamais votre potentiel optimal en matière de santé, de capacité de guérison et même de bien-être. Rappelez-vous que le sort de votre santé se joue chaque jour au niveau de vos cellules : vous devez lutter de pied ferme pour la conserver.

Je vous souhaite de manger judicieusement et de vivre en santé pendant de longues années. Surtout, soyez heureux !

Épilogue

Je suis convaincu que le genre de vie que nous menons influe grandement sur les risques d'attraper certaines maladies courantes et surtout sur la capacité de notre organisme de se guérir lui-même. De tous les choix que nous faisons, ceux qui concernent l'alimentation sont particulièrement importants parce qu'ils relèvent de nous en grande partie.

La médecine occidentale s'intéresse principalement aux traitements qui s'appliquent de l'extérieur, tandis que la médecine orientale se préoccupe davantage de moyens de guérison venant de l'intérieur. Le programme alimentaire axé sur les superaliments suit les principes de base de la médecine orientale, sans toutefois nier l'utilité ou l'importance de la médecine occidentale quand il s'agit d'assurer la santé du corps de façon globale.

L'organisme peut poser ses propres diagnostics et se guérir lui-même. Les superaliments aideront le vôtre à conserver à ses mécanismes de guérison leur rendement optimal. Vous pouvez améliorer le fonctionnement de ces systèmes en consommant des produits biologiques frais et colorés, ainsi que des aliments à protéines maigres dont le goût est naturellement délicieux. La guérison spontanée est un phénomène courant dans un corps nourri suivant les règles d'un programme alimentaire axé sur les superaliments. Votre choix de superaliments, incluant GREENS+, améliorera votre santé de toutes les manières possibles et vous aidera à la conserver durant toute votre vie.

Lorsque vous cesserez de consommer du sel de table, du sucre ou des condiments chimiques comme le glutamate monosodique, des aliments frits, un surplus de matières grasses saturées provenant des viandes rouges ou des produits de lait entier et des produits de boulangeries commerciales, vous aurez à subir une période de transition. Ces aliments peuvent avoir bon goût, mais les dommages qu'ils causent à votre organisme justifient pleinement tout effort pour y renoncer.

Le programme alimentaire axé sur les superaliments regorge d'aliments aux goûts exquis et aux saveurs naturelles qui flatteront votre palais tout en vous aidant à fonctionner de façon optimale et à conserver la meilleure santé possible. Vos papilles gustatives nécessiteront trois à quatre semaines pour s'adapter entièrement à vos choix de superaliments. Au cours de cette période, vous remarquerez que vous bénéficiez d'une recrudescence d'énergie et de périodes de sommeil profond plus régulières qu'avant. Votre peau sera plus douce et vos cheveux, plus sains. Enfin, vous aurez plus de facilité à vous concentrer et votre acuité mentale s'améliorera. Lorsque vous aurez essayé ces aliments délicieux que je qualifie de superaliments, vous vous apercevrez que vous vous êtes privé pendant trop longtemps de produits qui sont à la fois excellents au goût et bons pour la santé. En fait, vous les trouverez si savoureux que vous n'éprouverez plus aucun attrait pour ceux qui ont un goût salé, sucré, de graisse ou qui sont transformés.

Sans aucun doute, ce que je vous propose est un changement radical dans votre mode de vie, mais c'est pour votre bien. En suivant les recommandations contenues dans cet ouvrage, vous pouvez espérer jouir d'une excellente santé physique et mentale plus longtemps. Vous aiderez aussi votre organisme à faire ses propres diagnostics et à se guérir lui-même. Bref, en appliquant les directives d'un programme axé sur les superaliments, vous améliorerez grandement votre santé.

Certes, personne ne peut échapper à l'emprise du temps ni modifier son héritage génétique. Toutefois, quel que soit l'âge que vous avez en ce moment, vous pouvez jouir d'une meilleure santé. Plus vous êtes âgé, plus il est important que vous considériez les idées exprimées dans ce livre avec une grande ouverture d'esprit. Vous devez absolument comprendre que, peu importe l'étape de votre vie que vous avez atteinte, il vous est possible d'améliorer votre qualité de vie et votre santé dès maintenant.

Le vieillissement prématuré, la faiblesse et la maladie ne sont pas inévitables. Lorsque vous aurez appris à être à l'écoute de votre corps, vous pourrez renforcer de façon significative, prévisible et mesurable votre santé et votre capacité de guérison grâce aux superaliments que vous offre la nature. Le programme d'alimentation axé sur les superaliments vous procurera donc de bonnes conditions de « survie ».

Je vous encourage à utiliser judicieusement les moyens pratiques suggérés dans ce livre. C'est aussi simple que de concentrer votre attention sur votre tout prochain repas — et de continuer, un repas à la fois. Vous ne le regretterez jamais. Commencez dès maintenant !

Je vous souhaite une santé à toute épreuve.

Glossaire

acide aminé : n'importe lequel des 22 acides organiques contenant de l'azote à partir desquels les protéines sont fabriquées.

acide eicosapenténoïque (AEP) : substance présente en grandes quantités dans les poissons nordiques ; principale matière grasse à partir de laquelle l'organisme produit des prostaglandines de série 3 qui réduisent l'inflammation, la tension artérielle et la rétention d'eau en empêchant la production de prostaglandines de série 2, propices aux infections et au resserrement des artères.

acide gras de forme « trans- » : acide dangereux pour la santé humaine et dans lequel les atomes d'hydrogène ou de carbone qui participent à des liaisons doubles se situent sur des côtés opposés de la chaîne des matières grasses ; présent dans la margarine et les produits commerciaux précuits.

acides gras essentiels : familles d'acides gras que l'organisme est incapable de fabriquer lui-même et qu'il doit se procurer dans les aliments ; il s'agit de l'acide linoléique (oméga 6) et de l'acide alpha-linolénique (oméga 3), appelés les « bons gras » ; les meilleures sources de ces acides sont les poissons nordiques, les huiles de poisson, l'huile de lin et l'huile de chanvre de culture biologique. *Voir aussi* oméga 3 ; oméga 6 ; équilibre oméga 6 : 3

acidophilus : micro-organisme qui fait partie de la flore bactérienne normale, ou « bonne » bactérie du conduit intestinal ; il aide à digérer les aliments et à détruire les bactéries nocives, les virus et les parasites.

algue bleu-vert : plante aquatique à cellule unique qui contient 65 % de protéines complètes et un vaste éventail d'éléments nutritifs ; l'algue bleu-vert la plus riche en éléments nutritifs est la spiruline d'Hawaï.

alpha-carotène : caroténoïde d'une importance vitale ; agent très actif dans la destruction des cellules cancéreuses ; doit être combiné au bêta-carotène dans n'importe quelle capsule de multi-vitamines-minéraux. *Voir aussi* bêta-carotène ; gamma-carotène.

amarante : petite graine originaire du Mexique mais cultivée aux États-Unis et dans l'est du Canada ; peut être soufflée ou moulue sous forme de farine ; riche en enzymes, en protéines et en calcium (il ne s'agit pas d'une céréale), ayant une saveur robuste et plaisante qui s'apparente à celle des noix.

antioxydant : composé chimique qui neutralise les radicaux libres, ces derniers étant dommageables pour les cellules ; ces radicaux apparaissent lorsque de l'oxygène participe à des réactions à l'intérieur des cellules de l'organisme.

arrow-root (marante) : poudre blanche utilisée comme agent épaississant dans les mêmes proportions que l'amidon de maïs et qui est plus digestible et plus nutritive que lui. On l'utilise notamment dans la fabrication de biscuits pour nourrissons.

bêta-carotène : une pro-vitamine utilisée par l'organisme pour produire de la vitamine A. *Voir aussi* alpha-carotène ; gamma-carotène.

beurre de noix ou **de graines :** aliment confectionné avec des noix ou des graines crues moulues et mélangées à de l'huile, qui peut remplacer le beurre d'arachides dans certaines recettes pour en améliorer l'apport nutritif, la saveur et la digestibilité ; il faut toujours faire égoutter l'huile en surplus avant d'utiliser cet ingrédient dans une recette.

beurres: *Voir* beurre de noix ou de graines

bioflavonoïdes: composés antioxydants puissants qui agissent contre les virus et l'inflammation; nécessaires pour stabiliser et absorber la vitamine C; aident à prévenir le cancer et les maladies cardiaques; parfois appelés vitamine P.

blé kamut: variété de blé de la région méditerranéenne, plus digestible et plus riche en protéines que le blé ordinaire; environ 50 % des gens allergiques au blé tolèrent les céréales et la farine de blé kamut.

breuvage vert: préparation alimentaire naturelle composée de légumes de terre et de mer de culture biologique, riches en éléments nutritifs et excellents pour désintoxiquer, nettoyer le sang et régulariser le transit intestinal; excellente source d'aliments alcalifiants, riches en chlorophylle, en vitamines, en minéraux, en oligo-éléments, en enzymes, en antioxydants et en produits phytochimiques; disponible sous forme de poudre ou de capsules qu'on mélange à un liquide avant de le consommer; GREENS+ en est un exemple.

cachexie: état de malnutrition et d'amaigrissement grave qui s'observe par exemple dans certains cas de cancer en phase terminale.

Candida albicans: appelée généralement *candida* ou candidiase; levure qui se trouve normalement dans le conduit intestinal et génito-urinaire; à long terme, l'utilisation d'antibiotiques, le stress, une mauvaise digestion, la maladie ou la pilule contraceptive peuvent rompre l'équilibre entre les «bonnes» bactéries et la *candida*, qui prolifère alors rapidement, causant une infection (ou infestation) à la levure; la majorité des Nord-Américains souffre d'infections à la levure à un moment ou à un autre de leur vie.

cancérigène: substance ou agent capable de provoquer des changements dans les cellules ou les tissus et qui les rend cancéreux.

carotène: dans un produit, substance d'une couleur variant de l'orange au jaune qui est convertie en vitamine A par l'organisme. *Voir aussi* alpha-carotène; bêta-carotène; gamma-carotène

cellule: unité organique complexe et extrêmement petite qui est formée d'un noyau, de cytoplasme et d'une membrane; tous les tissus vivants sont composés de cellules.

chardon-Marie: plante contenant un type unique de flavonoïde, appelé silymarin, qui a un effet antioxydant puissant; stimule la production de nouvelles cellules hépatiques et débarrasse le foie de ses toxines.

chélation intraveineuse (traitement par): traitement qui consiste à faire couler goutte à goutte par intraveineuse une solution qui se lie aux métaux lourds et les retire du sang.

chlorelle: algue verte unicellulaire; composée à 60 % de protéines faciles à digérer; fournit les acides nucléiques ARN et ADN nécessaires au métabolisme des cellules en santé et à leur renouvellement; aide à désintoxiquer l'organisme des métaux lourds et des pesticides qui s'y introduisent.

chlorophylle: composé végétal (vert) qui stimule la production d'acides nucléiques comme l'ADN et l'ARN; agent de désintoxication et antibiotique aux effets puissants; peut aider à la production d'hémoglobine.

cholestérol: substance lipidique complexe produite par le foie ou fournie par les aliments d'origine animale; essentiel à la production des membranes cellulaires, des hormones, de la vitamine D, ainsi que comme précurseur des hormones stéroïdes; une fois oxydé, peut se déposer sur les parois des artères et, par conséquent, devenir nocif. *Voir aussi* lipoprotéine de haute densité; lipoprotéine de basse densité.

chou palmiste nain: plante qui sert à empêcher la testostérone de se convertir en dihydrotestostérone et ainsi de se lier à des cellules de la prostate; on l'utilise pour traiter l'hypertrophie bénigne de cette glande.

crucifère: famille de légumes dont les fleurs ont la forme de croix comme le brocoli, les choux de Bruxelles, le chou, le chou-fleur, le navet, le rutabaga et les feuilles de moutarde; aide à prévenir le cancer du côlon.

culture biologique: terme utilisé pour qualifier les aliments qui sont cultivés sans l'aide de produits chimiques synthétiques comme les pesticides, les herbicides, les fongicides ou des produits qui empêchent le mûrissement.

cultures probiotiques sans produits laitiers: «bonnes» bactéries nécessaires à une digestion normale et à la bonne santé des intestins; cultivées sur le riz brun; possèdent un effet antibiotique et antimicrobien naturel; non dérivées du lait fermenté, du lait ou de produits laitiers, car beaucoup de gens ne tolèrent pas le lactose.

daidzéine: isoflavone puissant provenant des fèves de soja et qui semble avoir des propriétés anti-cancérigènes; les germes de soja de culture biologique constituent la seule source non chauffée de daidzéine et la plus puissante.

échinacée: herbe qui renforce le système immunitaire; dotée de propriétés antivirales; stimule la production de globules blancs.

eicosanoïdes: hormones de courte durée qui varient selon l'alimentation; il existe de bons et de mauvais eicosanoïdes; le maintien de l'équilibre entre ces deux types hormonaux permet d'atteindre une santé optimale; des taux excessifs d'insuline, dus à la consommation d'aliments à indice glycémique élevé, rompent cet équilibre et favorisent la formation d'un trop grand nombre de mauvais eicosanoïdes.

élément nutritif: substance nécessaire à l'organisme pour le maintenir en bonne santé mais qu'il ne fabrique pas lui-même; citons par exemple les vitamines C et E, des pro-vitamines telles que le bêta-carotène, les oligo-éléments comme l'iode et les minéraux comme le calcium.

élément nutritif essentiel: n'importe lequel des 45 éléments nutritifs que l'on sait être nécessaires au bon fonctionnement et à l'auto-guérison de l'organisme; il y a 20 minéraux, 13 vitamines, 10 acides aminés et 2 acides gras essentiels qui doivent provenir de l'alimentation car l'organisme ne les fabrique pas lui-même.

enzyme: protéine produite par le corps pour accélérer les réactions chimiques en leur servant de catalyseur (amorce); l'enzyme elle-même n'est ni transformée ni endommagée par la réaction.

épeautre: céréale européenne étroitement apparentée au blé; contient les mêmes éléments nutritifs que le blé kamut et a les mêmes propriétés; peut parfois remplacer avantageusement les céréales ou la farine de blé ordinaire.

équilibre oméga 6 : 3: équilibre nécessaire entre les acides gras essentiels oméga 3 et oméga 6 dans l'alimentation pour une santé optimale; le rapport idéal entre les acides gras oméga 6 et oméga 3 serait de 6 pour 1; l'alimentation de la plupart des Nord-Américains est dangereusement déséquilibrée sous ce rapport (environ 24 oméga 6 pour 1 oméga 3).

extrait de pépins de raisins: substance dont les bioflavonoïdes uniques, les proanthocyanides, sont des antioxydants puissants qui aident à protéger les cellules du cerveau contre le vieillissement; aide à l'entretien des petits vaisseaux sanguins, empêche la libération des enzymes qui provoquent de l'inflammation et rend aux tissus conjonctifs leur élasticité et leur flexibilité.

farine de tapioca: farine blanche, féculente, légèrement sucrée, sans gluten ni blé provenant généralement de la racine de manioc et utilisée à la place du lait en poudre dans certaines recettes ou pour alléger des farines plus lourdes.

fibre: n'importe lequel des glucides complexes non digestibles qui forment la partie « volumineuse » des végétaux; capable d'absorber les surplus d'œstrogène, d'éliminer le cholestérol et de favoriser un transit intestinal régulier.

fibre de pectine de pommes: fibre abondante dans les pommes; sert à éliminer les métaux dangereux présents dans les intestins, diminue les taux de cholestérol en contribuant à son excrétion, absorbe les surplus d'œstrogène et ralentit le rythme d'absorption des glucides.

flavonoïde: n'importe lequel des éléments de la famille des composés cristallins présents dans les aliments et qui aident à l'absorption de la vitamine C; il s'agit d'antioxydants et de produits phytochimiques puissants.

flore intestinale: ensemble des « bonnes » bactéries présentes dans l'intestin; essentielle à l'absorption des éléments nutritifs, à la production de vitamine B et à la destruction des bactéries et des virus; indispensable pour empêcher la prolifé-

ration de levures (champignons) comme la *candida*.

gamma-carotène: caroténoïde d'une importance vitale; aide à détruire les cellules cancéreuses; doit être combiné au bêta-carotène dans n'importe quel supplément de multi-vitamines-minéraux. *Voir aussi* alpha-carotène; bêta-carotène.

génistéine: isoflavone présent exclusivement dans le soja et qui semble inhiber le cancer du sein et celui de la prostate; les germes de soja de culture biologique en constituent la seule source non chauffée.

germes de soja: les germes de culture biologique et hydroponique (sans sol) sont les meilleures sources de deux produits phytochimiques particuliers, la génistéine et la daidzéine, qui pourraient prévenir les cancers du sein et de la prostate.

ginkgo bilobé: plante riche en antioxydants; augmente la dopamine, une substance connue pour favoriser l'éveil des facultés mentales, la mémoire et l'équilibre; améliore la circulation en empêchant les dépôts de plaque dans les artères.

ginseng de Sibérie: plante qui améliore le rendement des facultés mentales et augmente l'énergie; aide l'organisme à s'adapter au stress ou à le supporter en normalisant ses fonctions.

glucide: une des nombreuses substances organiques, toutes d'origine végétale, qui sont composées de carbone, d'hydrogène et d'oxygène et qui servent de principale source d'énergie dans l'alimentation. *Voir aussi* glucide complexe; glucide simple.

glucide complexe: groupe de molécules de glucose liées ensemble pour former des molécules digestibles comme le glycogène ou des molécules de fibres indigestes comme la cellulose, le son, la pectine et le mucilage.

glucide simple (ose): sucre simple comme le glucose, le fructose, le lactose et le sucrose (sucre ordinaire); rapidement absorbé dans le sang; peut causer l'hypoglycémie, le diabète et des problèmes cardiovasculaires.

glucides, plein de: régime alimentaire suivi par les athlètes d'endurance pour augmenter de 50 à 100 % leurs réserves de glycogène dans les tissus musculaires avant une compétition ou un événement sportif important; des muscles fortement exercés sont intentionnellement vidés de leur glycogène pour activer l'enzyme d'entreposage de cette substance (glycogène synthétase), de façon à emmagasiner le glucose (sucre) provenant des glucides consommés sous forme de glycogène; la consommation de glucides doit se répartir également dans toute la journée pour maintenir les taux d'insuline de l'organisme à un niveau stable; il faut boire beaucoup d'eau pure car l'entreposage de chaque gramme de glycogène requiert près de 2,75 g d'eau.

glucose: sucre simple qui constitue la principale source d'énergie pour les cellules de l'organisme.

glycogène: chaîne de molécules de glucose liées les unes aux autres et constituant la principale forme d'entreposage du glucose dans l'organisme, surtout dans le foie et les tissus musculaires; reconverti en glucose lorsque le cerveau ou les muscles ont besoin d'énergie.

herbe de luzerne, herbe d'orge et herbe de blé: jeunes pousses tendres qui sont des sources, bien supérieures aux céréales mûres, de chlorophylle, de vitamines, de minéraux, d'oligo-éléments, d'antioxydants et de produits phytochimiques efficaces pour protéger les cellules.

homocystéine: acide aminé fabriqué à partir d'un autre acide aminé, la méthionine, présent dans les aliments riches en protéines et en particulier dans la viande; des quantités excessives d'homocystéine peuvent endommager les parois des artères: le cholestérol s'accumule alors dans les aspérités de leurs cicatrices, ce qui peut entraîner une obstruction fatale (*voir l'annexe 2*: Des trucs concernant les superaliments).

hormone de croissance bovine (rBGH): hormone synthétique administrée aux vaches laitières d'élevage commercial pour augmenter leur production de lait.

hormone de croissance humaine: hormone fabriquée par l'hypophyse et chargée de stimuler la croissance du corps chez les enfants, de déclencher l'apparition des caractères sexuels chez les adolescents et de stimuler le développement de leurs os et de leurs muscles; sa production la plus abondante se fait durant le sommeil.

hydrogénation: procédé commercial qui consiste à transformer des huiles liquides en graisses solides par saturation de leurs atomes de carbone avec de l'hydrogène, ce qui les empêche de rancir; il faut éviter les aliments contenant des huiles hydrogénées.

hypoglycémie: taux de glucose dans le sang inférieur à la normale, généralement causé par une sécrétion excessive d'insuline par le pancréas ou par la consommation d'aliments à indice glycémique élevé.

indice de glycémie ou **indice glycémique:** taux indiquant à quelle vitesse les glucides sont convertis en glucose et entrent dans le sang; plus l'indice glycémique d'un aliment est élevé, plus celui-ci élève le taux de glycémie (niveau de sucre) dans le sang, augmentant ainsi la sécrétion d'insuline.

indice de masse corporelle (IMC): mesure standard de la composition du corps en tissus gras et maigres.

irrigation du côlon: nettoyage du côlon avec de l'eau filtrée pour le débarrasser de débris compacts.

isoflavone: classe de produits phyto-chimiques qui inactivent les surplus d'œstrogène et détruisent les enzymes produites par des gènes du cancer; groupe de flavonoïdes qu'on trouve surtout dans les légumineuses et en particulier dans les fèves de soja.

lécithine de soja: substance extrêmement riche en éléments nutritifs qui contient des acides gras, du glycérol et de la phosphatidyl-choline (PC); aliment fortement alcalifiant généralement extrait des fèves de soja; partie vitale de la structure des membranes de toutes les cellules et de tous les organes; en composition sèche, le cerveau en contient 30 %; pure, elle renferme 22 % de phosphatidyl-choline; composé essentiel pour avoir un cœur en santé et une bonne transmission des messages d'une cellule à l'autre.

levure engivita: levure comestible jaune, au goût agréable, qu'on peut utiliser dans des recettes et saupoudrer sur du maïs soufflé ou sur d'autres aliments pour y ajouter une saveur de fromage; elle contient de grandes quantités de vitamine B, de protéines et d'autres éléments nutritifs; ce n'est pas une levure pour la cuisson; conservez-la dans un récipient de verre dans un endroit frais et sec; ne requiert pas de réfrigération.

lin: graine comestible telle quelle ou sous forme d'huile, très nutritive et riche en acides gras essentiels oméga 3; moudre les graines crues dans un moulin à café et les saupoudrer sur les aliments; utiliser une huile de culture biologique dans les salades ou en ajouter sans la chauffer à des légumes crus ou légèrement cuits.

lipoprotéine de basse densité (LBD ou LDL): aussi appelée «mauvais» cholestérol; transporte le cholestérol dans les vaisseaux sanguins; des taux élevés de LBD augmentent les risques de maladies coronariennes.

lipoprotéine de haute densité (LHD ou HDL): appelée aussi «bon» cholestérol; dans l'organisme, principal moyen de transport du cholestérol jusqu'au foie d'où il est ensuite expulsé dans la bile.

lymphocyte: cellule qui joue un rôle crucial dans le système immunitaire en défendant l'organisme contre les bactéries, les virus, les parasites, les champignons et les cellules cancéreuses.

macro-élément nutritif: composé comme les protéines ou les minéraux (ex.: les acides aminés essentiels ou le calcium), nécessaire en grandes quantités pour le fonctionnement normal de l'organisme. *Voir aussi* micro-élément nutritif.

maladie dégénérative: affection caractérisée par une perte de la capacité des cellules, des tissus et des organes de fonctionner normalement; parmi les causes, citons des déséquilibres alimentaires, des carences en éléments nutritifs essentiels, des quantités excessives de toxines ou la présence d'une substance étrangère.

matière grasse: combinaison d'acides gras et de glycérol (le même liquide sirupeux qui sert à fabriquer le savon et les lotions pour la peau); graisseuse au toucher et ne se dissout pas dans l'eau; de consistance solide, comme le beurre ou le gras animal, ou liquide, comme les huiles végétales et le gras de poisson; certaines matières grasses sont nécessaires à une meilleure santé et d'autres, extrêmement nocives. *Voir aussi* matières grasses saturées.

matières grasses saturées: matières grasses dangereuses pour la santé, qu'on associe à une incidence accrue des mauvaises matières grasses ou lipoprotéines de basse densité (LBD).

métabolisme: ensemble des fonctions biochimiques et des changements dans l'organisme qui rendent la vie possible.

micro-élément nutritif: composé comme les oligo-éléments ou certaines vitamines (ex.: l'iode ou la riboflavine); nécessaire en petites quantités seulement au fonctionnement normal de l'organisme. *Voir aussi* macro-élément nutritif.

millet: céréale extrêmement alcaline très douce pour l'estomac, facile à digérer et particulièrement recommandée pour les enfants en bas âge, les personnes âgées et les gens souffrant d'ulcères ou d'allergies; plus riche en vitamines et en minéraux que la plupart des céréales, y compris le riz; a un goût de noisettes savoureux; peut remplacer le riz ou y être combiné dans bon nombre de recettes; le millet brun doré ou jaune est le meilleur; plus pâle, il est de moins bonne qualité.

myrtille: plante qui améliore la vision, particulièrement nocturne; peut aider à prévenir des maladies vasculaires; rend leur élasticité et leur souplesse aux parois des capillaires.

nettoyage par désintoxication: programme périodique de régime désintoxicant suivi pendant plusieurs jours pour permettre à l'organisme de travailler moins fort à la digestion et d'utiliser une partie de son énergie à se guérir.

nutrition optimale: alimentation qui favorise la meilleure santé physique possible et une guérison accélérée du corps.

oméga 3: acide gras essentiel à la santé de l'être humain mais qui fait défaut dans l'alimentation de la plupart des Nord-Américains; un des acides gras essentiels dont l'organisme se sert pour fabriquer les prostaglandines de série 3, qui préviennent les effets négatifs des prostaglandines de série 2 en empêchant leur production; parmi les sources d'oméga 3, citons les huiles de poisson ainsi que les huiles de lin et de chanvre.

oméga 6: acide gras essentiel pour la santé des êtres humains et abondant dans l'alimentation nord-américaine typique; avec cet acide, l'organisme fabrique les prostaglandines des séries 1 et 2; des excès de prostaglandine de série 2 peuvent causer de l'inflammation, une élévation de la tension artérielle, la rétention d'eau, l'agrégation des plaquettes sanguines et un affaiblissement du système immunitaire; sources principales d'oméga 6: l'huile d'olive, l'huile de canola et l'huile de tournesol.

oxydation: réaction chimique au cours de laquelle l'oxygène réagit avec une autre substance, ce qui entraîne une modification chimique; la plupart des réactions d'oxydation ont comme résultat une dégradation ou une détérioration rapide.

petit goémon de Nouvelle-Écosse: type d'algue marine rouge qu'on peut moudre et ajouter en petites quantités à certains plats pour son goût et les éléments nutritifs qu'elle contient. *Voir aussi* végétal marin de Nouvelle-Écosse.

pH (potentiel d'hydrogène): échelle de mesure de l'acidité ou de l'alcalinité relative des substances; varie entre 0 et 14, où 7 marque la neutralité; les mesures inférieures à 7 indiquent une acidité croissante et les mesures supérieures à 7, une alcalinité croissante.

phosphatidyl-choline (PC): partie la plus active de la lécithine de soja et constituant environ 22 % des granules de lécithine de soja de qualité; molécule dipolaire qui dissout les surplus de cholestérol accumulés sur les parois des artères et les élimine de l'organisme; essentiel pour un cœur en santé et une bonne transmission des messages d'une cellule à l'autre.

phytoestrogène: composé d'une structure similaire à l'œstrogène humain mais fabriqué par les végétaux; peut se lier aux récepteurs d'œstrogène de l'organisme et semble avoir un effet protecteur contre les cancers du sein et de la prostate, tous deux liés à une action hormonale.

plaque: substance dommageable, comme le calcium libre ou les dépôts adipeux, qui s'accumule sur les tissus de l'organisme et cause des problèmes de santé (la plaque accumulée dans les artères est la principale cause des maladies cardiovasculaires; sur les dents, elle peut provoquer des maladies de la gencive et dans le cerveau, la maladie d'Alzheimer).

polyphénol: produit phytochimique et antioxydant puissant présent dans le thé vert; détruit les cellules cancéreuses, abaisse les taux de cholestérol; favorise la combustion des graisses et régularise à la fois les taux de glycémie et d'insuline.

pompe sodium-potassium: passage du sodium et du potassium à travers les membranes des cellules qui crée de l'électricité; la force qui active les muscles, les organes et beaucoup de fonctions de l'organisme.

produit phytochimique: produit chimique puissant présent dans les végétaux, qui protège à la fois les cellules et l'organisme contre les maladies.

prostaglandines: différents produits chimiques hormonoïdes fabriqués par l'organisme à partir d'acides gras essentiels; influent directement sur la production de nombreuses hormones et enzymes, régularisent la tension artérielle, les réactions à l'inflammation et le temps de coagulation.

protéine: n'importe lequel des nombreux composés organiques complexes à base d'azote formés de différentes combinaisons d'acides aminés; constituant de base de tous les tissus animaux et végétaux; l'organisme fabrique lui-même les protéines dont il a spécifiquement besoin pour ses réparations et sa croissance en se servant des acides aminés qu'il trouve dans les aliments que nous mangeons ou de ceux qu'il a fabriqués avec d'autres acides aminés déjà présents dans notre corps; les tissus musculaires, les hormones et les enzymes sont essentiellement constitués de protéines.

quinoa: (prononcer kin-wa) céréale à cuisson rapide, essentiellement sans gluten, riche en protéines et très digestible; différentes variétés sont disponibles, blanches ou brunes, petites et rondes; recommandée en cas d'allergies.

racine de réglisse: plante qui stimule le fonctionnement du pancréas, de la rate et du cœur; contient de l'acide glycyrrhizinique qui semble avoir les propriétés anti-inflammatoires nécessaires au traitement de l'arthrite et pour arrêter la croissance des tumeurs. (Attention: si vous souffrez d'hypertension artérielle, consultez un professionnel de la santé avant d'en consommer.)

radical libre: atome ou groupe d'atomes chimiquement très réactif parce qu'il compte un électron célibataire qui cherche à former une paire en volant des électrons aux autres couples; cause des dommages qui pourraient être partiellement responsables d'un grand nombre de maladies, entre autres le cancer et les maladies cardiaques.

rapport entre les protéines, les glucides, les lipides et les fibres: équilibre dans lequel protéines, matières grasses et fibres travaillent ensemble à réduire la production d'insuline causée par l'ingestion de glucides; les protéines stimulent la production de glucagon qui diminue la sécrétion d'insuline, tandis que les matières grasses et les fibres ralentissent le rythme d'entrée des glucides dans le sang pour empêcher la sécrétion de cette hormone.

SAMe (S-adénosyl-méthionine): forme activée d'un acide aminé, la méthionine, naturellement convertie en cystéine dans l'organisme; antioxydant puissant; stimule la croissance des cartilages, réduit l'ostéoarthrite, atténue la dépression et allège la douleur et la fatigue causées par la fibromyalgie; soulage efficacement la douleur; consultez d'abord votre médecin si vous voulez en prendre comme supplément: la dose recommandée est de 600 mg par jour, mais toujours en combinaison avec ses co-facteurs B_6, B_{12} et l'acide folique (*voir l'annexe 2: Des trucs concernant les superaliments*).

sel de mer: substance obtenue par l'assèchement sous vide du sel marin; contient une vaste gamme de minéraux et d'oligo-éléments importants (par exemple l'iode) non présents dans le sel de table ordinaire. *Voir aussi* sel de mer celtique.

sel de mer celtique (ou de Bretagne): sel de mer séché sous vide et provenant des eaux propres de l'océan au large des côtes du pays de Galles; contient 42 minéraux et oligo-éléments différents introuvables dans le sel de mer ordinaire. Aussi salé que tout autre sel marin et plus fort que le sel de table qui contient du sucre de maïs (dextrose) et des agents humidifuges; une cuiller à thé de sel de table équivaut à trois quarts de cuiller à thé de sel de mer celtique (ou de sel de mer ordinaire); plus digestible et plus facile à assimiler par l'organisme, il a de meilleurs effets sur la santé globale que le sel de table, mais il faut le consommer en quantités modérées.

sésame tahini: *voir* tahini ou sésame tahini.

Stevia rebaudiana ou feuille de miel: édulcorant végétal puissant qui croît en Amérique du Sud, aussi cultivé en Orient; un dixième de cuiller à thé de poudre ou quelques gouttes, sous forme liquide, équivalent à une cuiller à soupe comble de tout autre édulcorant et ne contient à peu près pas de calories; aliment à indice glycémique bas qui n'élève pas les taux d'insuline; se mélange facilement aux liquides ou aux aliments chauds ou froids.

stress: tension physique ou mentale reliée à des facteurs extérieurs, biochimiques ou émotifs.

substituts du lait: liquides à base de plantes utilisés principalement pour remplacer le lait dans les recettes; dans un régime végétalien, les fèves, les noix, les graines, les céréales complètes et les légumes verts feuillus procurent les mêmes éléments nutritifs que le lait; les laits de soja et de riz sont disponibles dans les magasins d'alimentation naturelle ou les marchés d'alimentation; on peut confectionner son propre lait aux noix ou à l'avoine en combinant deux à trois cuillers à soupe de cajous crus ou d'amandes blanchies moulus ou de gruau d'avoine avec suffisamment d'eau pure pour obtenir 225 ml (une tasse) et en mélangeant jusqu'à consistance lisse; filtrer si désiré.

substituts du sel: produits servant à réduire les quantités de sel utilisé dans la cuisine; citons parmi les principaux le gomashio (sel de sésame), certains mélanges à base d'herbes aromatiques vendus dans les magasins d'alimentation naturelle ou les supermarchés, les algues marines moulues, surtout le petit goémon de Nouvelle-Écosse qu'on peut trouver en salière, une levure nutritionnelle jaune et à goût agréable comme engivita, des poudres de consommé de légumes non salé et des herbes aromatiques séchées, moulues finement ou fraîches, pouvant assaisonner les plats;

les sauces tamari sans sel ou faibles en sel ou la sauce Mock Tamari peuvent aussi aider à réduire la consommation de sel ou à l'éliminer.

superaliment: aliment complètement absorbable et le plus riche en éléments nutritifs dans n'importe quelle catégorie (protéine, glucide, lipide ou fibre); contient des antioxydants puissants, des produits phytochimiques qui préviennent les maladies et se présente dans une vaste gamme de couleurs; fournit à l'organisme une réserve d'énergie équilibrée et aide à accélérer sa guérison; exemples: la spiruline d'Hawaï, la phosphatidyl-choline, les jeunes pousses de luzerne, d'orge et de blé, le chardon-Marie, le thé vert japonais et GREENS+.

tahini ou **sésame tahini:** pâte à tartiner, semblable à du beurre d'arachides, faite de graines de sésame blanches décortiquées et moulues, mélangées à de l'huile; on peut ôter le surplus d'huile avant de l'utiliser dans les recettes; le beurre de sésame est confectionné avec des graines de sésame brunes non décortiquées.

tamari: liquide de fèves de soja naturellement fermentées mais qui, contrairement à la plupart des sauces soja, ne contient aucun additif artificiel; généralement vieilli dans des récipients de bois durant six mois ou plus; tous les tamaris sont des sauces soja mais toutes les sauces soja ne sont pas des tamaris; les meilleures sortes ne contiennent pas de blé et peu de sel; essayez la sauce Mock Tamari pour éviter le soja ou pour réduire votre consommation de sel.

teff: petite graine d'Éthiopie qui renferme cinq fois plus de fer, de calcium et de potassium que n'importe quelle autre graine; riche en protéines et en fibres mais ne contient ni gluten ni blé; dans certaines recettes, on peut en utiliser 110 ml (une demi-tasse) pour remplacer 225 ml (une tasse) de graines de sésame; on peut aussi utiliser sa farine pour la combiner à des farines plus légères ou pour ajouter des éléments nutritifs aux aliments.

thé vert: source de produits phytochimiques puissants qui aident à prévenir les maladies du cœur et le cancer et à diminuer les taux de cholestérol; les meilleures sources semblent les thés verts japonais de culture biologique.

tocophérol (tocophéryl): antioxydant puissant, soluble dans les matières grasses, connu sous le nom de vitamine E; diminue la tendance des lipoprotéines de basse densité (LBD) à s'oxyder.

varech ou **varech marin:** type d'algue marine de couleur foncée qu'on peut moudre et ajouter en petites quantités à certains plats pour leur donner de la saveur et des éléments nutritifs. (Utiliser avec précaution car sa teneur en iode est très élevée.)

végétalien: personne qui ne mange aucun produit animal comme la viande, le poisson, la volaille, les œufs, le lait ou les produits laitiers.

végétal marin de Nouvelle-Écosse de culture biologique: végétal marin ou algue rouge-violet, riche en oligo-éléments rares comme l'ubium, l'iode et le bore; aliment alcalifiant qui contient un éventail bien équilibré de micro-éléments nutritifs de source marine. *Voir aussi* petit goémon de Nouvelle-Écosse.

«vidangeur» de radicaux libres: substance qui expulse ou détruit les radicaux libres.

xénobiotique: produit chimique ou composé étranger à l'organisme qui provoque un stress métabolique nuisant au bon fonctionnement des cellules saines; exemples: les analgésiques, les pesticides, les agents de conservation des aliments, les colorants, les drogues et les médicaments.

Annexe 1 Publications et autres ressources

Les bulletins de nouvelles suivants contiennent de l'information constamment remise à jour, qui permet de se tenir au courant des recherches actuelles en alimentation et de leurs applications pratiques aux programmes axés sur les superaliments.

1. *Health and Healing*
   Par Julian Whitaker, M.D.   Mensuel
   Téléphone: (800) 539-8219   Abonnement annuel: 39,95 $US
                                     Abonnement pour deux ans: 79,90 $US

   Cette publication d'un enthousiasme communicatif est pleine de renseignements, pratique et encourageante. Présentée dans un style facile à comprendre, elle contient de l'information scientifique, provenant de sources fiables, qui est toujours d'actualité. C'est un bulletin absolument indispensable à tous!

2. *The Green Times*
   Par greens+ Canada   Trimestriel, sans frais au Canada
   Téléphone: (800) 258-0444

   Cette publication présente des idées nouvelles sur la façon d'incorporer des superaliments et des breuvages verts nutritifs à votre alimentation quotidienne. Les articles sont pleins de renseignements provenant de sources fiables et faciles à lire. La présentation et le style sont de grande qualité. Ce bulletin contient des conseils et des renseignements pratiques d'une grande actualité sur la nutrition.

3. *The Greens Super News*
   Par Orange Peel Enterprises, Inc.   Bimensuel, sans frais aux États-Unis
   Téléphone: (800) 643-1210

   Cette publication présente des idées nouvelles sur la façon d'incorporer des superaliments et des breuvages verts nutritifs à votre alimentation quotidienne. Les articles fournissent des explications concernant différents superaliments et les avantages pour la santé d'en consommer quotidiennement. Ce bulletin constitue une mine de renseignements exacts et pratiques et donne un aperçu des plus récentes recherches scientifiques dans le domaine de la nutrition.

4. *Life Extension Magazine*
   Par The Life Extension Foundation   Abonnement annuel: 75 $US
   Téléphone: (800) 544-4440   Abonnement pour deux ans: 135 $US

   La Life Extension Foundation est un organisme sans but lucratif qui vise à recueillir des fonds pour la recherche en gérontologie. Son bulletin offre des comptes rendus de rapports de recherches faciles à lire sur les moyens de vivre plus longtemps et en meilleure santé. Il contient aussi des articles de fond sur le thème de la longévité. Le montant de l'abonnement vous permet d'acheter des produits à prix réduits pour les membres seulement.

5. *Health Realities*
   Par Queen and Co.   Trimestriel
   Téléphone: (719) 598-4968   Abonnement annuel: 50 $US
                                    Abonnement pour deux ans: 95 $US

Ce bulletin d'une qualité exceptionnelle s'adresse aux professionnels de la santé et aux étudiants sérieux qui s'intéressent au domaine de la santé et de la nutrition. Sa lecture est fortement recommandée.

6. *Clinical Pearls*
   Par ITServices   Mensuel
   Téléphone: (916) 483-1085   Abonnement annuel: 109 $US

   Ce bulletin ne s'adresse qu'à des lecteurs avertis. Il contient des comptes rendus de 50 à 60 travaux de recherches effectués à travers le monde, clairement présentés avec des commentaires de l'éditeur dans la moitié des cas. Il est fortement recommandé à ceux qui veulent se tenir au courant des recherches et des résultats cliniques les plus récents en matière de nutrition.

7. *Townsend Letter for Doctors and Patients*
   Éditeurs: Jonathan Collin, M.D.   Abonnement annuel: 49 $US
   et Alan Gaby, M.D.   Abonnement pour deux ans: 88 $US
   Téléphone: (360) 385-6021

   Ce magazine de 150 pages paraît 10 fois par an et renferme des articles rédigés par différents auteurs. Chaque numéro couvre une vaste gamme de sujets importants dans le domaine de l'alimentation.

8. *Natural Solutions*
   Par Transitions for Health   Trimestriel
   Téléphone: (800) 888-6814   Abonnement pour un an: 15,95 $US
   L'abonnement est gratuit si vous commandez n'importe lequel de leurs excellents produits.

   La lecture de ce bulletin est indispensable pour les femmes, en particulier celles qui ont atteint l'époque de la ménopause ou la périménopause. Il contient des articles pertinents sur la santé au féminin et beaucoup de solutions pratiques (comment faire pour...). Il suffit de téléphoner à cet organisme pour recevoir un numéro gratuit. Transitions for Health se spécialise dans ce qui se fait de mieux en matière de produits alimentaires pour femmes.

9. *Health World*
   Cette excellente ressource informatique sur les médecines douces et un accès gratuit à Medline, une imposante banque de données sur l'alimentation. Il vous suffit de taper http://healthy.net

10. *International Health News*
    Par Hans R. Larsen, M. Sc.   Mensuel
    Accès Internet: Abonnement annuel: 25 $CAN; 20 $US
    http://www.com/healthnews/

    Ce bulletin de qualité présente des rapports de recherches concis et basés sur des sources autorisées dans les domaines de la santé, de l'alimentation et de la médecine.

11. *Colgan Chronicles*
    Par Michael Colgan, Ph.D.   Huit numéros par année
    Téléphone: (800) 668-2775   Abonnement: 64 $US

    Cette publication sérieuse et digne de foi porte principalement sur la santé et la forme physique. On y trouve, avec quelques touches d'humour, des trucs nouveaux pour ceux qui cherchent à atteindre et à maintenir un rendement physique optimal.

12. *Vitalité Québec Mag*
    Téléphone: (514) 990-6040

    Ce bimensuel a pour but d'informer les consommateurs soucieux d'améliorer leur santé. Il est disponible gratuitement dans tous les bons magasins d'aliments naturels. Daniel-J. Crisafi, coauteur de ce livre, en est le rédacteur en chef.

Annexe 2 Sources de produits rajeunissants fabriqués avec des superaliments

Les breuvages verts

Les breuvages verts de qualité dont il est question dans cet ouvrage sont disponibles dans les principaux magasins d'alimentation naturelle en Amérique du Nord. Si vous avez besoin d'aide pour trouver le magasin le plus près de chez vous ou que vous désirez plus d'informations sur le sujet, communiquez avec les entreprises suivantes.

Au Canada
1. greens+ Canada
   317, rue Adelaide Ouest, bur. 503
   Toronto (Ontario) M5V 1P9
   Téléphone: (800) 258-0444
   Pour des renseignements sur les magasins de votre région ou sur GREENS+. Le service est disponible en français à ce numéro.

Aux États-Unis
2. Orange Peel Enterprises, Inc.
   2183 Ponce de Leon Circle
   Vero Beach, FL 32960
   Téléphone: (800) 643-1210
   Pour des renseignements sur les magasins de votre région ou sur GREENS+.

3. Healthy Directions, Inc.
   7811 Montrose Road
   Potomac, Maryland 20854-3394
   Téléphone: (800) 722-8008, poste 2194E
   Pour des renseignements sur FIBER

GREENS+ et le **Greens** du docteur Whitaker.

4. Transitions for Health
   621 SW Alder, Suite 900
   Portland, Oregon 97205
   Téléphone: (800) 888-6814
   Pour des renseignements sur **Easy Greens.**

5. Life Extension Foundation
   P.O. Box 229120
   Hollywood, Florida 33022-9120
   Téléphone: (800) 544-4440
   Pour des renseignements sur **Herbal Mix.**

6. Green Foods Corporation
   318 North Graves Avenue
   Oxnard, California 93030
   Téléphone: (805) 983-7470
   Pour des renseignements sur **Green Magma.**

Des renseignements sur les produits de culture biologique

Mothers & Others for a Liveable Planet
40 West 20th Street
New York, New York 10011
Téléphone : (212) 242-0010

Les produits alimentaires spéciaux sont disponibles dans la plupart des magasins d'alimentation naturelle et dans quelques supermarchés. Si vous ne trouvez pas certains d'entre eux dans votre région, communiquez avec un des organismes suivants :

Pour l'ensemble des produits naturels et les aliments hypoallergènes :

Allergy Resources Inc.
P.O. Box 444, 6 Main Street
Guffey, Colorado 80820
Aux É.-U. ou au Canada : (800) 873-3529

Pour certains produits de culture biologique, par exemple des noix, des graines et des fruits séchés :

Walnut Acres
Penns Creek, Pennsylvania 17862
Aux É.-U. ou au Canada : (800) 433-3998

Les suppléments de multi-vitamines-minéraux-antioxydants

Je recommande fortement de prendre quotidiennement un supplément multivitaminique provenant de sources naturelles. Vous en trouverez plusieurs sortes à votre magasin d'alimentation naturelle. Assurez-vous que le supplément que vous choisirez contient :
- du bêta-carotène dérivé d'une source naturelle renfermant la gamme complète des caroténoïdes naturels comme l'alpha-carotène, la lutéine, la zéaxanthine et la cryptoxanthine ;
- de la vitamine E dans un complexe comprenant tous les tocophéryls naturels comme le d-alpha tocophéryl, le bêta tocophéryl, le gamma tocophéryl, etc. ;
- du sélénium et du picolinate de chrome dans des doses de 200 microgrammes chacun ; leur source provient de Nutrition 21.

Si vous ne pouvez pas trouver de formule aussi complète appelez :

Au Canada
Supplements Plus
Téléphone : (800) 387-4761

Aux États-Unis
Healthy Directions, Inc.
Téléphone : (800) 722-8008, poste 2194E

Healthy Directions offre deux produits qui ont récemment obtenu un prix, le New Product Award de 1997. Le premier, appelé MEMORY ESSENTIALS, aide à conserver la vivacité et l'acuité mentales et prévient le vieillissement du cerveau. Le second, VISION ESSENTIALS, est un système révolutionnaire de soutien de la vue qui prévient la dégénérescence maculaire et favorise la santé optimale de l'œil et une excellente vision.

Des ressources pour les femmes

Pour le matériel nécessaire aux tests de salive, d'hormones, de masse osseuse, d'allergies alimentaires et d'ostéoporose, communiquez avec:

Great Smokies Diagnostic Laboratory
Au Canada: (800) 268-6200.   *Aux États-Unis*: (800) 522-4762.

Il existe un groupe de pharmacies réunies qui fabriquent des produits naturels «sur mesure» pour la santé hormonale des femmes. En téléphonant au numéro indiqué, vous obtiendrez des conseils et des explications de vive voix et on vous enverra de la documentation sur les produits hormonaux naturels qui peuvent être substitués à la thérapie de remplacement hormonal (TRH). On vous donnera également de l'information sur les médecins de votre région qui prescrivent des hormones naturelles. Communiquez avec l'International Academy of Compounding Pharmacists, qui vous fournira le nom du pharmacien de leur association le plus près de chez vous.

Au Canada et aux États-Unis, téléphonez au (800) 927-4227.

Si vous désirez une pommade de qualité supérieure contenant plus de 400 mg de progestérone par 30 g (une once) de substance, adressez-vous à:

Transitions for Health   *Au Canada et aux États-Unis*: (800) 888-6814.

Les livres

Take Charge of Your Body (Woman's Health Advisor)
par Carolyn DeMarco, M.D.
Prix: 25 $ (incluant tous les frais d'expédition)
Au Canada et aux États-Unis: (800) 387-4761.

Véritable mine de renseignements sur la santé, cet ouvrage destiné aux femmes leur fournit des explications détaillées sur des questions qui les concernent exclusivement et comporte un vaste répertoire de ressources. Une lecture incontournable!

Natural Woman, Natural Menopause
par Marcus Laux, M.D., et Christine Conrad
Harper Collins (New York), 1997

Ce livre merveilleux encourage les femmes à considérer la ménopause comme un processus de transformation constructif pour développer tous les aspects de leur féminité.

Comment faire germer ses superaliments

Le maître incontesté de la germination domestique est Steve Meyerowitz, surnommé affectueusement «the Sproutman». Dans son livre, *Sprouts, The Miracle Food*, il explique en détail sa méthode de germination étape par étape. Vous trouverez cet ouvrage ainsi que des trousses de germination ou des graines et des céréales de culture biologique à faire germer dans votre magasin d'alimentation naturelle. Si vous ne pouvez vous procurer ce livre ou le matériel dont vous avez besoin, communiquez avec une de ces entreprises:

Au Canada
Alive Books, (604) 435-1919

Aux États-Unis
The Sprout House, (413) 528-5200

Évaluation biologique

Pour faire suivre de près le pH de votre sang veineux, de votre salive et de votre urine, adressez-vous à :

Au Canada
The Holistic Alternative
Caron DeVita, (604) 925-8942

Aux États-Unis
Partners in Wellness
Carone Scott, (425) 558-9339

Les sources de papier à déterminer le pH

Au Canada
greens+ Canada
(800) 258-0444

Aux États-Unis
Orange Peel Enterprises, Inc.
(800) 643-1210

Comme il y a de plus en plus d'agents de conservation chimiques, d'agents hydratants, de matières grasses hydrogénées, de glutamate monosodique, d'édulcorants et d'autres sous-produits de l'industrie pétrochimique dans les aliments que nous consommons quotidiennement, je vous recommande fortement de lire un petit livre de poche qui vous en dira long sur la vraie nature des saveurs, des couleurs et des agents de conservation artificiels. Vous vous y retrouverez plus facilement dans l'examen des étiquettes de produits grâce à *Your Personal Nutritionist : Food Additives*, d'Ed Blonz (Signet, 1997, 4 $US ou 5,50 $CAN).

Tribunes téléphoniques sur la santé et les soins médicaux

- Alcool et drogues : (800) 252-6465
- Alimentation et diététique : (800) 366-1655
- Information sur la prostate : (800) 543-9632
- Réseau pesticides : (800) 858-7378
- Anorexie nerveuse (désordres de l'alimentation) : (503) 344-1144
- Fondation de recherches sur les propriétés des plantes : (800) 748-2617

Tribune téléphonique sur les médecines douces

Je vous encourage à faire partie de la Health Action Network Society (HANS), un bureau central international de renseignements sur la santé par des méthodes naturelles. La cotisation annuelle s'élève à 25 $US ou à 35 $CAN. Pour obtenir des numéros de téléphone, des renseignements sur les thérapies douces, sur les groupes d'auto-assistance, etc., faites le (888) 437-4267 sans frais ou le (604) 435-0512 ; par courrier électronique : hans@.hans.org ou sur Internet : http://www.hans.org

Les troubles déficitaires de l'attention et les troubles d'apprentissage

Au Canada, communiquez avec le Children and Adults With Attention Deficit Disorders au (604) 222-4043 et aux États-Unis au (954) 587-3700 ou au (800) 233-4050.

Personnellement, je m'adresse toujours au Center for New Discoveries in Learning, à Windsor en Californie. Téléphonez au (707) 837-8180 et demandez le livre publié par cet organisme, *What's Food Got To Do With It*. Deux personnes extrêmement dévouées, le Dr Sandra Hills, N.D. et Pat Wyman, M.A., sont au cœur de toutes les activités du centre. Elles ont participé à la création de régimes alimentaires, de cassettes, de brochures et de vidéos très appréciés, conçus pour vous aider à favoriser le développement de vos enfants naturellement. Elles conseillent de suivre le programme alimentaire axé sur les superaliments que je recommande pour tous les cas de troubles déficitaires de l'attention et les troubles d'apprentissage.

Les livres de cuisine recommandés

Jane Fonda, *Cooking For Healthy Living*, Turner Publishing, 1996.

Bessie Jo Tillman, M.D., *The Natural Healing Cookbook*, Rudra Press, 1995.

Mille et une recettes santé, Ligue internationale de la Lèche, 1987.

Guide de l'alimentation saine et naturelle, éd. Renée Frappier, Asclépiade, 1987.

Danièle Starenkyj, *Le Bonheur du végétarisme*, éd. Orion, 1985.

Anne Gardon, *La Cuisine naturellement*, éd. de l'Homme, 1995.

Anne Lindsay, *Bonne table, bon sens*, éd. de l'Homme, 1997.

Les livres de cuisine naturelle pour vivre en santé de Jeanne-Marie Martin sont des chefs-d'œuvre qui combinent de délicieuses recettes pleines d'imagination avec des renseignements de grande valeur venant d'un chef extraordinaire. Citons :

- *All Natural Allergy Cookbook*
- *Complete Candida Yeast Guidebook*
- *Eating Alive* (en collaboration avec John Matsen, N.D.)
- *For the Love of Food*
- *Hearty Vegetarian Soups & Stews*
- *Light Cuisine*
- *Recipes for Romance*
- *Return to the Joy of Health* (en collaboration avec Zoltan Rona, M.D.)
- *Vegan Delights*

Téléphone : *Au Canada :* Alive Books, (604) 435-1919

Aux États-Unis : Nutri-Books, (303) 778-8383

Les cliniques de santé

Les cliniques suivantes offrent des programmes applicables lors d'un séjour en établissement. Vous pouvez y obtenir une évaluation, suivre un traitement ou des cours, assister à des séances de motivation, faire de l'exercice ou découvrir des programmes alimentaires axés sur les superaliments.

Au Canada
Centre de santé Eastman
Chemin de la diligence, Eastman (Québec)
Téléphone: (514) 297-3009

Le centre offre une gamme complète de services pour se détendre, retrouver son énergie et sa santé. Des conseillers sont présents pour vous aider.

Centre de soins naturels Opal
Lac Simon (Chénéville, Québec)
Téléphone: (819) 428-1776

Ce centre de santé se spécialise dans les programmes de désintoxication. Supervisé par une naturopathe allemande, le centre offre, entre autres, la fameuse cure de jus du Dr Breuss.

Pour d'autres cliniques au Québec ou pour obtenir le nom d'un naturopathe diplômé au Québec, contactez l'Association des diplômés en naturopathie du Québec ou l'École d'enseignement supérieur de naturopathie du Québec au (514) 270-7529.

Eco-Med Wellness Centre
Parksville (Colombie-Britannique)
Téléphone: (250) 468-7133

Le personnel est dirigé par le docteur Stephen Kaprouski, N.D.

Mountain Trek Fitness Retreat & Health Spa
Nelson (Colombie-Britannique)
Téléphone: (800) 661-5161 ou sur Internet: http://www.hiking.com

Le personnel comprend un médecin naturopathe diplômé (N.D.) à plein temps, et un bon nombre de professionnels de la santé. On y trouve une vaste gamme de thérapies douces basées sur les recherches les plus récentes en matière de santé.

Aux États-Unis
The Whitaker Wellness Institute
4321 Birch Street, Suite 100
Newport Beach (California) 92660
Téléphone: (714) 851-1550

Le personnel, dirigé par le Dr Julian Whitaker, comprend aussi d'autres médecins.

En Europe
Nowo Balance Klinik Bruneck
Tegernsee (Allemagne)
Téléphone: 011-49-802-98-765 ou 011-49-802-98-235

Le personnel comprend le Dr Christiane May Ropers et le professeur David Schweitzer, Ph.D., M.D.

Des trucs concernant les superaliments

Le mille-pertuis

Si vous vous sentez déprimé, essayez le mille-pertuis. Cette herbe n'agit que dans les cas de dépression légère ou modérée et on ne devrait pas s'en servir pour soigner des dépressions graves. La plupart des professionnels de la santé recommandent d'en prendre une capsule de 300 milligrammes trois fois par jour, mais l'effet ne commence à se faire sentir qu'au bout de quatre à six semaines.

Le SAMe

Si vous vous sentez déprimé, consultez un professionnel de la santé et essayez le SAMe (S-adénosyl-méthionine) qui soulage la dépression en une semaine ou moins. Il s'agit d'une forme activée d'un acide aminé, la méthionine, qui se transforme naturellement dans l'organisme en un autre acide aminé, la cystéine. Prenez-en 600 milligrammes par jour pendant deux semaines et 400 milligrammes par jour par la suite.

Pour vous procurer ce produit, adressez-vous à The Life Extension Foundation.

Au Canada et aux États-Unis, téléphonez au (800) 544-4440.

L'homocystéine

Les aliments riches en protéines, comme la viande, contiennent un acide aminé appelé méthionine qui se transforme en un autre acide aminé, l'homocystéine. Chez les hommes comme chez les femmes, des quantités excessives d'homocystéine endommagent les parois des artères et peuvent laisser de profondes cicatrices sur leur face interne. Le cholestérol s'accumule alors dans ces vaisseaux abîmés, ce qui peut entraîner des obstructions fatales. Dans un programme alimentaire axé sur les superaliments, la consommation de fruits, de légumes, de fèves, de légumineuses, de céréales complètes et de protéines maigres, tous riches en vitamine B_{12}, en vitamine B_6 et en acide folique, permet de prévenir l'accumulation d'homocystéine. Pour plus de protection, assurez-vous que votre supplément de multi-vitamines-minéraux-antioxydants renferme au moins 50 à 75 milligrammes de vitamine B_6, 100 microgrammes de vitamine B_{12} et 400 microgrammes d'acide folique et vous éviterez que ce phénomène se produise dans vos artères.

Les groupes sanguins

Chaque personne a des besoins alimentaires particuliers ainsi que des forces et des faiblesses inhérentes sur le plan biochimique dues à des variations génétiques. Bref, nous avons tous une composition biochimique différente de celles des autres. Pour décrire cette variation des réserves nutritives selon les individus, le professeur Roger Williams, de la University of Texas, a inventé l'expression « individualité biochimique ».

Chacun doit donc procéder à des adaptations de son programme alimentaire personnel axé sur les superaliments pour satisfaire les besoins spécifiques de sa propre individualité biochimique. Pour parfaire votre programme, vous pouvez, entre autres possibilités, travailler en étroite collaboration avec un professionnel de la santé compétent qui vous aidera à déterminer votre groupe sanguin. Le D\u02b3 Peter D'Adamo a rédigé un ouvrage traitant précisément de ce sujet (*Eat Right 4 Your Type*, Putnam, 1997), dans lequel il décrit les quatre groupes sanguins en fonction des besoins nutritifs des personnes qui appartiennent à chacun d'eux.

Groupe O	Ces personnes requièrent plus de protéines que les autres et moins de glucides comme les céréales.
Groupe A	Une alimentation végétarienne riche en glucides et faible en matières grasses convient très bien à ces personnes.
Groupe B	Ces personnes devraient consommer une grande variété de haricots, de céréales, de légumineuses, de légumes et de fruits. Elles supportent bien la viande.
Groupe AB	La consommation de quantités modérées de protéines, de matières grasses et de glucides est tout indiquée pour ces personnes.

Si vous connaissez votre groupe sanguin, vous pouvez adapter votre programme alimentaire de façon à tenir compte de vos besoins nutritifs quotidiens.

Références bibliographiques

Chapitre 1 Manger pour être en meilleure santé

BLONDIL, Alain. *La Méthode Kousmine,* Association médicale Kousmine, Genève (Suisse), 1989.

CONNER, M. et coll. «Primitive Diets of our Ancestor», *New England Journal of Medicine,* 31 janvier 1985, p. 4-8.

MASORO, E.J. «Assessment of Nutritional Components in Prolongation of Life and Health By Diet», *Proceedings of the Society for Experimental Biology and Medicine,* n° 193, 1990, p. 31-34.

SMITH, L. «Primitive Diet Health Today», *Health Naturally Magazine,* octobre-novembre 1993, p. 22-25.

SUBAR, A.F. et coll. «Fruit and Vegetable Intake in the United States: The Baseline Survey of the Five a Day for Better Health Program», *American Journal of Health Promotion,* vol. 9, n° 5, 1995, p. 352-360.

VOET, D., VOET, J.G. «Enzymes», dans *Biochemistry,* New York (NY), John Wiley and Sons, 1990, p. 316-328, 355-390.

Chapitre 2 Une introduction aux superaliments

ARMSTRONG, B., DOLL, R. «Environmental Factors and Cancer Incidence and Mortality in Different Countries With Specific Reference To Dietary Practices», *International Journal of Cancer,* n° 15, 1975, p. 617-631.

«Cancer: What You Eat Can Affect Your Risk», *Mayo Clinic Health Newsletter,* septembre 1995.

CANFIELD, I.M., FORAGE, J.W., VALENZUELA, J.G. «Carotenoids as Cellular Antioxidants», *Proceedings of the Society for Experimental Biology and Medicine,* n° 200, 1992, p. 260-265.

HAYFLICK, L. *How And Why We Age,* New York (NY), Ballantine Books, 1994, p. 222-262.

LEWIS, M.A. «Cancer-Protective Factors in Fruits and Vegetables: Biochemical and Biological Background», *Pharmacology and Toxicology,* n° 725, 1993, p. 116-134.

«More Than a Hill of Beans: Soy Research Takes Off», *American Institute for Cancer Research Newsletter,* automne 1995.

NEHER, T.O., KOENG, J.Q. «Health Effects of Outdoor Air Pollution», *American Family Physician,* n° 49, 1994, p. 1397-1404.

NORDMANN, R., RIBIERE, C., ROUACH, H. «Implication of Free Radical Mechanisms in Ethanol-induced Cellular Injury», *Free Radical Biology and Medicine,* n° 12, 1992, p. 219-258.

«Those Mighty Phytochemicals: Beyond The Benefits of Broccoli», *Environmental Nutrition Newsletter,* printemps 1995.

ZHANG, Y., TALADY, P., CHO, C.G., POSNER, G.H. «A Major Inducer of Anti-carcinogenic Protective Enzymes From Broccoli», *Proceedings of the National Academy of Sciences,* n° 89, 1992, p. 2399-2403.

Chapitre 3 Consommez des superaliments quotidiennement

BARNARD, N.D. *The Power On Your Plate,* Summerton (TN), Book Publishing Co, 1990, p. 50-132.

BOREK, Carmia. *Maximize Your Life Span With Antioxidants*, New Canaan (CT), Keats Publishing, 1995, p. 45-75.

GROVER, S.A. et coll. «Life Expectancy Following Dietary Modification or Smoking Cessation», *Archives of International Medicine*, n° 154, 1994, p. 1697-1704.

GROWER, J.D. «A Role For Dietary Lipids and Antioxidants in the Activation of Carcinogens», *Free Radical Biology and Medicine*, n° 5, 1988, p. 95-111.

MASORO, E.J. «Assessment of Nutritional Components in Prolongation of Life and Health By Diet», *Proceedings of the Society for Experimental Biology and Medicine*, n° 193, 1990, p. 31-34.

MURRAY, M.T. *The Healing Power of Herbs*, Rocklin (CA), Prima Publishing, 1995.

WANG, H. et coll. «Total Antioxidant Capacity of Fruits», *Journal of Agriculture and Food Chemistry*, n° 44, 1996, p. 701-705.

WHITAKER, J. *Hypertension Report*, Potomac (MD), Philips Publishing, 1997, vol. 1, p. 39-44.

Chapitre 4   Les breuvages verts : une assurance-vie alimentaire

BALCH, J.F., BALCH, P.A. *Prescriptions for Nutritional Healing*, Garden City Park (NY), Avery Publishing Group, 1997.

BEWICKE, D., POTTER, B.A. *Chlorella the Emerald Food*, Berkeley, Ronin Publishing, 1984.

CHAUVIN, Rémy. *La Ruche et l'homme*, La Vie Claire, Paris (France), 1987.

DONADIEU, Yves. *Le Pollen*, Maloine, Paris (France), 1987.

DONSBACH, K.W. *Alfalfa*, Rosarito Beach, Baja California (Mexique), Wholistic Publications, 1988.

HAGIWARA, Y. *Green Barley Essence*, New Canaan (CT), Keats Publishing, 1986.

HENRIKSON, R. *Spirulina*, Laguna Beach (CA), Ronore Ent., 1989.

HILLS, S., WYMAN, P. *What's Food Got To Do With It?*, Windsor (CA), The Center for New Discoveries in Learning, 1997.

HOBBS, C. *Milk Thistle*, Capitola (CA), Botanica Press, 1987.

MOORHEAD, Kelly et Helen MORGAN. *La Spiruline. Une force de la nature*, Cyanotech, Honolulu (HI), 1995.

«Phytochemical Properties of Cancer-fighting Foods», *Harvard Health Letter*, Green Revolution (supplément spécial), 1er avril 1995.

SEHNERT, K.W. «The Garden Within», *Health World Magazine*, n° 52, novembre 1989, p. 63-67.

WEIL, A. «Beyond Ritalin», *Self-Healing Newsletter*, mars 1997, p. 1-6.

WHITAKER, J. «This Green Drink Can Help Arthritis», *Health and Healing Newsletter*, vol. 5, n° 1, janvier 1995.

WHITAKER, J. «My Program For People With ADD», *Health and Healing Newsletter*, vol. 7, n° 3, mars 1997, p. 4-6.

Chapitre 5   L'équilibre acido-basique
Première partie : L'acide fait fonctionner les piles mais pas votre organisme

BRODAN, V. et coll. «Effects of Sodium Glutamine Infusion On Ammonia Formation During Intense Exercise In Man», *Nutrition Report International*, n° 9, 1974, p. 223-235.

DANFORTH, W.H. «Activation of Glycolytic Pathways In Muscle», *Circulation*, New York (NY), Academic Press, 1965, p. 285-298.

GUYTON, A.C. *Textbook of Medical Physiology*, 7e éd., Philadelphia, W.B. Saunders Co., 1986, p. 410-492.

ITODGMAN, C.D. et coll. *Handbook of Chemistry and Physics*, 40e éd., Cleveland, Chemical Rubber Pub. Co., 1958, p. 1700-1749.

KIRKPATRICK, C.T. (sous la dir. de). *Illustrated Handbook of Medical Physiology*, New York (NY), John Wiley and Sons, 1992, p. 340-385.

PORTER, R., WHELAN, J. (sous la dir. de). «Human Muscle Fatigue Physiological Mechanism», Londres (Grande-Bretagne), Ditmur Medical, 1981.

WHITFIELD, J.F. *Calcium Cell Cycles and Cancer*, New York (NY), CRC Press, 1990.

YANICK, P. «Functional Medicine Update», *Townsend Letter for Doctors*, mai 1995, p. 34-40.

Deuxième partie : Comment les aliments influent sur votre équilibre acido-basique

AIHARA, H. *Acid and Alkaline*, Oroville (CA), George Oshawa Macrobiotic Foundation, 1986.

BLACK, R. «Metabolic Acid-base Disturbances», *Intensive-Care Medicine*, sous la dir. de IRWIN, R. et coll., Boston, Little Brown, 1985, p. 596-609.

FLESSNER, M., KNEPPER, M. *Renal Acid-base Balance in Disease of the Kidney*, 5e éd., vol. 1, Boston, Little Brown, 1983, p. 207-232.

FOGELMAN, A.M. «From Fatty Streak to Myocardial Infarction: An Inflammatory Response to Oxidized Lipids», *Circulation*, 2e partie, octobre 1994, p. 1-8.

MANZ, F., SCHMIDT, H. «Retrospective Approach To Explain Growth Retardation and Urolithiasis in a Child With Long-term Nutritional Acid Loading», *Z-Ernahrungswiss*, vol. 31, n° 2, juin 1992, p. 121-129.

MORTER, M.T. *Dynamic Health*, Rogers (AR), Morter Health System, 1997, p. 275-299.

QUEEN, H.L. «Free Radical Therapy», 4e partie: «Acidemia and Free Calcium Excess», *Health Realities*, vol. 13, n° 4, 1994, p. 1-56.

THODE, J. et coll. «Evaluation of New Semi-automatic Electrode System for Simultaneous Measurement of Ionized Calcium and pH», *Scandinavian Journal Clinical Laboratory Investigation*, vol. 4, n° 5, septembre 1982, p. 407-415.

Chapitre 6   Une superboisson d'une grande efficacité : l'eau !

BATMANGHELIDJ, F. *Your Body's Many Cries For Water*, Falls Church (VA), Global Health Solutions, 1995, p. 13-75.

DAHL, L.K. «Salt and Hypertension», *American Journal of Clinical Nutrition*, n° 25, 1972, p. 231-244.

DYCKNER, T., WESTER, P.O. «Potassium-Magnesium Depletion in Patients With Cardiovascular Disease», *American Journal of Medicine*, n° 82 (suppl. 3A), 1987, p. 111-117.

ESPINER, E.A. «The Effect of Stress on Salt and Water Balance», *Bailliere's Clinical Endocrinology and Metabolism*, vol. 1, n° 2, 1987, p. 370-395.

GOLDSTEIN, D.J. et coll. «Increase In Mast Cell Number and Altered Vascular Permeability in Thirsty Rats», *Life Sciences*, n° 60, 1987, p. 1591-1602.

HUMES, H.D. «Disorders or Water Metabolism, Fluids and Electrolytes», *American Journal of Physiology*, 1986, p. 118-149.

ROBERTSON, R.P., CHIN, M. «A Role for Prostaglandin E in Defective Insulin Secretion and Carbohydrate Intolerance in Diabetes Mellitus», *Journal of Clinical Investigations*, n° 60, 1973, p. 747-753.

Chapitre 7   Colorez votre assiette avec des superaliments

COLBIN, A. *Food and Healing*, New York (NY), Ballantine Books, 1986, p. 148-196.

DIAMOND, H. *You Can Prevent Breast Cancer*, San Diego, Pro Motion Publishing, 1995, p. 197-210.

TRÉBEN, Marie. *La Santé à la pharmacie du Bon Dieu*, Ennsthaler, Steyr (Autriche), 1991.

VOGEL, A. *Le Petit Docteur*, éd. Jean-René Fleming, Genève (Suisse), 1991.

WEIL, A. *Spontaneous Healing*, New York, Ballantine Books, 1996, p. 136-153.

WHITAKER, J. *Is Heart Surgery Necessary?*, Washington (DC), Regnery Publishing, 1996, p. 144-160.

Chapitre 8   La désintoxication

AIROLA, Paavo. *How To Get Well*, Health Plus, Phoenix (AZ), 1982.

BLONDIL, Alain. *La Méthode Kousmine*, Association médicale Kousmine, Genève (Suisse), 1989.

CHAUVIN, Rémy. *La Ruche et l'homme*, La Vie Claire, Paris (France), 1987.

CRISAFI, Daniel. *Candida albicans*, Forma, Montréal (Québec), 1992.

DONADIEU, Yves. *Le Pollen*, Maloine, Paris (France), 1987.

MAGNY, Jean-Claude. *La Naturopathie apprivoisée*, Éditions de Mortagne, Boucherville (Québec), 1996.

MÉRIEN, Désiré. *Les Clefs de la revitalisation*, Éditions Dangles, 1985.

MOORHEAD, Kelly et Helen MORGAN. *La Spiruline. Une force de la nature*, Cyanotech, Honolulu (HI), 1995.

PASSEBECQ, André. *Cours d'alimentation saine*, Vie & Action, Vence (France), 1983.

PASSEBECQ, André. *Cours de psychosomatique naturelle*, Vie & Action, Vence (France), 1981.

PASSEBECQ, André. *Les Facteurs naturels de santé*, Vie & Action, Vence (France), 1984.

PASSEBERQ, André. *Initiation à la santé intégrale*, Vie & Action, Vence (France), 1984.

Précis de biochimie Harper (7e édition), Presses universitaires de l'Université Laval, Sainte-Foy (Québec), 1989.

RECKEWEG, Hans-Heinrich. *L'Homotoxicologie*, Aurelia-Verlag, Baden-Baden (Allemagne), 1991.

STIER, Bernard, *Secrets des huiles de première pression à froid*, Maison Orphée, Québec (Québec), 1990.

TRÉBEN, Marie. *La Santé à la pharmacie du Bon Dieu*, Ennsthaler, Steyr (Autriche), 1991.

VASEY, Christopher. *Manuel de détoxication*, Éditions Jouvence, Genève (Suisse), 1992.

VOGEL, A. *Le Petit Docteur*, éd. Jean-René Fleming, Genève (Suisse), 1991.

Chapitre 9 Du carburant pour un rendement optimal

ALBRINK, M.J. «Dietary Fiber, Plasma Insulin, and Obesity», *American Journal of Clinical Nutrition*, n° 31, 1978, p. S277-S279.

ANDERSON, J.W. «Plant Fiber and Blood Pressure», *Annals of International Medicine*, n° 92, 2ᵉ partie, 1983, p. 842.

APARICIO, M. et coll. «Effects of a Ketoacid Diet on Glucose Tolerance and Tissue Insulin Sensitivity», *Kidney International Supplement*, n° 27, 1989, p. S231-S235.

BRISSON, R.J. et coll. «Dietary Fiber in Relation to Prognostic Indicators in Breast Cancer», *Journal of the National Cancer Institute*, n° 8, 1988, p. 819-825.

COLGAN, M., FIELDER, M.S., COLGAN, L. «Micronutrient Status of Endurance Athletes Affects Hematology and Performance», *Journal of Applied Nutrition*, n° 43, 1991, p. 17-36.

FOSTER-POWELL, K., MILLER, J.B. «International Tables of Glycemic Index», *American Journal of Clinical Nutrition*, n° 62, 1995, p. 871S-893S.

HAWLEY, H.P., GORDON, G.B. «The Effect of Long Chain Free Fatty Acids on Human Neutrophil Function and Structure», *Laboratory Investigation*, n° 34, 1976, p. 216-222.

HOLLENBECK, C., REAVEN, G.M. «Variations in Insulin-Stimulated Glucose Uptake in Healthy Individuals With Normal Glucose Tolerance», *Journal Clinical Endocinol Metabolism*, n° 64, 1987, p. 1169-1173.

«How Much Protein Do Athletes Really Need?», *Tufts University Diet and Nutrition Letter*, n° 5, 1987, p. 1.

JENKINS, D.J.A. et coll., «Low-glycemic Index Diet In Hyperlipidemia: Use of Fractional Starchy Foods», *American Journal of Clinical Nutrition*, n° 46, 1987, p. 66-71.

MITROPOULOS, K.A. et coll. «Dietary Fat Induces Changes in Factor VII Coagulant Activity Through Effects on Plasma Stearic Acid Concentration», *Arteriosclerosis and Thrombosis Journal*, n° 14, 1994, p. 214-222.

PASSEBECQ, André. *Cours d'alimentation saine*, Vie & Action, Vence (France), 1983.

Recommended Dietary Allowances, 10ᵉ éd., Westport (CT), National Academy Press, 1989.

REMER, T., MANZ, F. «Estimation of the Renal Net Acid Excretion by Adults Consuming Diets Containing Variable Amounts of Protein», *American Journal of Clinical Nutrition*, n° 59, 1994, p. 1356-1361.

SEARS, B., LAWREN, B. *Enter The Zone*, New York (NY), Harper Collins, 1995.

STIER, Bernard. *Secrets des huiles de première pression à froid*, Maison Orphée, Québec (Québec), 1990.

«Vegetarian Diets: Position Paper of the American Dietetic Association», *Journal of the American Dietetic Association*, n° 88, 1988, p. 351-355.

VON SCHACKY, C., FISCHER, S., WEBER, P.C. «Long Term Effect of Dietary Marine Omega-3 Fatty Acids Upon Plasma and Cellular Lipids, Platelet Function, and Eicosanoid Formation in Humans», *Journal of Clinical Investigation*, n° 76, 1985, p. 1626-1631.

WALLACE, G., BELL, L. (sous la dir. de). *Fiber in Human and Animal Nutrition*, The Royal Society of New Zealand, 1983.

WARD, G.M. et coll. « Insulin Receptor Binding Increased by High-Carbohydrate, Low-fat Diet in Non-Insulin-Dependent Diabetics », *European Journal of Clinical Investigation*, n° 12, 1982, p. 93.

WATSON, R.R. « Immunological Enhancement by Fat-soluble Vitamins, Minerals and Trace Metals : A Factor in Cancer Prevention », *Cancer Detection and Prevention*, n° 9, 1986, p. 67-77.

Chapitre 10 Dites adieu aux régimes

BEUNETT, W., GURN, J. *The Dieter's Dilemma*, New York (NY), Basic Books, 1982.

CARLTON, A., LILLIOS, I. « The Fattening of America », *Journal American Dietetic Association*, n° 86, 1986, p. 367-368.

« Does It Matter What You Weigh ? », *Newsweek*, 21 avril 1997.

« Fat Times », *Time Magazine*, 16 janvier 1995.

KERN, P.A. et coll. « Lipoprotein Lipase as the Mechanism For Collecting Digested Fat », *New England Journal of Medicine*, n° 322, 1990, p. 1053.

PAVLOU, K.N. « Muscle Burns Fat », *Medical Science Sports and Exercise*, n° 17, 1985, p. 466-471.

SCHYLTZ, Y., FLATT, J.P. « Body Fat Retention and Eating Fat », *American Journal of Clinical Nutrition*, n° 50, 1989, p. 307-314.

SIMOPOULOS, A., WURTMAN, R.J. (sous la dir. de). *Human Obesity*, New York (NY), New York Academy of Sciences, 1987.

STORLIEN, L.H. « Flax Oil Helps To Lose Fat », *Science*, n° 237, p. 885.

WADE, G.N. « Eating and Gaining Weight », *Physiological Behavior*, n° 29, 1983, p. 710.

Chapitre 11 Une santé optimale par l'exercice

CADE, R. et coll. « Effect of Aerobic Exercise Training on Patients With Systemic Arterial Hypertension », *American Journal of Medicine*, n° 77, 1984, p. 785-790.

DULBO, A.G., MILLER, D.S. « Ephedrine, Caffeine and Aspirin : Over-the-counter Drugs That Interact To Stimulate Thermogenesis in the Obese », *Nutrition*, n° 5, 1989, p. 7.

LAWSON, S. et coll. « Effect of a 10-week Aerobic Exercise Program on Metabolic Rate, Body Composition, and Fitness In Lean, Sedentary Females », *British Journal of Clinical Practice*, n° 41, 1987, p. 684-688.

LENNON, D. et coll. « Diet and Exercise Training Effects on Resting Metabolic Rate », *International Journal of Obesity*, n° 9, 1985, p. 39-47.

PRIGOGINE, I., STENGER, I. *Order Out Of Chaos : Man's New Dialogue With Nature*, New York (NY), Bantam Books, 1984.

SCARAVELLI, V. *Awakening The Spine*, San Francisco, Harper Collins, 1996.

WOOLF-MAY, K. et coll. « Effects of an 18-Week Walking Program on Cardiac Function In Previously Sedentary or Relatively Inactive Adults », *British Journal of Sports Medicine*, n° 31, 1997, p. 48-53.

ZUSMAN, R.M. «Alternative Antihypertensive Therapy», *Hypertension*, n° 8, 1986, p. 837-842.

Chapitre 12 Respirez pour vous détendre et gérer votre stress

BENSON, H., PROCTOR, W. *Beyond The Relaxation Response*, Berkeley (CA), Putnam-Berkeley, 1984.

DAVIS, M. et coll. *The Relaxation and Stress Reduction Workbook*, 4e éd., Oakland (CA), New Harbinger Publications, 1995.

ELIOT, R.S. *From Stress To Strength: How To Lighten Your Load And Save Your Health*, New York (NY), Bantam Books, 1994.

HENDRICKS, G. *Conscious Breathing*, New York (NY), Bantam Books, 1995.

PASSEBECQ, André. *Les Facteurs naturels de santé*, Vie & Action, Vence (France), 1984.

PASSEBECQ, André. *Initiation à la santé intégrale*, Vie & Action, Vence (France), 1984.

SOVIK, R. «Channel Breathing Purification», *Yoga International*, fév.-mars 1997.

WEISSLER, V. *Transforming Stress Into Stillness*, cassettes de relaxation; pour information, composez le (800) 826-1550.

Chapitre 13 Superaliments et super-nutrition pour les femmes

ARNOLD, S. et coll. «Synergistic Activation of Estrogen Receptors with Combinations of Environmental Chemicals», *Science*, n° 272, 1996, p. 1489-1492.

BENOWITZ, N.L. «Clinical Pharmacology of Caffeine», *Annual Review of Medicine*, n° 41, 1990, p. 277-288.

BRISSON, R.J. et coll. «Dietary Fat In Relation To Prognostic Indicators In Breast Cancer», *Journal of the National Cancer Institute*, n° 8, 1988, p. 819-825.

CHOU, T. «Wake Up And Smell The Coffee: Caffeine, Coffee and the Medical Consequences», *Annual Review of Medicine*, n° 157, 1992, p. 544-553.

CRISAFI, Daniel. *Candida albicans*, Forma, Montréal (Québec), 1992.

HANKIN, J.H. «Role of Nutrition In Women's Health», *Journal of the American Dietetic Association*, vol. 93, n° 9, 1993, p. 994-999.

NELSON, M.E. et coll. «A Walking Program and Increased Dietary Calcium In Post Menopausal Women: Effect on Bone», *American Journal of Clinical Nutrition*, n° 53, 1991, p. 1304-1311.

«Pesticides In Food: Hearings of the Subcommittee On Oversight and Investigations of the Committee on Energy and Commerce», 100e Congrès, 1re session, 30 avril 1987, p. 47.

«Some Calories Count More Than Others», *Tufts University Diet and Nutrition Letter*, n° 6, 1988, p. 2.

TOMASCZ, A. «Multiple-antibiotic Resistant Pathogenic Bacteria: A Report on the Rockefeller University Workshop», *New England Journal of Medicine*, n° 330, 1994, p. 1247-1251.

WEIL, A. Chapitre 11: «How Not To Get Cancer» et chapitre 12: «How To Protect Your Immune System», dans *Natural Health, Natural Medicine*, Boston, Houghton Mifflin, 1995.

Chapitre 14 Superaliments et supernutrition surtout pour les hommes

« Does Stress Kill ? : Consumers Report on Health », *Consumer Magazine*, juillet 1995.

« Dodging Cancer With Diet », *Nutrition Action Health Letter*, janvier 1996, p. 4-6.

GALLAGHER, M. « Ageless Muscle », *Muscle and Fitness Magazine*, janvier 1996, p. 162-165.

KESANIEMI, Y.A., TARPILA, S., MIETTINEN, T. « Low vs. High Dietary Fiber And Serum, Biliary and Fecal Lipids in Middle-aged Men », *American Journal of Clinical Nutrition*, n° 51, 1990, p. 1007-1012.

LICHTENSTEIN, A.H. et coll. « Hypercholesterolemic Effect of Dietary Cholesterol in Diets Enriched in Polyunsaturated and Saturated Fat », *Arteriosclerosis and Thrombosis Journal*, n° 14, 1994, p. 168-175.

THIEBOLT, L., BERTHELAY, S., BERTHELAY, J. « Preventive and Curative Action of Bark Extract of Pygeum Africanum, On Prostatic Adenoma », *Therapie*, vol. 26, n° 3, 1971, p. 575-580.

WALKER, M. « Saw Palmetto Extract Relief For Benign Prostatic Hypertrophy (BPH) », *Townsend Letter For Doctors*, février-mars 1991, p. 107-110.

Chapitre 15 La santé spirituelle

DOSSEY, L. *Healing Words*, San Francisco, Harper Collins, 1993.

DOSSEY, L. *Prayer Is Good Medicine*, San Francisco, Harper Collins, 1996.

PERT, C.B. et coll. « Neuropeptides And Their Receptors : A Psychosomatic Network », *Journal of Immunology*, n° 135, 1985, p. 820S-826S.

SARNO, J. *Healing Back Pain : The Mind-body Connection*, New York (NY), Warner Books, 1991.

THICK NHAT HANH. *The Miracle of Mindfulness*, Boston, Beacon Press, 1976.

Chapitre 16 Votre pharmacie verte

CANADIAN COUNCIL OF CONTINUING EDUCATION IN PHARMACY. *Le Pouvoir des plantes : Guide pratique sur les plantes courantes à l'intention des pharmaciens*, modules 1, 2 et 3, Toronto (Ontario), 1996.

HEINERMAN, John. *Aloe Vera, Jojoba and Yucca*, Keats, West Nyack (NY), 1983.

HEINERMAN, John. *Heinerman's Encyclopedia of Fruits, Vegetables and Herbs*, Reward Books, West Nyack (NY), 1988.

MILLS, Simon. *Out of the Earth*, Viking Arkana, Londres (Angleterre), 1991.

SHOOK, Edward. *Elementary Treatise in Herbology*, Trinity Center Press, Beaumont (CA), 1974.

SHOOK, Edward. *Advanced Treatise in Herbology*, Trinity Center Press, Beaumont (CA), 1974.

STARENKYJ, Danièle. *Mon Petit Docteur*, Orion, Richmond (Québec), 1991.

THRASH, Agatha et Calvin. *Rx : Charcoal*, New Lifestyle Books, Seale (AL), 1988.

TRÉBEN, Maria. *La Santé à la pharmacie du Bon Dieu*, Ennsthaler, Steyr (Autriche), 1991.

VOGEL, A. *Le Petit Docteur*, Éditions Jean-René Flemming, Genève (Suisse), 1991.

WEISS, Rudolph F., *Herbal Medicine*, Beaconsfield, Stuttgart (Allemagne), 1988.

Index

Notes sur les auteurs

Sam Graci

Conférencier de réputation internationale, Sam Graci est aussi conseiller et chercheur dans le domaine de la santé optimale. Il s'intéresse au rôle de l'alimentation dans le maintien d'une bonne santé et l'accélération de l'autoguérison chez les êtres humains. Il a conçu et mis en marché GREENS+, un breuvage vert connu dans le monde entier et qui a remporté de nombreux prix.

M. Graci est diplômé de l'Université de Western Ontario, à London (Ontario), en psychologie des adolescents et en chimie. Il a également obtenu des diplômes en pédagogie, en enseignement spécialisé et en assistance sociopsychologique. Il a donné des cours aux étudiants de 3e cycle à l'Université Brock de St. Catharines en Ontario.

Il a beaucoup voyagé à travers le monde pour interviewer des chercheurs, suivre de près les progrès de leurs travaux et recueillir des renseignements sur les plantes médicinales, les légumes, les fruits, les céréales, les légumineuses et les légumes marins ainsi que sur les techniques qui permettent d'en faire la culture biologique.

À la fine pointe de toutes les recherches et études sur la nutrition, Sam Graci a publié de nombreux articles exposant des idées nouvelles et extrêmement pertinentes sur l'alimentation et la santé dans des revues et des journaux. Malgré le caractère révolutionnaire de sa pensée, ses explications restent simples et logiques. Il réussit à faire la synthèse des résultats de différentes recherches scientifiques en présentant leurs applications pratiques.

Très convaincant lorsqu'il s'agit de faire partager son enthousiasme et de pousser à la réflexion, M. Graci a acquis une certaine popularité comme conférencier et il est souvent invité à donner son avis dans des émissions-causeries à la télévision et à la radio.

Avec sa femme Elvira, il aime faire des excursions dans la nature, du kayak, de la bicyclette et de la course ; il équilibre tous ces exercices par des séances d'étirement et de respiration pour se détendre. La méditation et la réflexion paisible tiennent une place centrale dans son existence et apportent soutien et substance à l'œuvre de sa vie. Sam Graci suit avec plaisir un programme alimentaire précis axé sur les superaliments.

Daniel-J. Crisafi

Né à Montréal, Daniel-J. Crisafi est titulaire d'un baccalauréat et d'une maîtrise en sciences (Birmingham, Alabama), d'un diplôme en naturopathie (Québec), d'un doctorat en nutrition (Birmingham) et d'un diplôme de maître herboriste.

Le Dr Crisafi possède un certificat d'appréciation de la Société canadienne de la santé naturelle qui souligne ses «précieuses contributions au travail humanitaire de promotion de la santé naturelle de la société». Il a également reçu un diplôme honorifique de l'École d'enseignement supérieur de naturopathie du Québec pour son aide à l'avancement de la naturopathie dans la province.

Le Dr Crisafi a été vice-président de l'École d'enseignement supérieur de naturopathie du Québec et membre du conseil consultatif de l'Université libre des sciences de l'homme de Paris. Il a enseigné à l'École d'enseignement supérieur de naturopathie du Québec, au Natural Health Counselor Institute, à l'Académie de phytothérapie du Québec et à l'Université du Québec. Il a été membre du comité consultatif sur le cours *Le pouvoir des plantes*, du Conseil canadien sur l'éducation permanente en pharmacie. Il a également contribué à la promotion du concept qui a donné lieu au programme de formation de conseillers agréés en produits naturels de l'Association canadienne de l'alimentation saine.

Le Dr Crisafi a été invité à des émissions de télévision et de radio dans toutes les provinces: *Canada AM, Bodytalk, CTV News, Atlantic Television* et *CityLine*. Ses propos ont été publiés ou repris dans *Châtelaine, Santé, The Toronto Star, Le Journal de Montréal, The Province, Alive, Health Naturally* et de nombreuses autres publications. Il est rédacteur en chef de *Vitalité Québec*, principal magazine francophone sur la santé naturelle au Canada.

Auteur de plusieurs ouvrages, dont *The Probiotic Approach* et *Candida albicans*, premier livre canadien sur les infections à levure (écrit il y a plus de dix ans), le Dr Crisafi a aussi donné de nombreuses conférences dans les hôpitaux, les universités et lors de foires commerciales des industries pharmaceutiques et des aliments naturels au Canada, aux États-Unis, en Europe et en Asie.

Le Dr Crisafi a été consultant et porte-parole de plusieurs fabricants de suppléments alimentaires. Il est actuellement porte-parole et responsable du contrôle de la qualité de **ehn** Canada inc. (greens+ Canada), distributeur des produits GREENS+, Bio-K+ et d'autres suppléments naturels de haute qualité.